Orthodontie des plus de 50 ans

Influence du vieillissement

Chez le même editeur

Des mêmes auteurs

Orthodontie linguale, par P. Canal, L. Delsol, D. Wiechmann. 2016, 288 pages.

Autres ouvrages

150 trucs et astuces pour le chirurgien-dentiste, par L. Dussarps. 2023, 168 pages.

Orthodontie de l'enfant et du jeune adulte, par M.J. Boileau. 2022, 640 pages.

Guide pratique d'implantologie, par T. Gellée, B. Pomès, P. Goudot, J.P. Lacoste. 2022, 2e édition, 448 pages.

Guide clinique d'odontologie, par R. Zunzarren, 3e éd., 2019, 376 pages.

Radiographie et radiologie dentaires, par E. Whaites, N. Drage, trad. P. Rouas. 2019, 488 pages.

Anatomie dentaire, par F. Tilotta, G. Lévy, A. Lautrou. 2018, 320 pages.

Risques médicaux en odontologie, par C. Scully, trad. G. Lévy. 2018, 488 pages.

Dentisterie esthétique : le sourire, par J. B. Levine. 2017, 320 pages.

Dentisterie esthétique : traitements mini-invasifs, par A. Banerjee, trad. G. Lévy. 2017, 336 pages.

Endodontie – Principes et pratique, par M. Torabinejad, R. E. Walton, A. Fouad, trad. G. Lévy. 2016, 512 pages.

Analyses de laboratoire en odontostomatologie, par R. Caquet. 2012, 238 pages.

Atlas d'anatomie implantaire, par J.-F. Gaudy, B. Cannas, L. Gillot, T. Gorce et J.-L. Charrier. 2011, 2e éd., 248 pages.

Guide pratique de chirurgie parodontale, par F. Vigouroux. 2011, 192 pages.

Techniques dentaires

Orthodontie des plus de 50 ans

Influence du vieillissement

Christine Muller
Pierre Canal

ELSEVIER
MASSON

ELSEVIER
Elsevier Masson SAS, 65, rue Camille-Desmoulins, 92442 Issy-les-Moulineaux cedex
www.elsevier-masson.fr

Orthodontie des plus de 50 ans, par Christine Muller et Pierre Canal.

ISBN : 978-2-294-77320-4
e-ISBN : 978-2-294-77349-5

Table des matières

Les auteurs

Coordinateurs de l'ouvrage :

Christine Muller, praticienne libérale, Paris.

Pierre Canal, professeur des Universités émérite, Montpellier.

Co-auteurs de l'ouvrage :

Morgane Achouche, praticienne libérale, Paris.

Ons Alouini, praticienne libérale, Montpellier.

Angéline Antezack, maîtresse de conférences des Universités, praticienne hospitalière, Marseille.

Jessy Askar, praticienne libérale, Saint-Cloud.

Jean-Pierre Attal, maître de conférence des Universités, praticien hospitalier, Paris Cité.

Franck Benkimoun, praticien libéral, Bourg-la-Reine.

Alain Bery, maître de conférence des Universités émérite, Paris.

Alix Le Breton, praticienne libérale, Paris.

Isabelle Breton-Torres, praticienne hospitalière, Montpellier.

Laurent Delsol, maître des conférence des Universités, praticien hospitalier, Montpellier.

Coralie Fauquet, praticienne libérale, Issy-les-Moulineaux.

Jean-Christophe Fricain, professeur des Universités, praticien hospitalier, Bordeaux.

Catherine Galletti, praticienne libérale, Paris.

Jean-Charles Kohaut, praticien libéral, Paris.

Virginie Monnet-Corti, professeure des Universités, praticienne hospitalière, Marseille.

Romain Ohanessian, praticien libéral, Toulon.

Frank Pourrat, praticien libéral, Bordeaux.

Florence Roussarie, praticienne libérale, Bourg-la-Reine.

Camille Sadowski, praticienne libérale, Marseille.

Avant-propos

« *Le livre de Christine* », c'est ainsi que cet ouvrage aurait dû s'appeler. En effet, des quatre livres que j'ai codirigé c'est celui — et de très loin — où j'ai fait le moins ! Il est sans doute aussi le plus abouti, le meilleur. L'idée de ce livre est née d'un article écrit avec Christine Muller sur l'orthodontie du senior qui nous avait, même s'il nous avait paru très convenable, laissé insatisfaits tant nous n'avions pu envisager certains aspects de l'orthodontie du senior et de son vieillissement. Il nous est alors apparu comme une évidence que cet article devait être prolongé par un livre. Les éditions Elsevier Masson ont bien voulu nous accompagner dans cette aventure.

« *Le livre de Christine* », oui, car ce livre se présente sous une forme originale de fiches pour en faciliter la lecture, ce qui est une idée de Christine. Il est très richement illustré en « belle » partie par elle. Ce livre comporte une partie importante sur le vieillissement bucco-dentaire (physiologique et pathologique, coronaire, de la couleur de la dent, du parodonte, des lèvres, etc.), c'était là un souhait commun. Nous avons également envisagé tout le bénéfice que le senior pourra retirer du traitement orthodontique (certainement beaucoup plus que ce que l'on imaginait il y a quelques années), et les moyens, les techniques pour y parvenir.

Cet ouvrage n'aurait pu être possible sans la participation d'auteurs de grand talent que nous remercions ici. Nous voudrions particulièrement remercier tous les chirurgiens maxillo-faciaux avec qui nous avons collaboré : en agissant au niveau de la dysmorphie squelettique, ils nous permettent d'élargir nos possibilités, d'améliorer la qualité de nos traitements. Je voudrais remercier particulièrement J.-F. Tulasnes, D. Deffrennes et P. Goudot.

Quand nous avons conçu ce livre, une amie très chère, Monique Chouvin, nous a aidés. Elle devait faire partie de cette aventure. Cette grande dame de l'orthodontie est hélas disparue. Nous souhaitons lui dédier cet ouvrage.

Pierre Canal

Remerciements

Ce livre est pour moi l'occasion d' adresser des remerciements tout particuliers aux enseignants ou confrères qui m'ont accompagnée, inspirée, orientée tout au long de mon parcours, me permettant ainsi d'être toujours aussi passionnée par mon métier après bientôt trente ans d'exercice.

Florence Roussarie : ma complice depuis trente ans. Depuis notre rencontre au centre de soins, elle a été un modèle et j'ai marché dans son sillage. C'est elle qui m'a convaincue que je serai capable de réussir le concours du CECSMO. Sans son énergie et son soutien, je ne sais pas si j'aurais fait ce chemin.

Paul-Hugh Démogé : on oublie souvent qu'il a été un enseignant de deuxième cycle en orthodontie remarquable. J'ai toujours précieusement conservé mes cahiers et, à chaque fois qu'il m'arrive de les feuilleter, je reste époustouflée par leur qualité. Ce sont assurément lui et ses cours qui m'ont fait m'intéresser à notre discipline.

« Quand on en a trop, on veut bien donner » c'est tout **Roland Benoît** ! Il a été mon responsable de promotion au CECSMO et je reste marquée par son extrême bienveillance, sa grande générosité envers ses patients, ses élèves. Il m'a transmis une vision globale du patient et c'est assurément à lui que je dois ma grande sensibilité à la part fonctionnelle de notre exercice.

Alain Lautrou : j'ai suivi ses enseignements pendant mes quatre ans de spécialité. Il avait l'art de rendre simples les choses compliquées. En dédicace de thèse, il m'avait écrit : « En espérant que vous continuerez longtemps à vous émerveiller des effets de nos appareils ». Je n'en avais pas bien saisi la portée sur le moment. Aujourd'hui, j'en mesure pleinement la puissance.

Dirk Wiechmann : il est à l'origine de la révolution de l'orthodontie linguale dans les années 2000, invention qui a réorienté ma vie d'orthodontiste puisque ce sont ses appareils que j'utilise tous les jours. C'est un émerveillement quotidien de constater comme ils sont efficaces et pertinents pour les seniors. Ce livre n'aurait pas existé sans son génie.

Alors qu'elle était déjà enseignante à la faculté de Montpellier, **Monique Chouvin** est venue suivre l'enseignement du DU d'orthodontie linguale de Paris VII en 2010. La connexion a été immédiate entre nous. Grâce à elle, je me suis investie dans la vie professionnelle. Sa confiance sans limite et son soutien m'ont aidé à me dépasser, à voir toujours plus loin. Monique nous a malheureusement quittés en décembre 2021 et tout est beaucoup moins drôle depuis qu'elle n'est plus là.

Pierre Canal : j'ai rencontré Pierre grâce à Monique. Ce pionnier de l'orthodontie en France est un monument de l'orthodontie de l'adulte et son expérience clinique, sa modestie et sa passion toujours intacte m'impressionnent. Encore aujourd'hui, j'ai le bonheur et le privilège de le voir enseigner avec passion aux internes en orthodontie, ce qui me permet, à moi aussi, de continuer à apprendre. Pierre est le coauteur de cet ouvrage qui n'aurait pas existé sans sa détermination et sa persévérance.

Christine Muller

Je remercie en premier celle qui me supporte, me soutient depuis plus de quarante-sept ans, ma compagne **Muriel**, qui a toujours été une aide plus que précieuse : qu'aurais-je fait sans elle !

Je remercie **Julien Philippe**, mon modèle, mon maître **Francis Bassigny** pour ce qu'il m'a appris, et **Jean-Paul Loreille** pour son aide précieuse. Tous les trois nous ont hélas quittés. **André Salvadori**, notre amitié a toujours été sans faille. **Patrick Goudot** pour nos affinités, le travail bien fait, l'ortho. chir. et le rugby ! **Dirk Wiechmann** pour ce qu'il a amené à l'orthodontie — selon moi un génie. **Claude Chabre**, notre amitié dure depuis cinquante ans, nous ne sommes pas toujours d'accord, surtout pour le rugby, mais c'est le privilège des amis !

À tous les enseignants avec qui j'ai travaillé, **Edith**, **Danièle**, **Robert**, **Michel**, **Jean-Paul** et plus récemment à Montpellier **Laure**, **Laurent** et **Stéphane**, et bien sûr à tous les enseignants du DUOL et de la Salpêtrière.

Monique Chouvin, mon âme sœur, m'a beaucoup apporté et j'espère le lui avoir rendu ; hélas, elle n'est plus parmi nous ! Monique tu resteras toujours dans nos cœurs.
En **Christine Muller**, que j'ai rencontrée grâce à Monique, j'ai découvert, au-delà de la grande professionnelle que tout le monde connaît, une personne chaleureuse qui adore enseigner et le fait tellement bien. Elle m'a beaucoup apporté par sa rigueur, ses connaissances. Elle a réalisé un travail fantastique.

Pierre Canal

Enfin, nous avons une pensée toute spéciale pour celles et ceux aux côtés de qui nous travaillons depuis des années. L'orthodontie de l'adulte, c'est un travail d'équipe. Avoir des partenaires de confiance est infiniment précieux:
**Alexandra Lebarbier, Sandra Da Silva,
Sonia Arfaoui, Philippe Aragou, Valérie Amzallag,
Christèle Artz, Martin Brient, Philippe Bathélémy,
Farid Ben Kalfallah, Patricia Brégeot, Nicolas Benisri,
Emilie Bordet, Hélène et Didier Crecenzo, Maud Denis,
Yaël Djian, Dominique Deffrennes, Eric Darminy,
Florence Dufour, Georges Elbaz, Olivier Esnault,
Pascale et Vincent Esculier, Xavier Fleurenceau,
Gérard Fitoussi, Frédérique Gestin, Grégoire Gugnié,
Jean-Marie Greffet, Julia Hovanessian,
Christophe Lesage, Sonia Menceur, Charles Michaud,
Jean-Paul Monteil, Mouna Maincent-Kanoun,
Christian Moussally, Frédéric Moullec, Rachel Muller,
Valérie Minassian, David Nisand, Olfa Rachdi,
Cécile Padovani, Chloé Plassart, Emmanuel Racy,
Franck Renouard, Antoine Sabet, Bernard Schweitz,
Kathy Theimer, Gil Tirlet, Florent Trévelo,
Claire Thébaut-Algrin, Jean-François Tulasne,
Jean-Pierre Toumelin, Delphine Uzan,
Mickaël Uzan, Philippe et Françoise Viargues,
Jacques Yachou, Sandrine Younes, Serge Zagury.**

Chapitre 1

Généralités

PLAN DU CHAPITRE

FICHE 1
Pourquoi consacrer un livre aux seniors et au vieillissement bucco-dentaire ?

En 1989, Julien Philippe écrivait : « La première différence entre l'adulte et l'enfant est que l'adulte est plus encombrant ! Il est plus grand, plus gros, il fait plus de bruit, demande plus d'égards et d'explication. » [1]. À l'instar des adultes dans les années 1980, les seniors ont de moins en moins de réticence à pousser la porte des cabinets d'orthodontie, dont l'organisation est généralement réglée comme du papier à musique autour d'une patientèle adolescente. Dans ce contexte, le senior, comme l'adulte, fait un peu figure de grain de sable venant potentiellement faire dérailler la machine bien rodée du cabinet d'orthodontie classique. Résultat : les adultes et a fortiori les seniors ne sont pas toujours les bienvenus car leur présence impose à l'orthodontiste de remettre en question ses protocoles. L'orthodontie du senior est en effet bien différente de celle du jeune patient, tant sur les plans techniques (présence de nombreux substrats, contention permanente...) que biologiques (mouvements dentaires sur parodonte diminué à distinguer d'une maladie parodontale...) ou encore esthétiques (usure, couleur...). Le praticien doit donc avoir conscience de ces spécificités et intégrer ces considérations lorsqu'il reçoit un senior, au risque d'avoir encore plus de complications à gérer qu'avec un adulte.

Cet ouvrage que nous avons souhaité très illustré et synthétique, a ainsi plusieurs objectifs.

Objectif n° 1

Décrire en détail le vieillissement bucco-dentaire qui caractérise les seniors, aussi bien au niveau des dents, des arcades, du parodonte, de l'articulation, que des lèvres. Nous montrerons que la connaissance de ces mécanismes physiologiques ou pathologiques permet de poser un diagnostic pertinent.

Objectif n° 2

Faire prendre conscience que l'orthodontie du senior est un exercice spécifique, voire une discipline à part entière de l'orthodontie, comme peut l'être la pédodontie en dentisterie.

Objectif n° 3

Partager nos connaissances, essentiellement empiriques, car il n'existe à l'heure actuelle aucune offre de formation aussi ciblée pour les praticiens, alors même que cette patientèle ne peut pas être abordée de la même manière que les adolescents et que le besoin est réel. Cette absence de formation est liée au manque d'études scientifiques sur le sujet, probablement du fait d'un nombre insuffisant de patients pour les mener à bien et pour qu'elles soient exploitables. C'est pourquoi, à ce jour, tout repose sur le partage d'expériences cliniques. Cet ouvrage a ainsi pour intérêt de rassurer les orthodontistes et de leur donner des pistes d'actions concrètes et validées par des pairs, ce qui est d'autant plus important s'ils ont connu des premières expériences non concluantes avec des seniors faute d'avoir eu accès à une méthodologie éprouvée. En être conscient et en parler simplement démystifie cette prise en charge des patients âgés, avec lesquels, nous allons pouvoir, par ailleurs, développer une relation de qualité et agréable.

Objectif n° 4

En finir avec cette notion péjorative de compromis (dans nos objectifs) souvent associée aux seniors. Chez le senior, « le compromis » devient souvent une réponse médicale pertinente. Il s'agit en effet de montrer le bénéfice de cette pratique pour nos patients et la satisfaction qu'en retirent les praticiens. Ces derniers, de plus en plus sollicités par une patientèle plus âgée, seront alors à même de leur proposer une réponse appropriée (projet thérapeutique individualisé), de la mettre en œuvre sereinement et, ainsi, de se diversifier en accueillant des personnes particulièrement reconnaissantes et disponibles. De même dans l'esprit des confrères, l'orthodontie de l'adulte et plus encore du senior est synonyme d'abandon des soins interceptifs et préventifs. Les nombreux cas présentés tordront le cou à cette idée et montreront que l'on peut intercepter et prévenir quel que soit l'âge du patient.

Objectif n° 5

Se faire plaisir avec un livre faisant la part belle aux illustrations et présentant de l'orthodontie « judicieuse ». L'ambition de cet ouvrage est aussi d'éduquer notre œil, de le former, grâce aux nombreux cas présentés, à percevoir, à détecter, à reconnaître des éléments liés au vieillissement auxquels nous n'étions pas attentifs car nous ne réalisions pas leur portée.

Au-delà du contenu, la forme adoptée pour ce livre se veut également originale. Dans un esprit d'efficacité et de concision, chaque point du sommaire est présenté sous forme d'une Fiche scindée en deux parties complémentaires : le texte aborde le sujet et ses enjeux (objectif n° 1) ; les illustrations (objectif n° 5) avec des légendes détaillées qui rempliront les objectifs n° 2, n° 3 et n° 4. Cette présentation en fiches doit permettre aux lecteurs d'accéder rapidement et précisément aux informations recherchées et leur donne la liberté de « picorer » l'ouvrage au gré de leurs besoins et questionnements.

L'orthodontie du senior : une spécialité qui s'inscrit dans l'histoire des spécialités médicales

Étonnamment, l'histoire de la médecine montre que, contrairement à notre intuition, la naissance d'une spécialité médicale ne repose pas sur des acquis scientifiques rigoureux. Au contraire, elle repose sur un partage d'expériences cliniques entre praticiens confrontés à un recrutement sélectif de patients.

Si Hippocrate, officiant au ve siècle avant J.-C, est traditionnellement reconnu comme le père de la médecine, il faut en effet attendre le tout début du xixe siècle pour que la notion de spécialité médicale émerge (la pédiatrie) avec, pour la première fois de l'histoire, un recrutement sélectif d'enfants malades à Paris. L'hôpital des Enfants Malades- Necker ouvre en 1802 et est le premier au monde à ne prendre en charge que des enfants, jusqu'alors dispersés dans les hôpitaux pour adultes. Suivent rapidement l'obstétrique, qui a largement contribué à faire baisser la mortalité maternelle (comme la pédiatrie a pu le faire avec la mortalité infantile), ainsi que la psychiatrie, dont l'idée est surtout de regrouper les marginaux autrefois pris en charge par la communauté villageoise et troublant l'ordre public des villes qui s'accroissent.

Dans ce contexte inédit, les médecins, alors confrontés à des problématiques spécifiques car ils n'ont affaire qu'à un certain type de pathologies ou de patientèle, développent une expérience et des compétences particulières, en s'appuyant principalement sur leurs observations récurrentes pour soigner leurs patients. Des chaires sont confiées, à la faculté, à ces médecins d'un nouveau genre et c'est ainsi que, peu à peu, ils diffusent et transmettent un savoir purement empirique dans un domaine précis, fondé sur les circonstances et non pas sur une théorie alors inexistante. La reconnaissance académique — le Graal et gage de légitimité d'une pratique — et, à travers elle, l'apparition officielle des spécialités, se fait ainsi dans un second temps et sur la base de l'expérience clinique de ces praticiens.

On assiste ensuite à l'essor des spécialités dites d'organes (ophtalmologie, cardiologie…) puis techniques, comme la radiologie. Avec l'évolution des technologies, l'amélioration des connaissances, les progrès en pharmacologie, la médecine continue d'être segmentée par spécialités de plus en plus pointues au cours du xxe siècle. De telle sorte que, d'un côté, nous avons les généralistes qui savent l'essentiel sur tout, et de l'autre, les spécialistes qui savent « tout » dans un domaine restreint. Ce morcellement montre cependant ses limites. On parle de « balkanisation » de la médecine.

La gériatrie, dernière spécialité médicale créée en 2004, est l'occasion de revenir à une approche plus holistique, comme cela a été le cas avec la médecine interne en 1970, créant des internistes spécialistes du diagnostic et d'une prise en charge globale des maladies. La démarche pour les nouveaux gériatres est alors la même que celle des pionniers du xixe siècle : observer plus finement une population spécifique, poser des hypothèses et décider d'actions médicales en attendant le résultat d'études scientifiques et des preuves formelles (comme sur les risques liés aux interactions médicamenteuses dans un contexte d'effet cocktail).

Faire un parallèle avec l'orthodontie du senior est tentant, même si le faible nombre de cas rend aujourd'hui peu probable la mise en place d'études scientifiques. Les seniors restent assurément une population particulière, avec des problématiques bucco-dentaires spécifiques liées au vieillissement, qui appellent une discipline propre, à l'image de la pédodontie pour la dentisterie. Cet ouvrage a donc pour vocation de poser les bases de cette spécialité.

Un livre de cliniciens porté par une démarche scientifique

L'histoire des sciences est jalonnée de révolutions ne s'appuyant sur aucune preuve formelle au moment de leur émergence : Darwin et la théorie de l'évolution, Copernic et l'héliocentrisme, Wegener et la tectonique des plaques, etc. Une idée bousculant les codes contemporains, mais évidente a posteriori germe dans l'esprit d'un scientifique et permet d'un coup d'un seul de comprendre toute une série de phénomènes interconnectés. Il faut parfois attendre des années voire des décennies pour que d'autres apportent les preuves de cette « intuition », conclusion d'une démarche scientifique statistique rigoureuse.

La « preuve scientifique » telle que nous la concevons aujourd'hui est surtout une affaire de statistiques, qui montre rapidement ses limites dès lors que l'on ne peut réunir une cohorte suffisamment importante. C'est notamment le cas avec le traitement orthodontique des seniors, sur lequel il n'y aura en effet probablement jamais assez de patients pour envisager des essais randomisés exploitables.

Le Pr Jean-Claude Ameisen, médecin, chercheur, professeur d'immunologie et président du Comité consultatif national d'éthique définit la démarche scientifique comme une « *expérience en vraie ou en pensée (intuition d'une théorie) qui rend soudain compréhensible ce qui était incompréhensible et qui permet d'imaginer ou de prédire des choses inconnues que d'autres tenteront plus tard de vérifier ou d'infirmer* » [2]. L'absence de « preuve scientifique » n'est donc pas incompatible avec la mise en place d'une « démarche scientifique », son évolution et son partage. C'est d'ailleurs cette démarche scientifique qui prime, guide l'action et prévaut en médecine : observation clinique, formulation d'hypothèses de diagnostic, application des bonnes pratiques thérapeutiques, observation des effets sur le patient, adaptation du comportement. Il ne peut en être autrement lorsque l'on défriche un terrain jusqu'alors inexploré.

À l'instar de la médecine, l'évolution de l'orthodontie du senior repose sur le partage de la démarche scientifique de différents contributeurs dont, nous l'espérons, les auteurs de ce livre. Munis de ces connaissances, les praticiens pourront faire évoluer notre spécialité.

À quel âge devient-on senior ?

F. Pourrat, A. Béry

Avant d'aborder les particularités du senior en orthodontie, il convient de définir l'âge à partir de laquelle on considère un patient comme senior. Selon *Le Petit Robert* et les professionnels du marketing, on est qualifié de senior dès lors que l'on a plus de 50 ans. Cette délimitation est remise en question car jugée trop précoce alors que l'espérance de vie actuelle atteint un peu moins de 80 ans pour les hommes et un peu plus de 85 ans pour les femmes. Cette longévité record dans l'histoire de l'humanité a d'ailleurs incité à créer les catégories de troisième âge (plus de 70 ans) et de quatrième âge (plus de 80 ans) pour aborder plus finement le quotidien de ces personnes. On préférera d'ailleurs parler d'« aînés » plutôt que de senior pour les personnes les plus âgées.

Cependant cette frontière placée à 50 ans n'a rien d'universelle. En effet, contrairement à la majorité (18 ans en France), il n'y a pas d'âge légal fixé pour le senior ; et on observe que selon les secteurs, le seuil donné peut varier considérablement.

Ainsi, les mutuelles qui proposent des contrats de prévoyance spécifiques définissent comme « seniors » tout adulte de plus de 55 ans[1] ; la SNCF en revanche propose les cartes seniors aux usagers de plus de 60 ans. Pour les pouvoirs publics et autres institutions étatiques — qui n'emploient d'ailleurs pas le terme de « senior » mais « personnes âgées » —, c'est le seuil d'accès à certaines prestations sociales qui sert de repère, donc plutôt 60 ou 65 ans. Enfin, si la gériatrie et la gérontologie prennent en charge des patients de plus de 65 ans, en pratique les professionnels de santé poussent le curseur un peu plus loin pour faire naître le senior à 70 ans, le rapprochant du premier accident de santé sérieux survenant, en moyenne, à 73 ans. Cependant, dans le monde du travail et dans certaines disciplines sportives, la qualification de senior peut être antérieure à 50 ans — 19 ans pour le milieu du football professionnel ou 25 ans en cyclisme.

Il est donc important de comprendre que l'âge définissant le senior *doit* être lié au secteur considéré. L'orthodontie, à l'image de la gériatrie ou du milieu sportif, doit donc définir son propre seuil en lien avec l'âge dentaire et non pas l'âge civil. Aujourd'hui ce seuil est communément fixé à 50 à 55 ans. C'est la tranche d'âge à partir de laquelle la santé bucco-dentaire ne peut plus être appréhendée comme celle de l'adolescent ou même de l'adulte.

Ainsi, dans la suite de cet ouvrage, ce n'est donc pas l'âge civil qui va nous intéresser dans notre pratique mais bien l'âge dentaire. Et c'est à partir de cet âge dentaire que nous pourrons envisager de personnaliser les traitements et de proposer une « orthodontie sur mesure » [3].

Qu'est-ce que le vieillissement ?

Nous ne comprenons pas le mot vieillissement dans le premier sens péjoratif du *Larousse* (« *Fait de devenir vieux, ensemble des phénomènes qui marquent l'évolution d'un organisme vivant vers la mort* »), ni même le sens séduisant des œnophiles (« *Modification que subit avec le temps un vin, un alcool, etc., conservé dans des conditions déterminées, ce qui lui confère des qualités gustatives nouvelles* »). Nous accorderons

1 Fin février 2021, en France, 33 % de la population actuelle a plus de 55 ans (Insee : https://www.insee.fr/fr/statistiques/2381474#figure1_radio2).

à ce mot un sens plus proche que celui que lui donnent les spécialistes de matériaux (*aging* en anglais) qui signifie l'étude de l'évolution au long terme des propriétés des matériaux sous une contrainte d'utilisation et sous l'exposition à une multitude de facteurs environnementaux. Le vieillissement des matériaux est donc inéluctablement inscrit dans leur durée de vie. C'est aussi le cas chez l'homme et le senior et sa sphère orofaciale. Le mot vieillissement n'est donc pas péjoratif mais correspond aux évolutions de tout un chacun au cours de sa vie. Cette évolution au long terme implique des processus génétiques et épigénétiques et impacte les tissus (parodonte, muqueuses, lèvres), les organes (la dent), les articulations (l'ATM). Ce sont justement les structures visées par ce vieillissement qui guideront le classement des fiches.

Après avoir distingué vieillissement physiologique et vieillissement pathologique, nous décrirons les phénomènes de vieillissement qui atteignent les dents, le parodonte, les lèvres, les arcades dentaires, l'appareil manducateur et ses fonctions. Une série de fiches sera consacrée à des situations cliniques spécifiques autour de la thématique du dossier médical, de la psychologie, des bénéfices esthétiques et biologiques. Enfin, l'intérêt de la chirurgie orthognatique et les spécificités de la contention seront développés avant de finir par la description de cas complexes.

Références

[1] Philippe J. L'orthodontie de l'adulte. Éditions SID ; 1989. 198p.
[2] Ameisen J-C. La recherche de connaissances nouvelles est en elle-même une source de joie. L'éléphant : le grand témoin ; N° 2 avril 2013.
[3] Pourrat F. À quel âge est-on senior ? Rev Orthop Dento Faciale 2020 ; 54 : 1-15.

FICHE 2
Âge civil ou âge dentaire : quel âge ont-ils ?

La mise en place des arcades dentaires est très liée à l'âge civil (la dent de 6 ans, de 12 ans…). Passé la phase d'établissement de la denture adulte jeune, s'interroger sur l'âge dentaire (en supposant que les âges civil et dentaire sont identiques) n'est plus dans nos habitudes. Or, cette correspondance est une des problématiques du soin de l'adulte et encore plus du senior. L'âge dentaire dépend en effet de nombreux paramètres individuels dont des facteurs génétiques, l'origine géographique, le niveau de vie, l'alimentation, l'hygiène bucco-dentaire [1]… Au cours d'une vie, comme le reste du corps humain qui suit un processus de vieillissement continue depuis l'âge adulte, les dents elles aussi connaissent un vieillissement physiologique — de fonctionner, elles s'usent ou se déplacent (migration) — et pathologique — elles ont connu des maladies et ont reçu des soins. C'est sur la base de ce faisceau d'événements que devrait se calculer l'âge dentaire. À cet égard, des personnes de 70 ans pourraient avoir un âge dentaire de 50 ans et inversement.

Trois problématiques liées au vieillissement

Pour illustrer cette assertion, voici trois situations cliniques inhabituelles pour des enfants ou adolescents. C'est à chaque fois le temps qui a fait son effet sur leurs arcades dentaires. Ces cas montrent un ensemble de points spécifiques à intégrer dans notre diagnostic puis notre prise en charge[2] : le vieillissement des arcades dentaires lié à des compensations dento-alvéolaires (figure 2.1), à des usures dentaires sévères (figure 2.2) et à des restaurations coronaires prothétiques multiples (figure 2.3).

Ces trois points se trouvent être au cœur de la problématique de l'orthodontie du patient âgé et c'est grâce à leur

2 Ces trois cas sont présentés dans cet ouvrage : le premier à la Fiche 28 ; le deuxième à la Fiche 14 et le troisième à la Fiche 12.

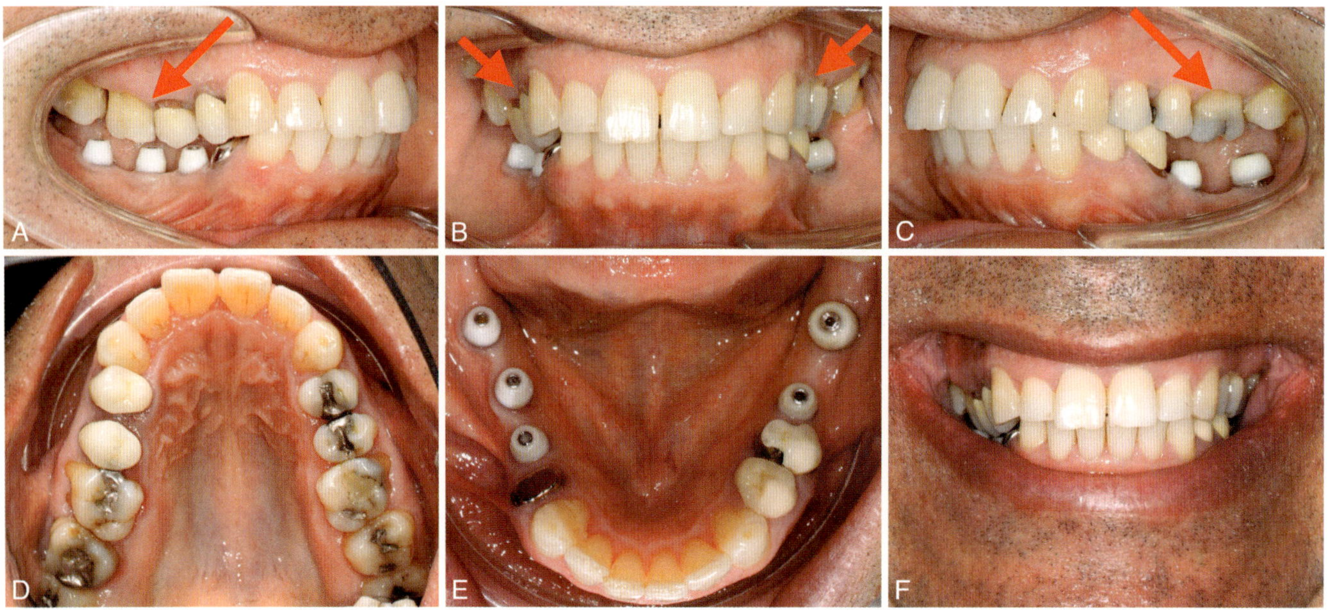

Figure 2.1

Compensations dento-alvéolaires.
Cette figure montre un patient dans une problématique particulièrement complexe de compensations dento-alvéolaires inédites chez l'adolescent. Cette denture présente des édentements mandibulaires anciens avec des migrations dentaires verticales maxillaires. Ce patient consulte en orthodontie à 55 ans à la suite de la recommandation du dentiste qui constate une situation prothétique ingérable. Faute de coordination des intervenants d'un projet précédent, le temps implantaire a précédé la réflexion prothétique. Les implants sont posés secteurs 3 et 4 et on ne peut que constater l'impossibilité de réaliser les couronnes. Aucun des précédents intervenants n'a intégré la particularité de ce patient dans son projet. Ce cas sera traité grâce à l'utilisation de mini-vis d'ancrage qui permettront un nivellement maxillaire et la création d'un espace prothétique suffisant pour utiliser les implants mandibulaires.

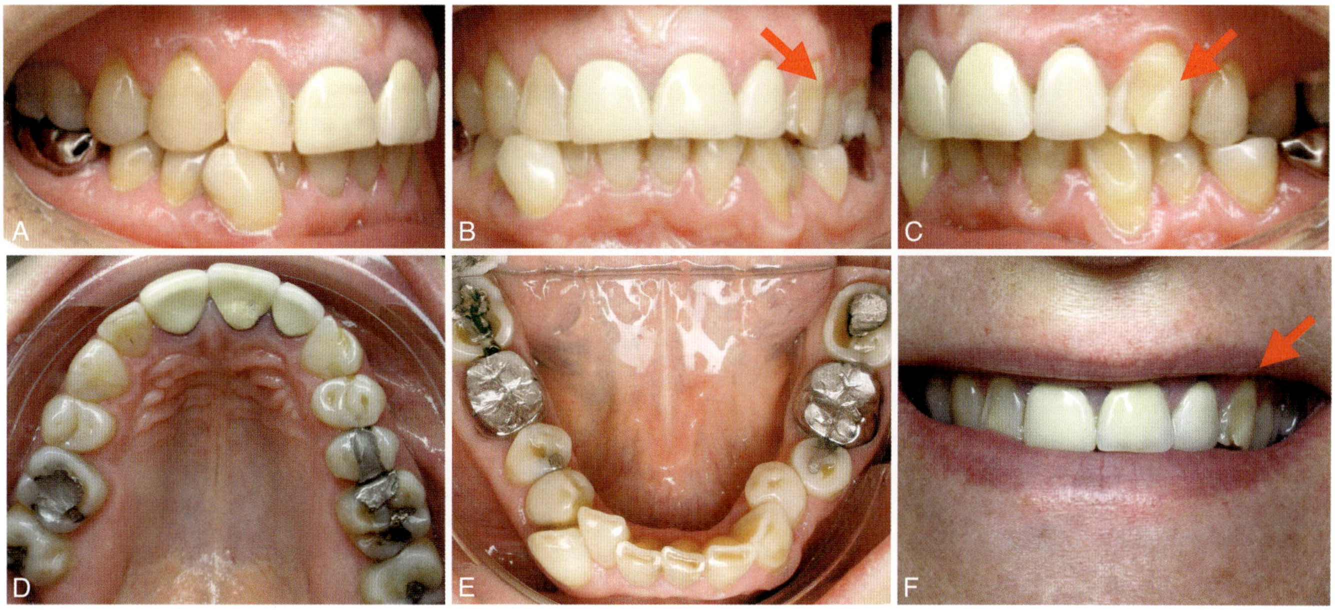

Figure 2.2

Usures coronaires sévères.

Cette figure présente une denture âgée par usures sévères. L'âge civil de la patiente n'est « que » de 46 ans. Les vues montrent des érosions sévères asymétriques. Fait rare en orthodontie de l'adolescent, nous observons une variation de l'anatomie coronaire liée à l'usure, en hauteur comme en épaisseur, qui altère les caractéristiques anatomiques coronaires. Les flèches montrent une usure inédite de la face vestibulaire de 23 qui expose la dentine. Les vues occlusales montrent aussi une destruction coronaire exposant la dentine sur les molaires et notamment sur 37 et 47. Ce cas a été traité en orthodontie dans les années 2000 sans aucune conscience de ces phénomènes de destructions coronaires d'origine non microbienne (érosion). Ce ne sera plus possible avec les connaissances partagées dans cet ouvrage.

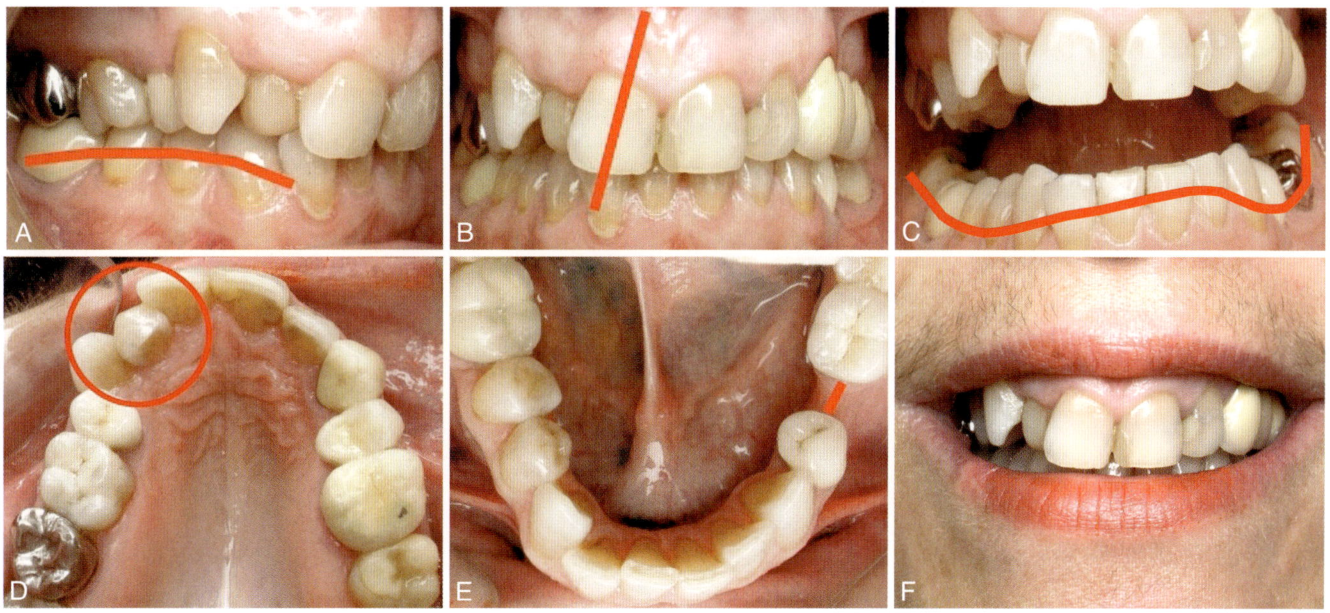

Figure 2.3

Restaurations prothétiques.

Cette figure montre une denture âgée du fait de la présence de « restaurations multiples » avec des substrats prothétiques (céramiques et métalliques). La patiente (dont l'âge civil est de 48 ans) est adressée par son chirurgien-dentiste pour un temps d'orthodontie d'aménagement des arcades dentaires avant la réalisation de nouvelles prothèses. Les objectifs orthodontiques sont en rouge. **A.** Harmonisation de courbes occlusales. **B.** Correction des axes dentaires, correspondance des milieux inter-incisifs. **C.** Arcade mandibulaire vrillée et courbe de Wilson. **D.** Correction des malpositions de coronaires, gestion du composites vestibulaire de 12. **E.** Ouverture d'un site 35, etc. Ce cas est encore un exemple de décalage entre âge civil et âge dentaire.

gestion que les projets prennent tout leur sens. À l'issue, le patient retrouve une fonction harmonieuse, des bénéfices biologiques du fait de la stabilisation de l'évolution, une amélioration fonctionnelle, une facilitation de l'hygiène orale et, enfin, un gain esthétique incontestable [2].

En outre, si, pendant longtemps, la prise en charge orthodontique des seniors a dû être réalisée avec du matériel conçu pour les adolescents, nous verrons, dans cet ouvrage, que les possibilités techniques ont fort heureusement évolué.

Le premier réflexe à développer pour avoir une approche pertinente du senior est ainsi de décorréler l'âge civil de l'âge dentaire. Il nous faut aussi intégrer pleinement que les dents ne sont que la partie visible d'un système plus global, l'appareil manducateur, qui lui-même évolue avec le temps. Accueillir des seniors nous invite à élargir notre approche de l'âge dentaire, ce qui va avoir des effets à toutes les étapes de nos projets. Ainsi, recourir à des attaches pré-informées au degré près pour une anatomie coronaire moyenne d'adolescent et les utiliser sur des dents âgées n'a pas de sens. Voilà qui plaide pour l'emploi de matériel individualisé qui pourra s'adapter aux variations anatomiques des couronnes dentaires altérées (par la triade physiologie-pathologie-soins dentaires) [3]. C'est ce que nous allons aborder tout au long de ce livre qui recense et présente les spécificités de cette prise en charge particulière.

Références

[1] Canal P, Salvadori A. Orthodontie de l'adulte. Elsevier Masson ; 2008. 224p.

[2] Muller C, Canal P. Particularités du traitement orthodontique du patient de plus de cinquante ans. Rev Orthop Dento Faciale 2020 ; 54 : 73-84.

[3] Canal P, Delsol L, Wiechmann D. Orthodontie linguale: Elsevier Masson ; 2016. 288p.

Partie

Vieillissement bucco-dentaire

PLAN DE LA PARTIE

Chapitre 2

Vieillissement coronaire

PLAN DU CHAPITRE

FICHE 3
L'usure dentaire est physiologique avant d'être pathologique

L'usure coronaire [1, 2] touche toutes les faces coronaires (les faces verticales, proximales et occlusales) et évolue selon trois mécanismes synergiques : l'érosion, l'attrition et l'abrasion, qui, comme on l'observe cliniquement, se combinent la plupart du temps, mais ce n'est pas systématique. Cette usure peut tout à fait être harmonieuse, c'est-à-dire être cohérente avec l'âge civil. Elle devient pathologique lorsqu'elle n'est pas corrélée à l'âge des individus ou lorsqu'elle entraîne de la douleur, perturbe la fonction et détériore l'esthétique. Par exemple, l'exposition de dentine dans la cavité buccale avec pour conséquences une hypersensibilité, une fonction altérée, un risque d'exposition pulpaire et un déficit esthétique.

Avec le temps, cette usure cause la perte des caractéristiques anatomiques des couronnes dentaires et, dans le cas qui nous concerne, les seniors, cela se compte en dizaines d'années de présence supplémentaires dans la cavité buccale par rapport aux adolescents. Être attentif à la destruction coronaire doit donc faire partie de notre observation clinique au même titre qu'une destruction carieuse. Concrètement, nous devons nous former à reconnaître la nature des trois mécanismes suscités et leurs manifestations cliniques, présentes chez tous les seniors [3].

La figure 3.1 présente des exemples d'usures érosives (A, B, C), attritives (D, E, F) et abrasives (G, H, I) affectant

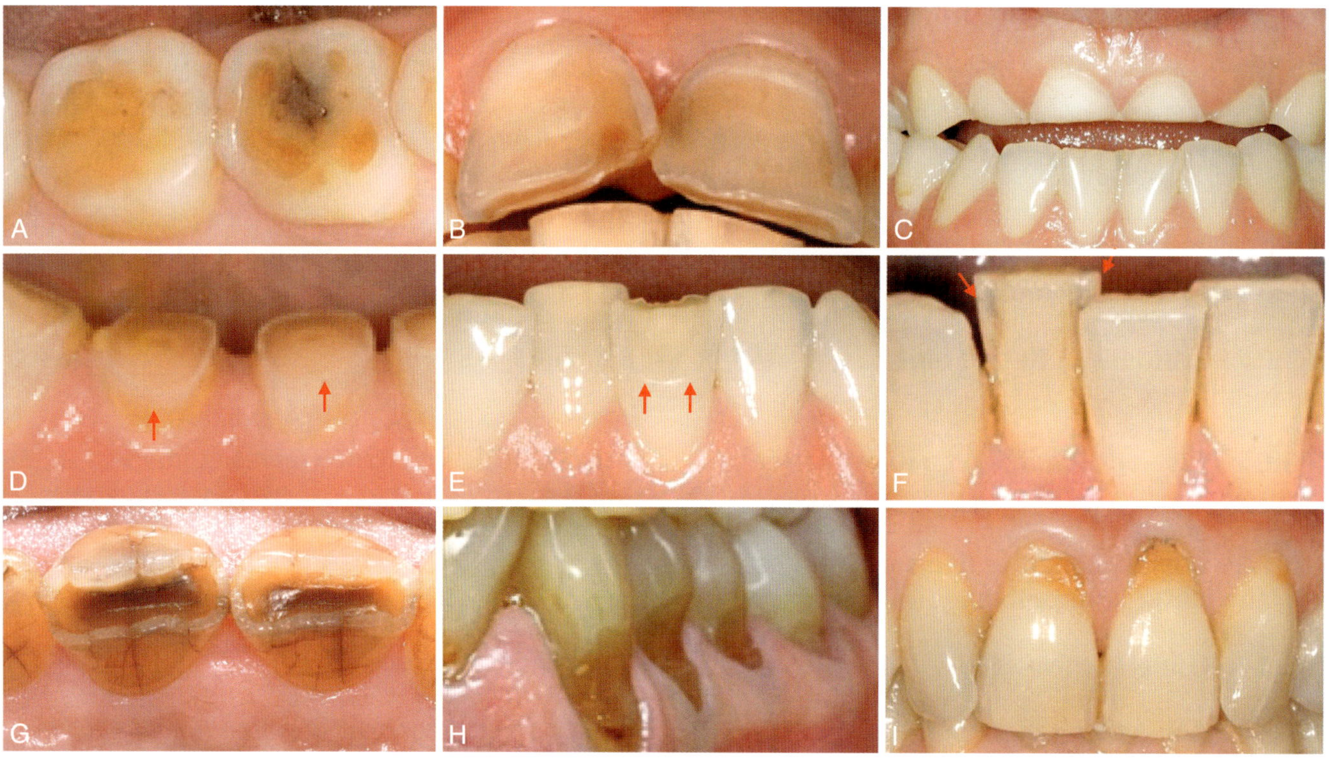

Figure 3.1

Situations d'usures chez des patients seniors à connaître.

A, B, C. L'érosion dentaire touche toutes les faces dentaires (horizontales et verticales). **A.** Faces occlusales de molaires mandibulaires avec apparition de cupules caractéristiques exposant de la dentine. **B.** La couche d'émail des faces vestibulaires de ces incisives maxillaires a été dissoute par une habitude alimentaire (mordre dans un citron tous les matins au réveil). **C.** Image caractéristique de perte des bords libres incisifs maxillaires chez une patiente présentant des troubles du comportement alimentaire (ici vomissements). La perte dentaire est très rapide : érosion et impacts mécaniques (lissage avec la langue) sur les surfaces affinées. **D, E, F.** Ces vues montrent, grâce à trois exemples sur des incisives mandibulaires, que l'usure attritive peut toucher toutes les surfaces dentaires. **D.** Perte de plus de la moitié de la hauteur coronaire de deux incisives mandibulaires. **E.** La facette verticale sur la moitié de la face vestibulaire de 31 est à corréler avec une supraclusion. **F.** Usures des faces proximales de 41 (témoin de l'évolution de la malposition ; cas présenté Fiche 27). **G.** Abrasion du bord libre de 11 et 21 induite par le bol alimentaire, qui constitue le troisième corps (le deuxième étant les poils de la brosse à dent). **H.** Abrasion liée à un brossage iatrogène, le troisième corps étant le dentifrice. **I.** Abrasion sur les bords libres par la lèvre maxillaire qui vient frotter, situation exacerbée par une dysfonction labiale (voir Fiche 11).

l'ensemble des surfaces dentaires. C'est l'importance des usures (en quantité mais aussi selon leur localisation) qui fait basculer de l'usure physiologique à l'usure pathologique et que nous nous proposons de définir comme un décalage entre âge civil et âge dentaire.

Érosion dentaire

L'érosion dentaire se définit par la destruction acide des tissus minéralisés sans participation bactérienne (figure 3.1). Elle débute par un ramollissement qui peut aussi potentialiser les autres mécanismes d'usure (voir figure 11.3). L'agent érosif acide peut avoir une origine endogène (reflux gastro-œsophagien ou vomissement), exogène (alimentation, comportements professionnels ou sportifs) et iatrogène (induite par le port de gouttière qui concentre l'acidité sur les dents). Les formes dentaires les plus fréquentes sont décrites avec une alimentation acide solide (fruits, salades vinaigrées…) ou liquide (soda, jus de fruits, alcool). La Fiche 8 détaille le mécanisme de l'érosion dentaire, l'action protectrice de la salive et de la plaque dentaire ainsi que des conséquences et des applications cliniques.

Attrition

L'attrition résulte des contacts dento-dentaires et présente une topographie différente selon l'âge, une éventuelle malocclusion, des caractéristiques fonctionnelles ou la présence d'une restauration coronaire (état de surface rugueux). La figure 3.1 D, E, F montre des usures attritives mais aussi que toutes les surfaces peuvent être touchées, comme nous le voyons par exemple sur ces incisives mandibulaires.

Abrasion à trois corps

L'abrasion à trois corps est une usure qui suppose l'interposition et l'action répétée d'un troisième corps non dentaire (aliments, pâte à polir, dentifrice, poussière…) entre les éléments en contact. Les situations les plus fréquentes (figure 3.1 G, H, I) concernent les pertes de substances occlusales, le plus souvent postérieures et parfois aussi antérieures (bol alimentaire) et les lésions cervicales sans émail en cervical, avec souvent un défaut gingival associé. Au rôle de la langue déjà connu, nous ajouterons dans la Fiche 11, celui des joues et des lèvres.

Cas clinique 1

Tous les patients aux dents usées ne sont pas des bruxistes !

Notre compréhension des mécanismes d'usure nous donne la capacité de repérer des situations qui, à la lumière de nos connaissances actuelles, n'ont plus le même sens. Une erreur fréquemment commise par le passé a été de poser un diagnostic de bruxisme considérant que toute usure dentaire était due au bruxisme ; en d'autres termes, confondre tous les types d'usures et notamment les usures attritives et érosives [4]. La figure 3.2 présente une patiente âgée de 60 ans qui porte une gouttière nocturne depuis plus de 20 ans car « elle fait du bruxisme ». Elle en est convaincue car plusieurs dentistes le lui ont « dit ». Les photographies montrent l'intégrité des surfaces occlusales maxillaires et la destruction coronaire sévère des molaires mandibulaires sans facette attritive. La fonte de l'émail occlusal (autour des cuspides, avec une différence de hauteur entre l'émail et la dentine) permet de formuler l'hypothèse diagnostique d'une érosion iatrogène par concentration des acides sous la gouttière scrupuleusement portée. Le port d'une gouttière peut s'avérer utile mais, chez un patient bruxiste, elle portera des traces d'usure — le patient grince sur sa gouttière.

Nous devons sensibiliser les patients à ces mécanismes de l'usure érosive et à ses facteurs de risques. Et ainsi, éventuellement, corriger leurs croyances, comme celle d'avoir les dents usées à cause du bruxisme. De notre côté, nous ne pourrons proposer des mesures préventives et efficaces que si nous avons une bonne connaissance du vieillissement des organes et des conséquences sur leur fonctionnement. Si nous avons globalement pris conscience de cette réalité, force est de constater qu'il y a encore du chemin à parcourir pour qu'une prise en charge spécifique des seniors devienne un réflexe dans nos cabinets dentaires. C'est essentiel car il revient en effet à l'orthodontiste de s'assurer que ces phénomènes sont bien contrôlés avant d'initier les soins orthodontiques sous peine d'avoir des complications à gérer.

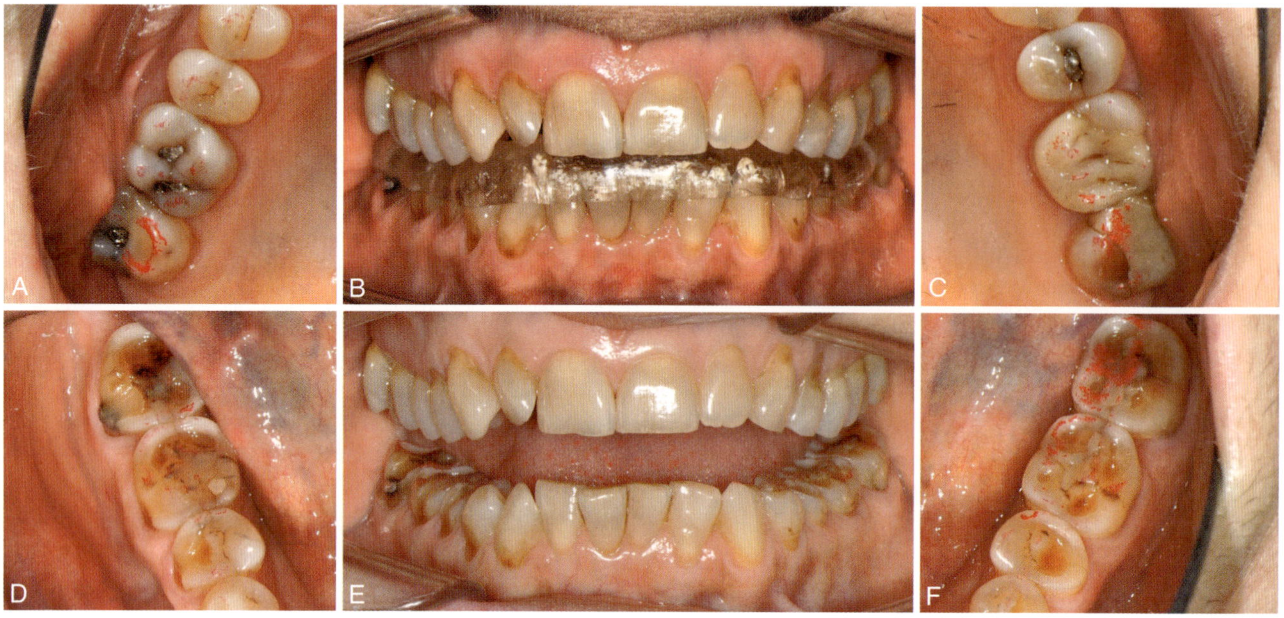

Figure 3.2

« Je fais du bruxisme depuis 20 ans. »

B. Vue inter-arcade endobuccale d'une patiente de 60 ans. Elle porte cette gouttière nocturne depuis 20 ans car, nous dit-elle, « elle fait du bruxisme ». Les vues **A** et **B** montrent les secteurs prémolo-molaires maxillaires sans facette attritive. La vue **E**, vue frontale en ouverture, montre la perte des courbes de Wilson. Les vues **D** et **F** montrent la perte des reliefs cuspidiens des faces occlusales avec la mise à nue de la dentine. Cette patiente ne bruxe pas ; en revanche, elle présente des lésions érosives sévères qui remettent en question l'indication du port de la gouttière nocturne.

Le saviez-vous ?

Hypersensibilité dentinaire et usure

J.-P. Attal

L'usure dentaire est un phénomène multifactoriel qui, quel qu'en soit le mécanisme, peut aboutir à des expositions dentinaires et des hypersensibilités dentaires [5].

Chez le jeune adulte

L'usure est en général essentiellement érosive (excepté chez les bruxistes) et concerne au moins 29 % des jeunes adultes entre 18 et 35 ans [6]. La dentine mise à nue est jaune pâle et non colorée, elle présente des tubules ouverts même s'ils sont recouverts d'une couche épaisse de fibres de collagène. La présence de collagénases dans la salive met totalement à nu ces tubules ouverts, ce qui entraîne une très grande perméabilité dentinaire. Ces dents sont donc très sensibles. À ce stade, trois stratégies permettent de limiter la sensibilité : des agents chimiques qui obstruent les tubules [7] (comme le carbonate de calcium [8] et l'arginine et carbonate de calcium, sels de strontium ou d'étain [9]), le nitrate de potassium [9], qui agit sur les fibres nerveuses, et l'infiltration par un adhésif. L'évolution de ces usures est rapide : le dentiste doit traiter ces pertes de substances rapidement.

Chez le senior

L'hypersensibilité résultant de la mise à nue dentinaire diminue, voire disparaît, avec le temps, même en cas d'usure importante — certaines usures laissent apparaître par transparence la pulpe dentaire en l'absence de sensibilité. Cela s'explique par la combinaison de deux phénomènes :

- la production de dentine tertiaire, tout au long de la vie, qui éloigne la pulpe des agressions physique ou chimique ;
- la présence de dentine sclérotique caractérisée par une obturation des tubules et une diminution de la perméabilité dentinaire. Cette sclérose dentinaire est associée à une hyperminéralisation de la dentine superficielle (environ 15 µm d'épaisseur [10])

qui crée une interphase supplémentaire entre la pulpe et la cavité buccale.
L'évolution de ces usures est lente. Le dentiste doit évaluer au cas par cas l'opportunité de les traiter en fonction de la situation clinique.
Astuce à connaître – Des surfaces usées colorées orientent vers une usure lente.

Références

[1] D'Incau E, et al. Usure dentaire : origines et formes des lésions. Real Clinic 2018 ; 29(2) : 81–9.

[2] D'Incau E, Massé L, Rouzé l'Alzit F, Decaup PH. Usure dentaire : normale ou pathologique. L'orthodontiste 2020 ; 9(3) : 16–27.

[3] Muller C. Usures dentaires et orthodontie. L'orthodontiste 2020 ; 9 : 32–41.

[4] Duminil G, Orthlieb J-D. Le bruxisme tout simplement. Éditions Espace Id ; 2015. p. 332.

[5] Alouini O. L'hypersensibilité dentinaire : n'y restons pas insensibles. L'orthodontiste 2020 ; 9(3) : 42–6.

[6] Bartlett DW, Lussi A, West NX, Bouchard P, Sanz M, Bourgeois D. Prevalence of tooth wear on buccal and lingual surfaces and possible risk factors in young European adults. J Dent nov 2013 ; 41(11) : 1007–13.

[7] Arnold WH, Prange M, Naumova EA. Effectiveness of various toothpastes on dentine tubule occlusion. J Dent 2015 ; 43(4) : 440–9.

[8] Maillard M, Bandiaky ON, Maunoury S, Alliot C, Alliot-Licht B, Serisier S, et al. The Effectiveness of Calcium Phosphates in the Treatment of Dentinal Hypersensitivity: A Systematic Review. Bioeng Basel Switz 2023 ; 10(4) : 447.

[9] Martins CC, Riva JJ, Firmino RT, Schünemann HJ. Formulations of desensitizing toothpastes for dentin hypersensitivity: a scoping review. J Appl Oral Sci Rev FOB 2022 ; 30 : e20210410.

[10] Kwong SM, Cheung GSP, Kei LH, Itthagarun A, Smales RJ, Tay FR, et al. Micro-tensile bond strengths to sclerotic dentin using a self-etching and a total-etching technique. Dent Mater Off Publ Acad Dent Mater 2002 ; 18(5) : 359–69.

FICHE 4
Attrition : l'effet du contact dento-dentaire

L'attrition dentaire est une usure inter-arcade consécutive aux frottements dento-dentaires de l'appareil manducateur. Elle peut aussi être intra-arcade. C'est l'usure des points de contact proximaux qui deviennent des surfaces de contact avec le temps. L'attrition crée des « facettes » bien reconnaissables car elles sont nettement délimitées, polies et se correspondent sur les deux dents engagées dans le contact [1].

L'attrition, qui est physiologique, concerne toutes les dents et est à corréler avec l'âge civil. Elle n'est donc pas forcément synonyme de dysfonctionnement : dès lors que la mandibule fonctionne, des facettes d'usures se créent et, avec le temps, se transforment en plan de glissement. Pedro Planas [2] décrit plus précisément la forme que doivent prendre les usures dites physiologiques. Chez le patient jeune, le bord occlusal de la canine maxillaire présente deux versants : un versant mésial court et un versant distal plus long. À un âge plus avancé, si la canine a correctement accompli sa fonction, elle présentera du fait d'une attrition physiologique, un versant mésial bien plus grand que le distal. Au niveau des molaires et prémolaires mandibulaires, les cuspides de forme arrondie au moment de l'éruption créent, par l'usage, des facettes qui se transforment en plans de glissement. Ces facettes d'usure s'agrandissent en mésio-vestibulaire, aux dépens des facettes distales. Le phénomène s'inverse en palatin : les facettes d'usure distales s'agrandissent.

La perte annuelle d'émail physiologique a été évaluée à 60 µm environ pour la zone antérieure (soit le diamètre moyen d'un cheveu fin) et à 30 µm pour la zone postérieure (voir Fiche 12). Ce chiffre est cependant à relativiser car le clinicien observe quotidiennement que ce phénomène n'est pas du tout linéaire.

La figure 4.1 montre la grande variété de destruction attritive observable sur les incisives mandibulaires.

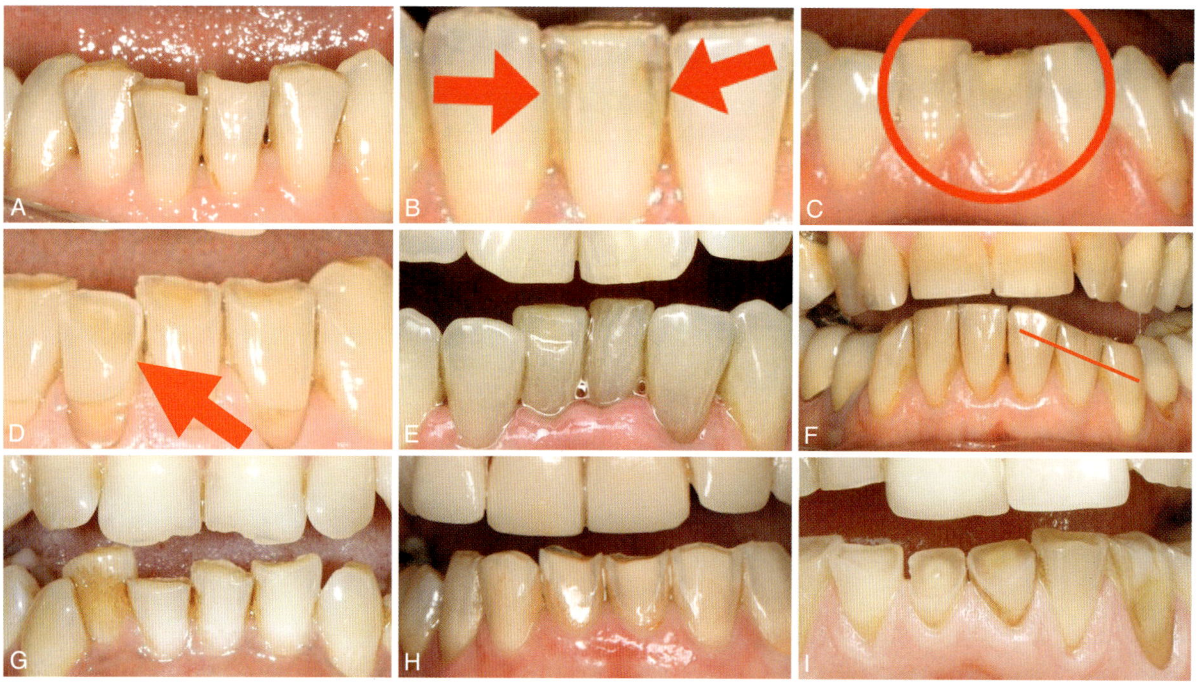

Figure 4.1

Cette figure illustre la grande variété des formes d'attrition observable sur des incisives mandibulaires.
A. Attrition différentielle des bords libres des quatre incisives mandibulaires. **B.** Usures proximales d'une incisive mandibulaire visible après correction d'un encombrement incisif mandibulaire. **C.** Facette d'usure sur une face verticale d'incisive mandibulaire dans un cas de supraclusion, cette localisation est pathologique. **D.** 41 en ectopie vestibulaire, l'usure du bord libre va évoluer en surface verticale. **E.** Cas de supraclusion et facette verticale sur la face vestibulaire de 41 ; l'encoche est à mettre en relation avec une rotation de 11. **F.** Classe II 1 sévère (cas présenté figure 26.1). **G.** Forme atypique : les bords libres s'effritent avec un aspect plus complexe que les surfaces planes et lisses théoriques. **H** et **I.** Deux cas d'usure sévère en regard d'éléments prothétiques (11 et 21 dans ces deux cas). La présence d'une céramique potentialise la destruction des incisives mandibulaires. Pour **H**, on peut observer la verticalité des facettes d'usures et pour **I**, la disparition coronaire de 31 et 41. La destruction coronaire s'accompagne d'une rétraction pulpaire (il s'agit là d'un mécanisme de défense qui explique l'absence de sensibilité dentaire : voir Fiche 3). Ces images montrent que fonction, forme et position sont liées et, dans cet ouvrage, nous reviendrons à de nombreuses reprises sur la notion d'objectifs idéaux pertinents pour un adolescent ou un jeune adulte mais inappropriés pour les patients âgés.

L'absence totale d'usure est aussi pathologique et nous citerons Planas qui met en garde contre le risque de considérer comme normal ce qui est en fait pathologique [2]. La figure 4.2 documente ce point et présente la persistance de l'anatomie trilobée en « fleur de lys » de bords libres incisifs d'adulte, de pointes canines sans usure avec des conséquences sur les dents voisines : le système dysfonctionne. De fait, un senior doit avoir les dents usées. Si tel n'est pas cas, une dysfonction est à rechercher ainsi que son corollaire : des mécanismes d'adaptation et leur cortège d'effets locaux et régionaux.

Ainsi, au-delà d'une certaine quantité de destruction pour un âge donné, cette perte de substance dentaire devient pathologique. Cette usure peut être accentuée quantitativement par une parafonction comme le bruxisme [3]. Du fait de l'attrition, toute la couche d'émail peut disparaître, exposant la dentine dans la cavité buccale. La dentine peut alors s'user, et ce d'autant plus facilement qu'elle est moins minéralisée que l'émail (avec de moins bonnes propriétés mécaniques). En revanche, sa connexion avec la pulpe entraîne un mécanisme de défense d'apposition de dentine qui, à son tour, génère un rétrécissement de la cavité pulpaire retardant l'exposition pulpaire : c'est la rétraction pulpaire. Les cas de destructions sévères coronaires sans exposition pulpaire existent, ce qui est toujours fascinant.

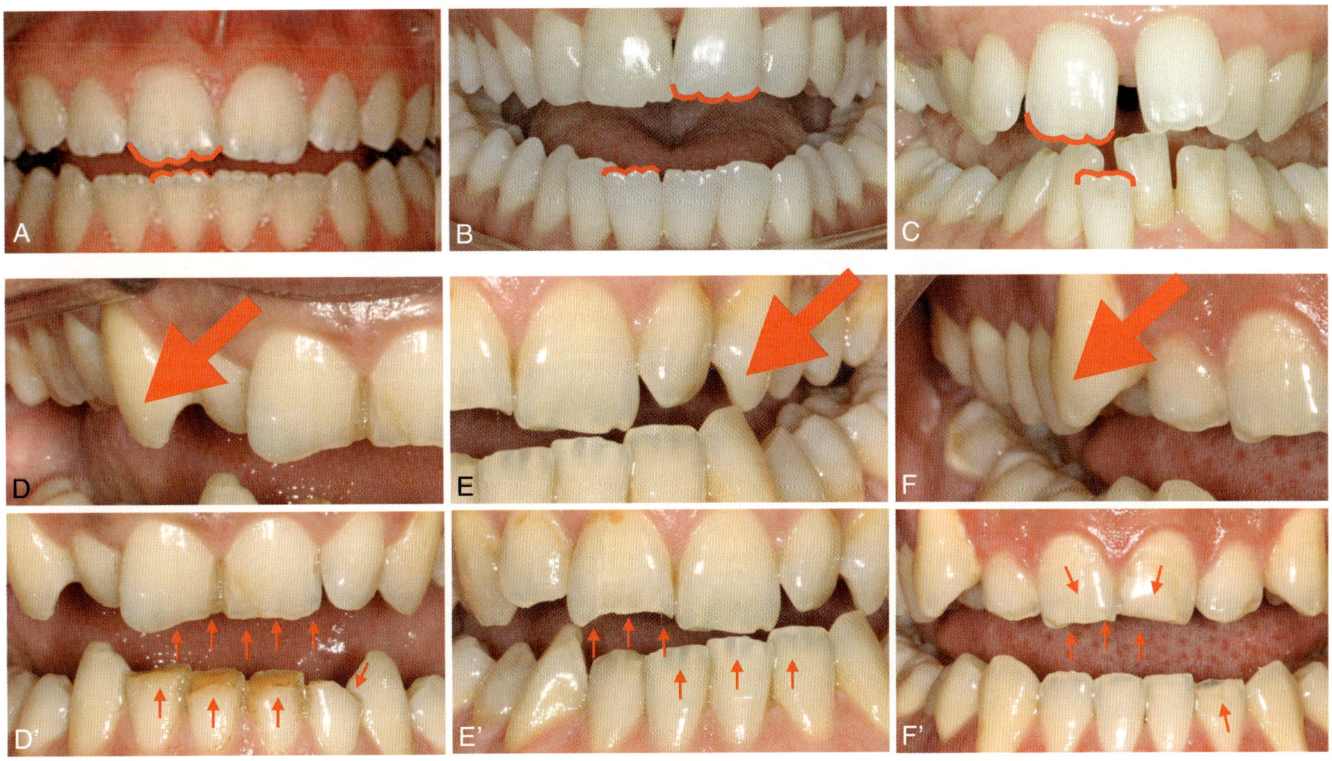

Figure 4.2

Cette figure présente des exemples d'attrition pathologique quantitativement.
En **A**, **B**, **C**, on observe la structure trilobée des bords libres des incisives maxillaires. Les incisives maxillaires illustrent que l'usure est physiologique, que son absence est pathologique et le reflet d'un dysfonctionnement. **A.** Conserver la structure trilobée des incisives (la « fleur de lys ») à 12 ans est physiologique, tout comme l'est sa disparition avec le temps. **B.** La conservation de cet élément anatomique est le signe d'une dysfonction et, à 25 ans, c'est déjà pathologique. Ici, le traumatisme psychologique suite à un accident et la pose d'une couronne sur 11 a entraîné une hypofonction : la patiente « n'utilise pas » (et elle le dit) ses dents de devant car « elle a trop peur ». **C.** Cas exceptionnel de résorptions radiculaires généralisées : traumatisée à l'idée de perdre ses dents, la patiente ne mastique pas. Aujourd'hui, la mastication n'est plus indispensable à la nutrition car la cuisson, la préparation des aliments, les instruments de cuisine, les hachoirs, les outils de tables comme les couteaux et fourchettes compensent les insuffisances de la denture. Comme l'illustre ce cas, il est ainsi possible de ne présenter aucune usure dentaire à 30 ans. Les vues **D**, **E**, **F** ont pour point commun de montrer des canines maxillaires sans facettes d'usure (flèches rouges). Selon la description anatomique théorique de la canine, le bord occlusal présente deux versants, un mésial court et un distal plus long [1]. L'absence de facette d'usure mésiale de la canine indique que le système ne fonctionne pas correctement. Avec le temps, cette dysfonction va entraîner des mécanismes d'adaptation avec des effets locaux et/ou régionaux. L'hypofonction des canines est assez difficile à mettre en évidence mais les vues **G**, **H**, **I** montrent ses conséquences sur les dents voisines : une usure sévère des incisives (flèches rouges).

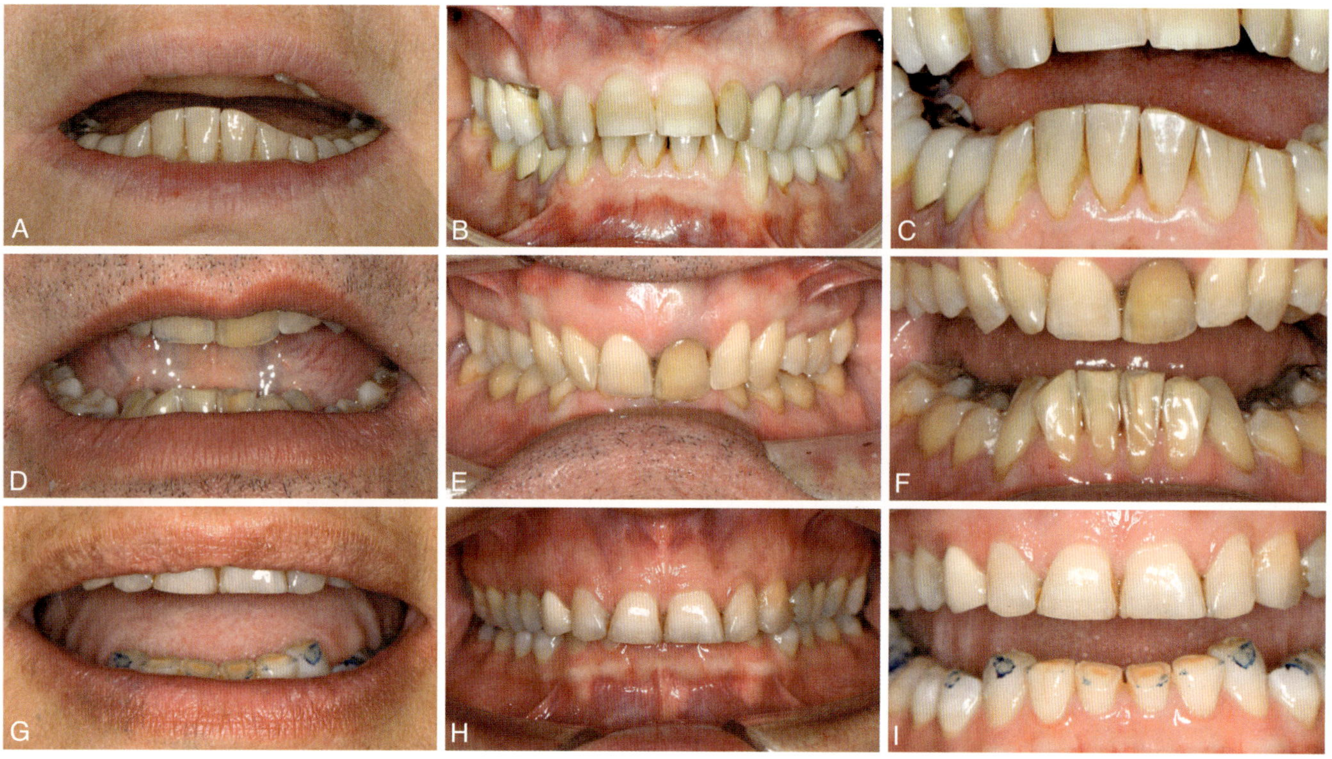

Figure 4.3

Guidage antérieur dysfonctionnel et usures incisives mandibulaires.
Cette figure présente trois malocclusions sévères en OIM : une classe II 1 (**A**, **B**, **C**), deux de classe II 2 (**D**, **E**, **F** et **G**, **H**, **I**). Les vues **C**, **F**, **I** permettent d'observer les facettes d'usures incisives. Le cas **A**, **B**, **C** est traité Fiche 30. Pour les deux cas de classe II 2 de supraclusion antérieure totale (vues **E** et **H**), il est intéressant d'observer l'usure concomitante à une aggravation de la supraclusion : en **F**, perte intéressant la surface verticale vestibulaire des couronnes incisives et en **I** perte horizontale du bord libre et la moitié occlusale de 31 et 41.

L'attrition peut aussi devenir pathologique si on l'observe sur une localisation particulière comme dans certaines malpositions ou malocclusions. La figure 4.3 montre la relation entre malocclusion et usure dentaire avec des exemples de localisations pathologiques caractéristiques dans les cas de malocclusion du type de la classe II.

Les contacts incisifs jouent un rôle de guidage lors des déplacements mandibulaires [4]. La qualité de ces contacts lors de déplacements mandibulaires joue un rôle dans la stabilité des incisives. En cas de malocclusion, la modification de ce guide antérieur va avoir des conséquences sur la stabilité dentaire (migration ou maintien du sens vertical) et sur l'usure (quantitativement ou localisation de facettes pathologiques).

Conclusion

L'examen méthodique des facettes d'usure n'est pas dans les habitudes de l'orthodontiste car ce n'est habituellement pas nécessaire chez l'enfant et l'adolescent car elles s'établissent progressivement au cours des cycles masticatoires. La surface de ces facettes d'usure est à mettre en relation avec l'âge civil ; et leur localisation physiologique ou pathologique est un témoin pertinent de l'activité de l'appareil manducateur écoulé.

Références

[1] D'Incau E, et al. Usure dentaire : origines et formes des lésions. Real Clinic 2018 ; 29(2) : 81–9.
[2] Planas P. Réhabilitation neuro-occlusal. Éditions CDP ; 2006. p. 289.
[3] Duminil G, et al. Le bruxisme tout simplement. Éditions Espace Id ; 2015. p. 332.
[4] Fleiter B, et al. Troubles musculo squelettiques de l'appareil manducateur. Édition Quintessence international ; 2016. p. 214.

FICHE 5
Typologie dentaire : la forme carrée du senior

La typologie dentaire décrit classiquement trois formes coronaires selon l'orientation des faces proximales :

- rectangulaire aux faces proximales parallèles ;
- triangulaire aux faces proximales convergentes apicalement ;
- ovoïde aux faces proximales convexes.

Les vues A, B, C de la figure 5.1 présentent ces trois formes caractéristiques [1]. La norme du rapport largeur/hauteur coronaire est consensuelle quelles que soient les sources et se situe entre 85 % et 86 % [2]. Notons que dans les ouvrages traitant de ce point, il s'agit de la couronne clinique et pas de la couronne anatomique. On y précise rarement l'âge du patient et le caractère évolutif de la couronne anatomique. Cette fiche a pour objectif de nous faire réaliser que cette typologie évolue. Les vues G, H, I permettent d'observer l'usure des bords libres des trois typologies caractéristiques des vues D, E, F et leur évolution commune vers une forme carrée. Les exemples cliniques d'usure attritive ne manquent pas et J, K, L montrent trois exemples de formes carrées après usure.

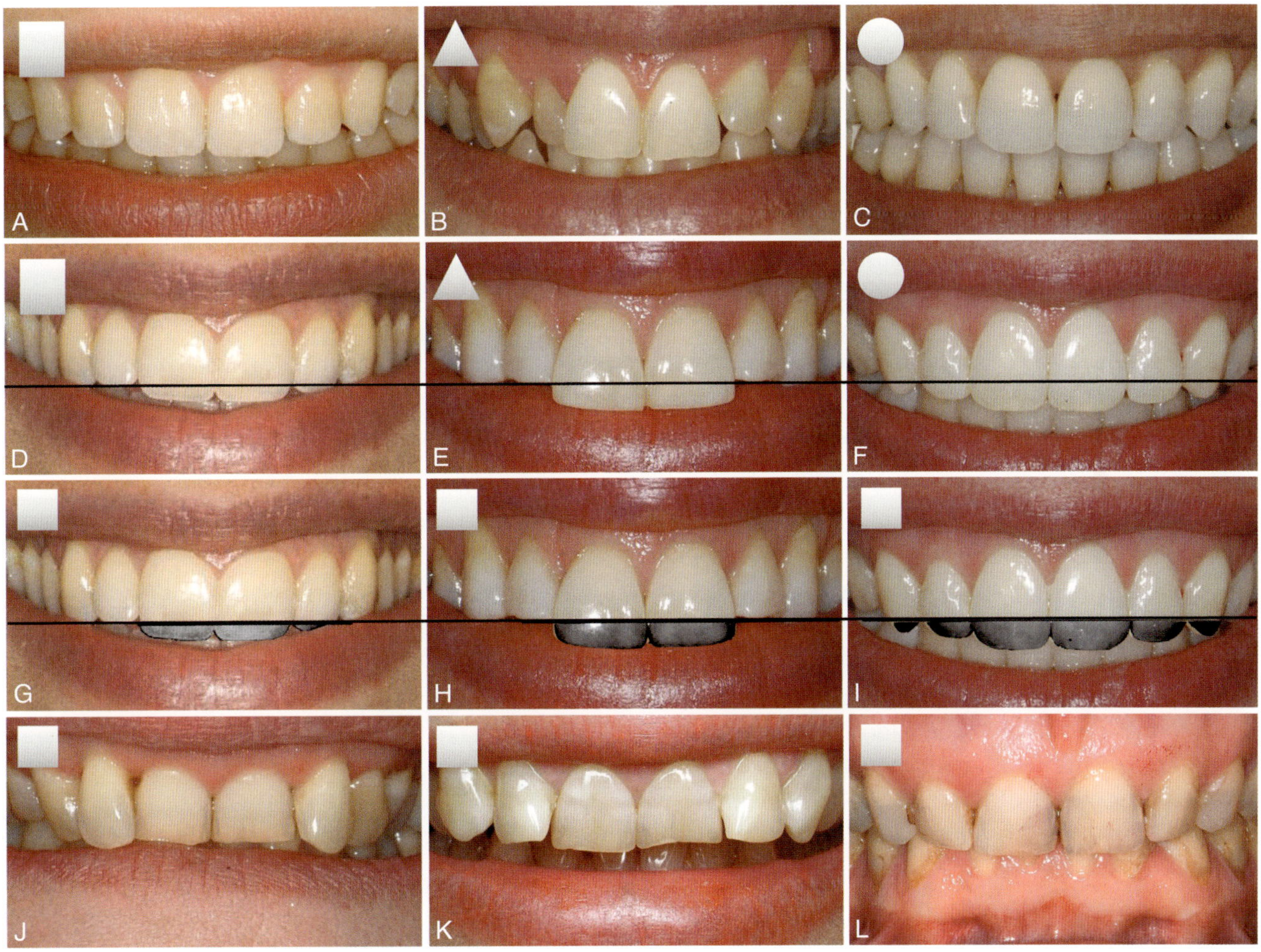

Figure 5.1

Cette figure présente des formes coronaires caractéristiques identiques à celles des ouvrages d'anatomie dentaire.
A, D. Forme rectangulaire. **B, E.** Forme triangulaire. **C, F.** Forme ovoïde. **G, H, I.** Nous simulons une usure du bord libre par attrition en grisant les bords libres. Le raccourcissement de la couronne gomme la typologie initiale et fait évoluer les trois cas vers une forme carrée (hauteur = largeur). C'est une première piste pour expliquer cette forme récurrente chez les seniors. Nous verrons, avec la Fiche 18 sur le vieillissement du parodonte, une évolution caractéristique vers une forme triangulaire en cas de récession gingivale. **J, K, L** ne sont plus des simulations mais la vraie vie : patientes de 60 ans (sans récession gingivale) avec une forme coronaire « carrée » caractéristique du senior.

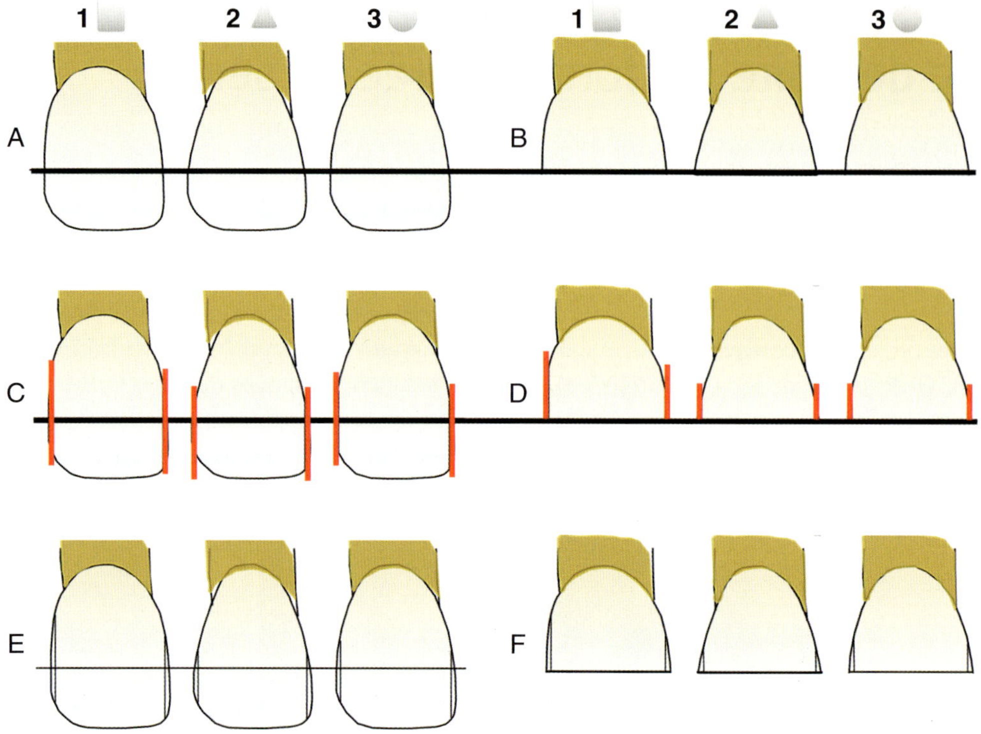

Figure 5.2

Évolution de la typologie coronaire par attrition et par réduction amélaire proximale.
Cette figure présente en **A** les trois formes coronaires décrites par la typologie dentaire : **A1** forme rectangulaire ; **A2** forme triangulaire ; **A3** forme ovoïde. **B** schématise la perte d'un bon tiers du bord libre pour ces trois formes caractéristiques d'incisives centrales maxillaires droites. Cette quantité est conforme aux chiffres moyens d'usure physiologique décrits dans la littérature : 30 à 100 μm [4] par an soit 1,5 à 5 mm (!) sur 50 ans. La simulation de la nouvelle forme coronaire après élimination du bord libre permet d'apprécier la quantité de modification des proportions coronaires vers une forme carrée quelle que soit la forme initiale. En **C** et en **D**, on simule un stripping identique (recontourage interproximal amélaire) sur toutes les faces proximales et on peut observer en **E** et **F** la quantité d'émail soustrait. Ce schéma montre qu'il faut reconsidérer les quantités d'émail « strippable » chez le senior et qu'il serait judicieux de définir des standards de stripping variant avec l'âge des patients.

Les conséquences de la perte de substance du bord libre sont importantes et vont notamment avoir un impact dans le projet esthétique. Les vues A et B de la figure 5.2 schématisent cette fois la perte des bords libres incisifs sur les trois formes coronaires. La vue B montre la forme « résiduelle » après la même usure (quantitativement) du bord libre. Il est frappant de constater que la hauteur coronaire se rapproche du diamètre mésio-distal quelle que soit la typologie initiale[3] : la forme usée est une forme plutôt carrée (hauteur = largeur). Cette « carréification » des couronnes

3 Dans cette réflexion, nous ne nous attachons pas à chiffrer les proportions car, dans les faits, ces valeurs théoriques que l'on trouve dans les traités d'esthétiques ou plus récemment dans les logiciels d'esthétique ne prennent pas en compte la différence entre la couronne clinique et la couronne anatomique qui va varier au fil des années. Ce point est abordé Fiche 12.

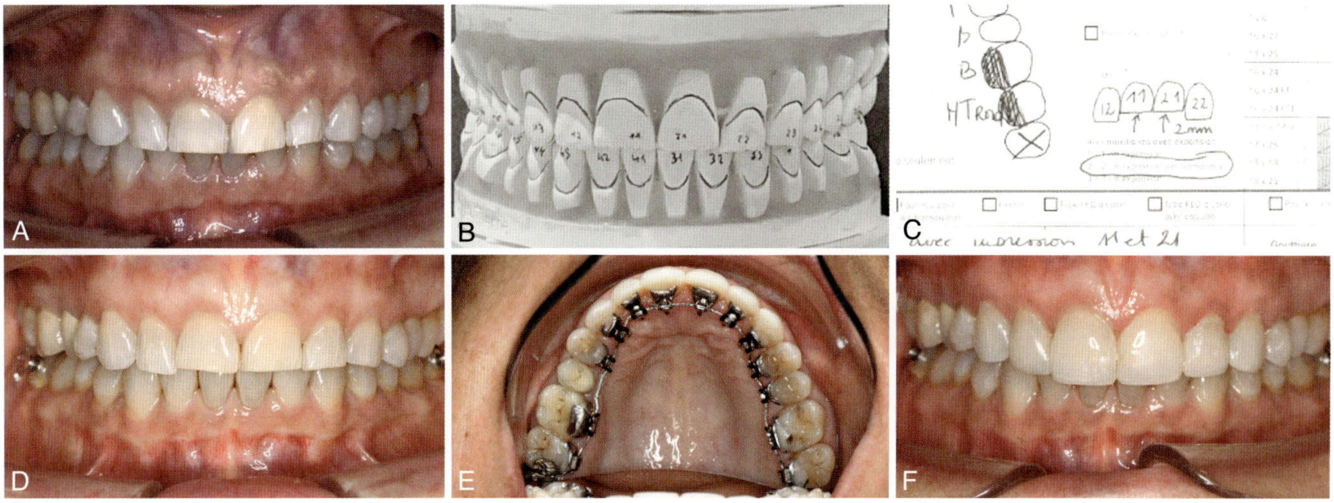

Figure 5.3

Retour à une typologie rectangulaire.
Le motif de consultation de la patiente est fonctionnel. Une coordination des arcades dentaires est planifiée pour supprimer les prématurités en fin de fermeture responsables d'une latéro-position mandibulaire droite avec une symptomatologie articulaire bruyante. Des objectifs esthétiques sont aussi programmés (**C**) et matérialisés sur le set up (**B**). La vue inter-arcade en occlusion **D** de face montre l'ingression des éléments antérieurs. Appareil lingual en place : vue **E**. À ce stade, le Dr M. Denis va réaliser des composites antérieurs et la fin de coordination des arcades se poursuit.

dentaires avec le temps va avoir d'autres conséquences et nous détaillerons, dans les pages suivantes, la perte de l'opalescence du bord libre et celle des embrasures occlusales interdentaires [3]. La suite du schéma propose une réflexion sur la réduction amélaire interproximale et montre qu'en éliminant une mesure prédéfinie (stripper 0,5 mm sur le diamètre mésio-distal, par exemple) chez le senior, on élimine une quantité bien inférieure d'émail (par exemple, face mésiale de la forme triangulaire). Ce schéma montre qu'il faut reconsidérer les quantités d'émail « strippable » chez le senior et qu'il serait judicieux de définir des standards de stripping variant avec l'âge des patients. La conséquence clinique est majeure car elle plaide en faveur de corrections par stripping plutôt que par extraction dans cette population, ce qui remet en question au passage la limite admise des 4 mm d'espace nécessaires au-delà desquels serait indiquée une extraction dentaire.

La figure 5.3 présente une patiente de 58 ans avec cette forme caractéristique carrée des incisives centrales. Le projet orthodontique a des objectifs fonctionnels (de coordination des arcades) et esthétiques (alignement des collets) [5, 6]. Les incisives maxillaires seront ingressées (comme sur le set up, vue B) et, pendant le temps orthodontique (appareil lingual en place, vue E), la patiente va être adressée à sa dentiste (Dr M. Denis) qui va réaliser les additions de composites sur les incisives (vue F). Au-delà du bénéfice esthétique, la patiente va fonctionner avec ses « maquettes » des futures restaurations et validera que la nouvelle morphologie est bien supportée par ses capacités d'adaptation, ce qu'aucun articulateur ne pourrait prédire.

APPLICATION 1 Disparition des embrasures occlusales

Les conséquences de la perte de substance du bord libre sont importantes. La perte de la structure trilobée s'accompagne de la disparition des embrasures occlusales. Ce point est d'une importance de premier plan pour optimiser le résultat esthétique. En effet, les embrasures occlusales donnent de la vie et du rythme à la composition dentaire en individualisant les unités dentaires [2]. L'impact d'un geste simple en finition [5] (coronoplastie soustractive minime) pour redonner des caractéristiques anatomiques d'incisives est montré sur trois exemples figure 5.4.

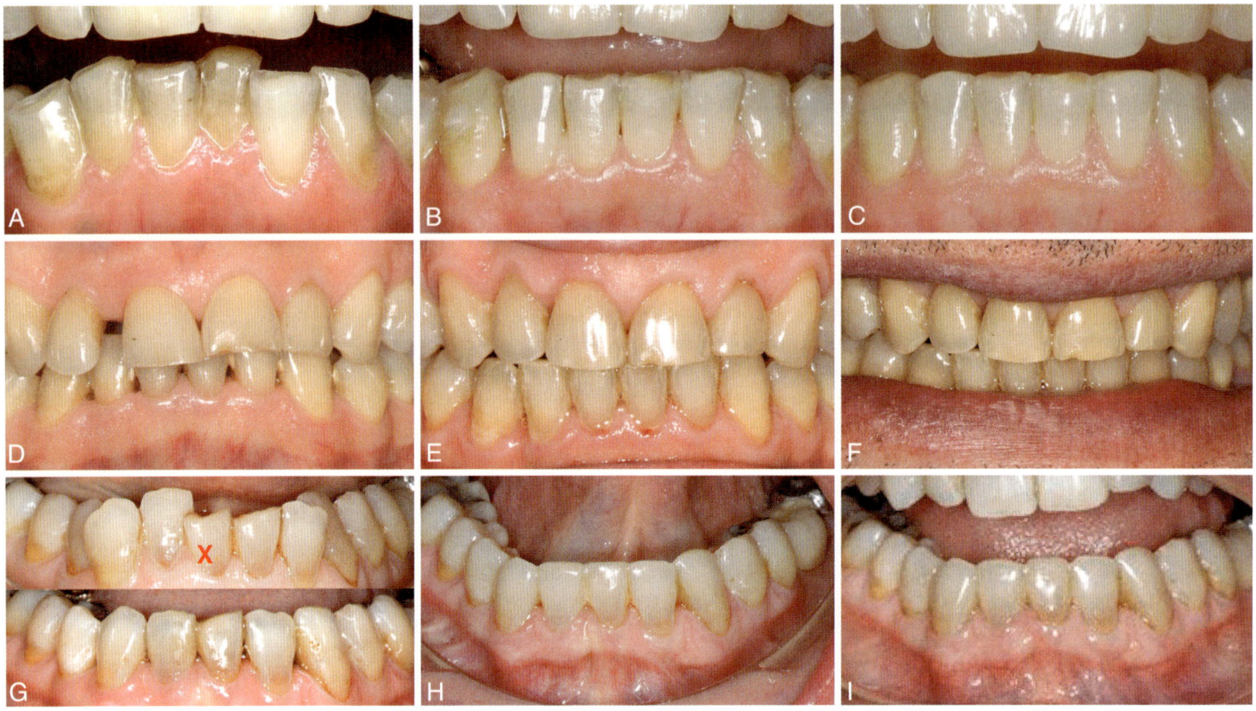

Figure 5.4

Observons l'évolutions des embrasures occlusales de ces trois cas cliniques.
Cas n° 1. **A, B, C.** Nous pouvons observer l'effet d'un aplatissement des bords libres mandibulaires, la perte de la structure trilobée (« fleur de lys ») et des embrasures interdentaires.
Cas n° 2. **D, E, F.** Après alignement des incisives, les arêtes et angles des bords libres incisifs ont été émoussés et les embrasures occlusales ont aussi été recréées.
Cas n° 3. **G, H, I.** La vue **G** présente le résultat après fermeture orthodontique du site de 31 extraite. Les bords libres ne sont pas alignés, la patiente prend rendez-vous pour des additions de composites chez son dentiste. **H.** Résultat après la séance de restauration coronaire par addition de composite. Le praticien a régularisé les bords libres. La patiente n'est pas satisfaite (« ça fait fausse dent ») et ne sait pas formuler plus précisément ses doléances. La vue **I** montre l'aspect naturel des bords libres incisifs après création d'embrasures occlusales par soustraction (cas du Dr Roussarie).

APPLICATION 2 **Perte de l'opalescence des incisives**

L'usure du bord libre a des conséquences esthétiques sur la forme coronaire (figure 5.1). Elle modifie aussi les propriétés optiques de la zone antérieure exposée lors du sourire [4]. Les bords libres incisifs ont la particularité d'être opalescents (figure 5.5 A, B, C). Cette caractéristique se perd avec l'usure du bord libre. La figure 5.5 D, E, F montre cet aspect caractéristique de la dent « âgée ».

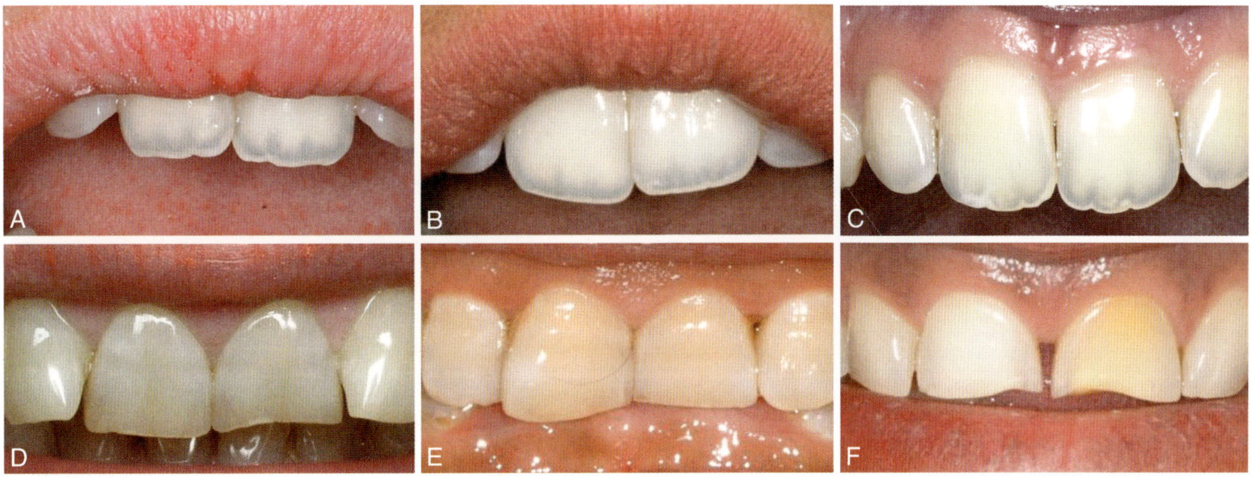

Figure 5.5

Observation de l'opalescence du bord libre des incisives centrales.
Les vues **A**, **B**, **C** permettent d'observer l'opalescence et la translucidité des bords libres incisifs maxillaires de jeunes adultes dont l'âge moyen est de 22 ans. Les vues **D**, **E**, **F** présentent l'usure des bords libres des couronnes de trois patientes de 52 ans d'âge moyen. Ces incisives centrales ont perdu leur opalescence (teinte laiteuse ou blanchâtre avec des reflets irisés comme ceux de l'opale).

Cas clinique 2

Classe II 2 et attrition sévère des incisives centrales maxillaires

Sur les sourires de la figure 5.6, il est intéressant d'observer la forme coronaire carrée classique des incisives centrales maxillaires d'une patiente de 59 ans (A, B, C) puis la fin du temps d'orthodontie (D, E, F), au cours duquel un recontourage des bords libres est réalisé afin d'émousser les angles et les arêtes des facettes d'usures [7]. Les vues G, H, I onze ans après la correction (onze ans de fonctionnement de ce guide antérieur normalisé) montrent une forme coronaire identique (comparaison des bords libres 11 21 entre E et H). La stabilisation de l'usure attritive valide la correction de la dysfonction (hyperfonction du guide antérieur liée à la supraclusion).

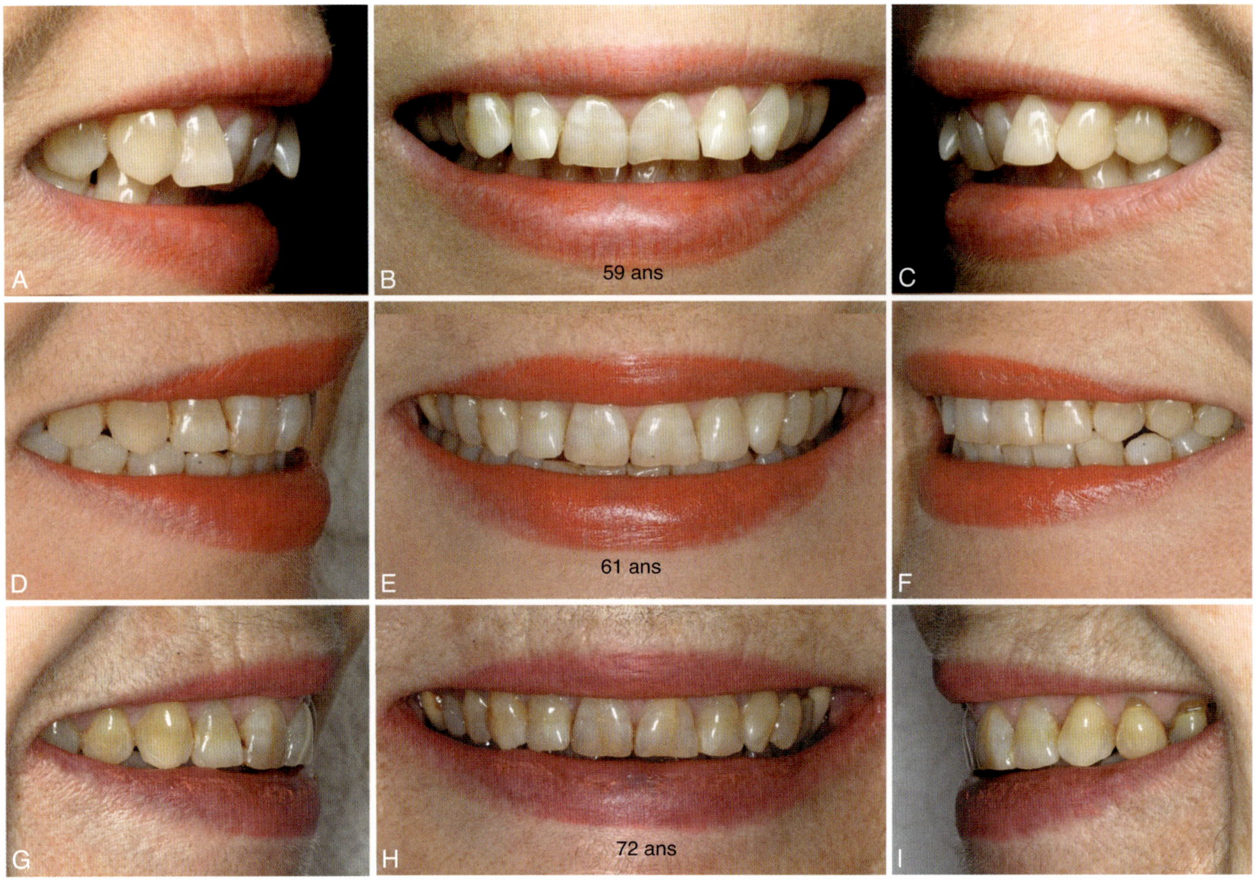

Figure 5.6

Onze ans de recul sur la correction d'un guide antérieur dysfonctionnel.
La patiente âgée de 59 ans lors de ses premières consultations (**A**, **B**, **C**) présente une malocclusion de classe II 2 symétrique et des usures sévères des couronnes des incisives centrales. Les vues **D**, **E**, **F** montrent la fin du temps orthodontique. De profil, comme toujours, le bénéfice esthétique est majeur. De face, le principal bénéfice n'est finalement pas l'alignement mais la normalisation des bords libres (coronoplasties amélaires) pour adoucir les facettes d'usures liées à l'hyperfonction depuis des années. La vue **E** montre une coronoplastie mineure (polissage des arêtes, suppression des angles des bords incisifs et création d'embrasures occlusales), ce qui change la donne esthétique du sourire de face. Ces vues montrent aussi un certain retour à une harmonie fonctionnelle. Le sourire est naturel sans tension : la patiente, alors âgée de 61 ans, est à l'aise avec son sourire. Ce type de correction est indépendant de l'âge si le patient présente une bonne santé bucco-dentaire. Les vues **G**, **H**, **I** sont prises onze ans après la correction et montrent l'arrêt des usures : la fonction a ainsi pu être normalisée grâce à la modification du guide antérieur.

Références

[1] Romerowski J, Bresson G. Atlas d'anatomie dentaire fonctionnelle : aspcet cinétique. Paris ; EDP Sciences ; 2016.

[2] Paris J-C, Faucher A-J. Le guide esthétique. Éditions Quintessence internationale ; 2003. p. 309.

[3] Lasserre J-F. Fusion : Les fondamentaux. Éditions Quintessence International ; 2021. p. 315.

[4] Laluque J-F, Brocard D, d'Incau E. Usure et compensations dento-alvéolaires. Real Clinic 2018 ; 29 : 91–9.

[5] Zachrisson B. The search for excellence in adult orthodontic. Ortho Fr 2014 ; 84(4) : 301–26.

[6] Kokich V. Esthetics and anterior tooth position on orthodontic perspective. Part II. Vertical position. J Esth Resto Dent 1993 : 174–8.

[7] Muller Ch, Canal P. Particularités du traitement orthodontique du patient de plus de cinquante ans. Rev Orthop Dento Faciale 2020 ; 54 : 73–84.

FICHE 6
Quand aligner les dents ne suffit pas à « faire joli » : le recontourage

L'usure a des conséquences morphologiques effaçant progressivement la macrogéographie et la forme coronaire : perte en hauteur, en épaisseur et apparition d'angles et d'arêtes sur des surfaces courbes avec perception d'une denture âgée… Le senior expose des couronnes cliniques altérées parfois très différentes de celles présentées dans les ouvrages théoriques d'anatomie.

Pour leur faire retrouver une apparence naturelle, l'alignement dentaire peut être complété par un recontourage des couronnes afin d'émousser les arêtes et les angles. Ce retour vers une anatomie originelle va avoir un effet rajeunissement et par ailleurs leur redonner des caractéristiques anatomiques disparues telles que des embrasures occlusales. Il s'agit d'un stripping ou recontourage amélaire occlusal (et non pas proximal comme nous en avons l'habitude). La figure 6.1 montre en gros plan des exemples de ces « finitions esthétiques » sur des incisives centrales maxillaires.

Le recontourage des bords libres incisifs est une option à connaître chez le senior [1]. S'il semble possible d'obtenir, chez l'adolescent, un alignement et une parfaite occlusion avec des dents indemnes de toute usure, chez l'adulte il paraît illusoire d'atteindre une bonne harmonie forme/

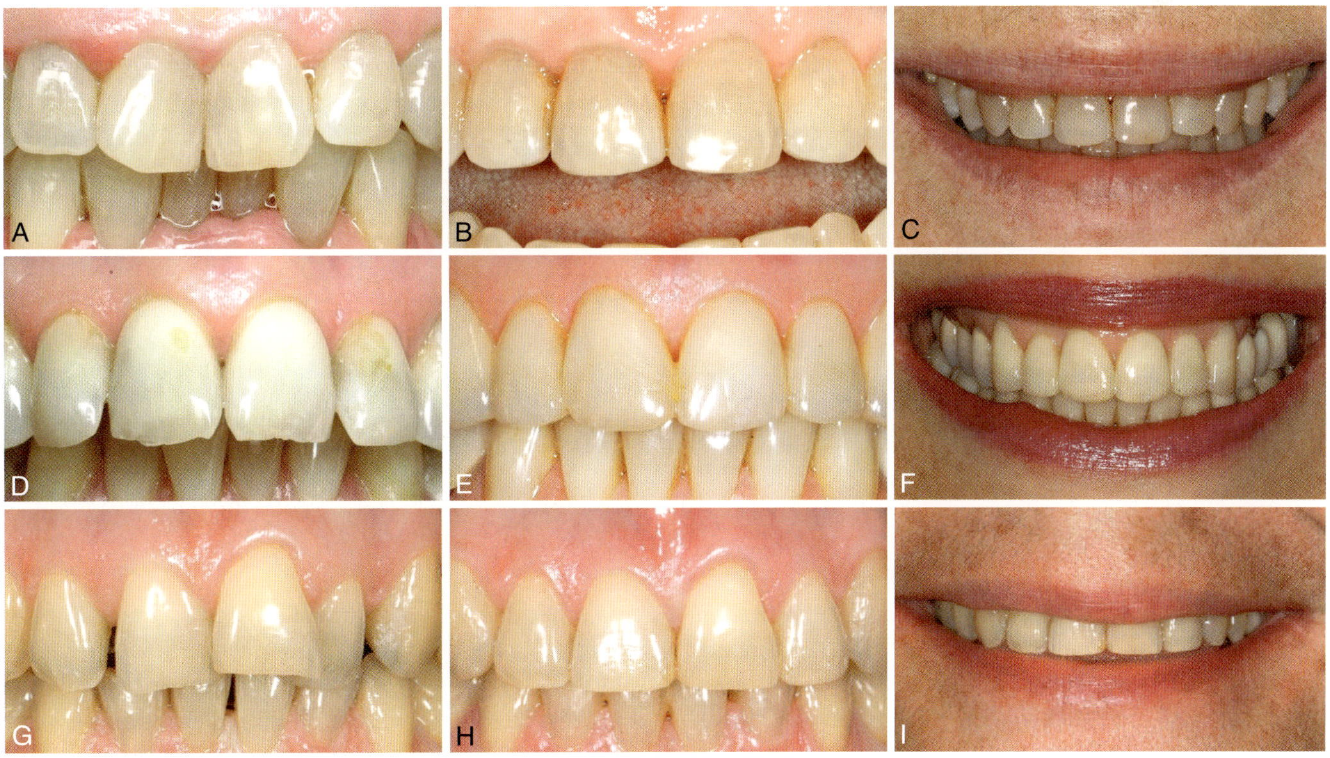

Figure 6.1

Finitions esthétiques par soustraction.
Le recontourage amélaire occlusal consiste à polir et/ou émousser les facettes d'usure. Il permet de compenser les effets du temps et ainsi de redonner une forme plus harmonieuse (des courbures sans angles ni arêtes) aux couronnes dentaires. **A, B, C.** Ces vues permettent d'apprécier l'impact d'un alignement orthodontique associé à un recontourage des bords libres de 11 et 21 en gros plan et à l'échelle du sourire particulièrement gracieux. (Devinette : d'après vous, quel est l'âge de cette patiente ? Réponse à la figure 26.1). **D, E, F** témoignent, quant à elles, du bénéfice esthétique de ce recontourage sur les incisives maxillaires qui ont subi une attaque complexe (agression physique et chimique). La conséquence est un bord libre particulièrement irrégulier pour 11 et 21. La vue **F** montre un sourire rajeunit. **G, H, I.** Cas du Dr J. Askar qui montre le bénéfice esthétique d'une symétrisation de 11 et 21 grâce au temps orthodontique qui corrige les malpositions puis un recontourage par soustraction notamment de l'angle distal de 21.

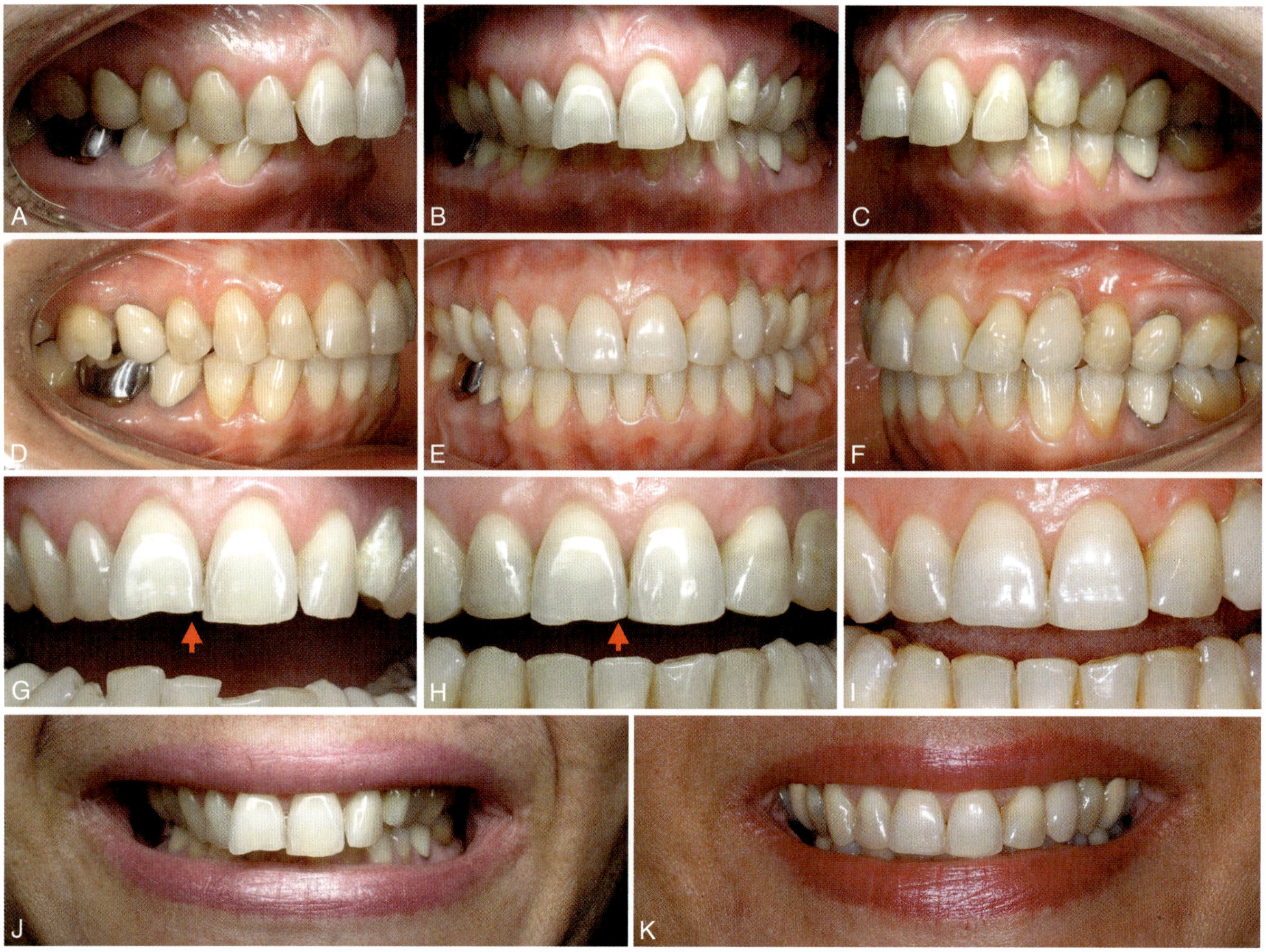

Figure 6.2

Symétrisation des incisives centrales.
Les vues **A**, **B**, **C**/**D**, **E**, **F** sont les vues avant et après un temps d'orthodontie qui va coordonner les arcades dentaires et ménager l'espace prothétique pour 23 après extraction de 63. Les vues **G**, **H**, **I** détaillent la gestion de l'asymétrie coronaire 11 21. Les vues **J** et **K** montrent le bénéfice esthétique à l'échelle du sourire.

position avec des dents dont l'usure, parfois importante, s'est faite dans un contexte de malposition sur l'arcade pendant des années [2]. La prise en compte de ce bénéfice va permettre de fixer les objectifs esthétiques quant à la gestion d'une asymétrie des couronnes des incisives centrales de fait beaucoup plus fréquente chez le senior que chez l'adolescent et une solution par addition. Le cas clinique suivant (figure 6.2) montre cette option de gestion orthodontique d'une asymétrie sévère de 11 21. Associer la correction des malpositions, la symétrisation des torques — qui modifient les rapports entre couronne anatomique et couronne clinique — et un recontourage (par soustraction amélaire) est une réponse judicieuse à ces conséquences inesthétiques du vieillissement. Enfin si le recontourage ou le rafraîchissement de la morphologie dentaire est nécessaire après le traitement orthodontique, il peut parfois être pertinent de le faire avant ou pendant le traitement [2].

Référence

[1] Muller Ch, Canal P. Particularités du traitement orthodontique du patient de plus de cinquante ans. Rev Orthop Dento Faciale 2020 ; 54 : 73–84.

[2] Zachrisson B. On excellence in finishing. J Clin Orthod 1986 ; 20(7) : 460–82.

FICHE 7
Usure attritive et fonctions

L'usure attritive est la perte de matière au niveau des contacts dento-dentaires produite par l'usage (la fonction et ses variations). Seules deux fonctions de l'appareil manducateur utilisent le calage occlusal : la déglutition (la position d'OIM assure le calage mandibulaire pendant la déglutition) et la mastication via des contacts lors de l'écrasement du bol alimentaire. Il n'y a aucun contact inter-arcades lors de la phonation et la ventilation [1]. Ces contacts occlusaux calant la mandibule pour écraser le bol alimentaire ou chasser la salive vers l'oropharynx engendrent une perte de substance dentaire physiologique : création de facettes d'usures. Ce phénomène d'usure entraîne une modification de la forme coronaire qu'il faut savoir mettre en relation avec l'âge du patient.

Les contacts habituels que nous observons en propulsion et en diduction sont issus de mouvements fondamentaux que nous avons appris à reproduire grâce aux articulateurs mais pas ceux de la « vraie vie », pas ceux de la mastication ou de la déglutition. Si ces contacts de guidage nous renseignent sur une anomalie de guidage, ils ne nous permettent pas de poser un diagnostic fonctionnel car « faire fonctionner » le patient c'est le faire déglutir ou mastiquer (les deux fonctions manducatoires où les dents se touchent).

Occlusion de déglutition

L'occlusion de déglutition est la position naturelle de fermeture. Ce calage se produit par contraction bilatérale des muscles masséters et temporaux, qui fixent la mandibule. Elle sert alors de point d'appui à la contraction du muscle mylo-hyoïdien, qui lui-même sert d'appui à l'élévation de la langue et de l'os hyoïde. Quand la salive ou un bol alimentaire sont chassés vers l'oropharynx, l'orbiculaire des lèvres se contracte. À chaque déglutition (salive et bol alimentaire), nous déployons une force de 10 à 20 N. À raison de 1 500 à 2 000 déglutitions par jour, l'opération ne sera assurément pas neutre.

Anomalie de calage mandibulaire

Concrètement comment fait-on pour rechercher si la position d'OIM diffère de l'occlusion centrée ?

Nous pouvons déjà être alertés par des facettes d'usures signant la dysfonction, puis faire mordre le patient (à la manière d'un *jig* incisif) pendant 3 minutes sur un coton. Ce faisant nous espérons « déprogrammer » la commande des dents (suppression des afférences proprioceptives desmodontales des dents postérieures [2]) au profit du déterminant postérieur. Passé ce laps de temps, après avoir retiré le coton, il s'agit pour le praticien de guider la mandibule vers la relation centrée (physiologique) de façon assistée jusqu'au premier contact dento-dentaire (la prématurité). On demande au patient de ressentir le contact (au besoin : manipulation de deux ou trois petits mouvements d'amplitude mimine) puis la consigne donnée au patient est de fermer selon ses habitudes. C'est ce mouvement de dérapage mandibulaire, en général parfaitement ressenti par le patient, qui met en évidence l'anomalie de centrage de la mandibule en OIM.

Mastication

La mastication représente 15 à 30 minutes de contacts par jour pendant lesquelles il y a friction directe avec des forces d'une intensité comprise entre 50 et 150 N (jusqu'à 500 N pour les secteurs postérieurs).

Dysfonction masticatoire

Francesca Vailati nous invite à investiguer la fonction masticatoire de nos patients grâce à un test fonctionnel : le G test. En fin du cycle masticatoire, le bol alimentaire est écrasé du côté travaillant. L'arrête de la canine supérieure du côté mastiquant guide le retour de la mandibule en OIM (en absence d'interférences postérieurs, le retour en OIM est guidé par des contacts dentaires plus antérieurs à la canine). Le G test utilise un chewing-gum pour faire mastiquer le patient et rechercher un engagement des dents du côté non travaillant. Par exemple, si le patient mâche à droite, nous recherchons le conflit à gauche (frémitus sur l'incisive latérale gauche). Pour voir les modalités de ce test nous recommandons la lecture de son livre *3STEP – Additive Prosthodontics* [3]. Dans cet ouvrage, elle montre le potentiel destructeur des conflits fonctionnels et surtout les formes cliniques variables en termes de localisation et d'intensité ainsi que le caractère évolutif avec le vieillissement du patient (et ses capacités d'adaptation) mais aussi de celui des restaurations.

Le cas présenté figure 7.1 montre une situation de dysfonction masticatoire qui aboutit à la fracture d'éléments céramiques.

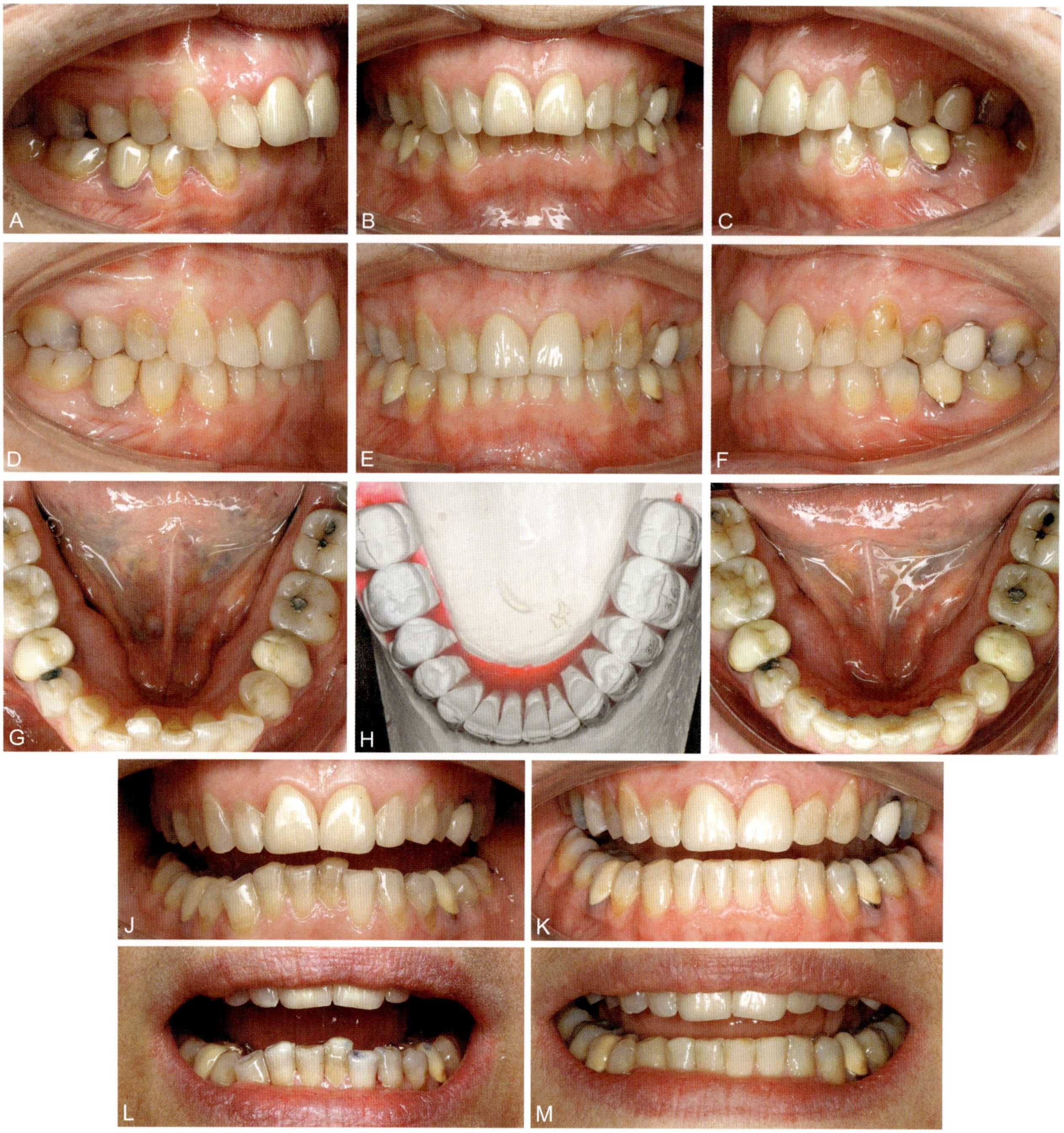

Figure 7.1

Un cas d'orthodontie post-prothétique.

Cas d'une femme de 57 ans, mère de cinq enfants et exerçant une profession à responsabilité. C'est une femme très occupée qui « s'est offert » deux couronnes céramo-céramiques pour restaurer 11 et 21 usées. Malheureusement, elles se sont fracturées à deux reprises et ce n'est qu'au troisième jeu (en place sur les vues **A**, **B**, **C**) que le confrère l'a adressée en orthodontie pour régler le guide antérieur en prévention d'un troisième accident. Les couronnes ont « cassé » une première fois alors qu'elle mangeait. Puis une deuxième fois (sans que l'on sache dans quelles circonstances mais on sait qu'elle portait une gouttière de protection nocturne à la suite du premier échec). Nous sommes donc en mesure de faire l'hypothèse qu'il ne s'agit pas de bruxisme, ni de parafonction mais d'une dysfonction masticatoire. Aujourd'hui, nous ferions un test (G test) qui montrerait un frémitus et un problème d'échappement : une interférence non travaillante antérieure, non pas en fin de propulsion ou de diduction mais en fin de cycle masticatoire. Les vues **D**, **E**, **F** montrent que l'occlusion n'a pas été modifiée par le temps uniquement mandibulaire de nivellement. **G.** Vue bouche ouverte documentant l'égression du secteur incisif mandibulaire. **H.** Fin d'orthodontie. **I.** Retour à la fonction et harmonisation gingivale. L'hypothèse de la dysfonction masticatoire est validée par la pérennité du troisième jeu de couronnes céramiques 11-21. Nous avons ainsi pu ramener la patiente dans des conditions occlusales optimales en harmonie avec les déterminants articulaires et musculaires, afin de solliciter le moins possible les mécanismes d'adaptation de la patiente ou de ses obturations.

APPLICATION 3 **Diagnostic fonctionnel**

Un impératif avant la restauration des dents usées

L'observation de pertes de substance ne s'accompagne pas systématiquement d'un diagnostic étiologique. Que répondons-nous à la question du pourquoi la pratique de la dentisterie s'en passe la plupart du temps ? La carie est nettoyée et la perte de substance est compensée par addition. S'il y a eu un traumatisme, le patient nous raconte l'accident. L'étiologie est implicite. On va voir avec l'érosion l'importance de rechercher la nature des acides qui détruisent les couronnes dentaires. Il faut admettre que, concernant les problèmes fonctionnels (et l'usure attritive), nous avançons de façon empirique et force est de constater que les diagnostics étiologiques de la perte de substance sont rarement posés et que les pertes sont compensées par des additions grâce à des collages, ce de plus en plus, et avec une apparente simplicité grâce à des logiciels de « design dentaire » s'appuyant sur des critères esthétiques théoriques sans passer par l'étape du diagnostic étiologique.

Ces cas d'usures pathologiques, de dysfonctionnements non répertoriés comme tels, sont des échecs programmés[4] car rajouter de la céramique ne réglera pas le problème fonctionnel non diagnostiqué et ce, quels que soient les progrès faits sur l'adhésion et les matériaux dentaires. La forme clinique d'échec la plus bruyante est un échec de la restauration (décollement, éclats, fracture de la céramique) mais soyons vigilants sur d'autres formes cliniques fréquentes : la destruction coronaire ou fracture de dents antagonistes, la migration avec apparition d'un diastème après la pose de prothèse (ou migration de dents dans une zone de moindre sollicitation) avec ou sans problème parodontal [4].

Dans la restauration de dents usées par attrition, la question n'est pas d'ordre esthétique — de combien faut-il allonger le bord incisif ? —, mais plutôt de déterminer quelle morphologie le patient et ses capacités d'adaptation vont supporter. La figure 7.2 présente trois exemples de restaurations en céramique sur le groupe incisif maxillaire. Ces trois patients n'ont pas eu « la chance » que les couronnes en céramique posées sur les incisives centrales cassent et nous pouvons observer sur les vues bouche ouverte les pertes de substance sur les incisives mandibulaires.

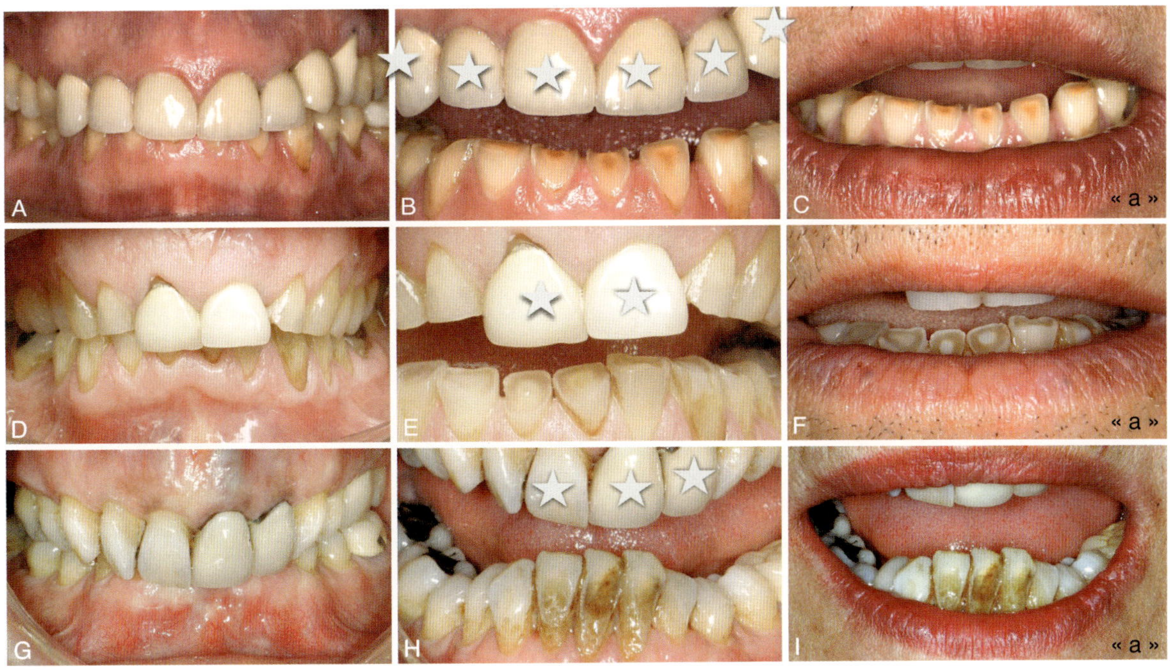

Figure 7.2

Peut-on réussir là où le patient a mis le modèle en échec ? [5].

L'attrition peut être majorée par des restaurations dentaires, par exemple des couronnes en céramique : c'est d'une part lié à la nature même du matériau et, d'autre part, à la modification de guidage provoquée par des impératifs esthétiques. Nous ne disposons pas du détail des trois cas (historique et antécédents). Nous observons une hauteur de couronnes cliniques prothétiques augmentée selon des critères théoriques et ce au détriment de la fonction. Ces trois patients n'ont pas eu « la chance » que les couronnes en céramique posées sur leurs incisives centrales cassent et nous observons sur les vues bouche ouverte les pertes de substance sur les incisives mandibulaires. Une autre piste aurait été une gestion orthodontique de la supraclusion par ingression avant les restaurations dans le but d'optimiser la fonction.

---

4. Il est frappant de constater la systématisation de la « protection » de ces constructions céramiques par le port de gouttières nocturnes qui n'empêcheront pas les échecs des restaurations si l'étiologie est une dysfonction masticatoire.

Si nous ne disposons pas d'informations très précises sur les dysfonctions chez le senior, nous avons malgré tout une certitude : les fonctions vont être entravées par le vieillissement des arcades dentaires.

Plus on avance en âge, plus les conditions occlusales particulières, qui exposent de manière préférentielle certains couples de dents antagonistes, augmentent (migrations liées à des édentements non compensées, à une malocclusion évolutive : supraclusion)… avec des conséquences locales (facettes d'usure, altérations des restaurations) mais aussi sur les autres déterminants : perturbation des mouvements mandibulaires, déviation, limitation, asymétrie d'ouverture, contractures musculaires, claquement articulaire, etc. Rechercher activement une anomalie de calage mandibulaire est un temps essentiel de l'examen du senior.

Références

[1] Woda A, et al. Comment l'occlusion participe à la mastication. Inf Dent 2022 ; 1/2 : 40–8.

[2] Carlier J-F. Évaluation de la position mandibulaire en OIM. Rev Odont Stomat 2017 ; 46 : 188–96.

[3] Vailati F, Belser U. 3STEPS – Additive prosthodontics: Éditions P. Sammaritano ; 2022. p. 483.

[4] Orthlieb J-D. Occlusodontie pratique. Paris: CDP ; 2000.

[5] Leconte C. Face à l'échec : prendre un peu de recul avant d'agir. *Le Fil Dentaire* 2021 Focus Clinic Hors série n° 7.

FICHE 8
Dégradation d'origine chimique : l'érosion dentaire

L'érosion dentaire est une perte de substance par des moyens chimiques non bactériens. Elle débute par un ramollissement amélaire qui va potentialiser les autres mécanismes d'usure. Cette forme d'usure serait actuellement la plus fréquente [1] et sa prévalence est telle qu'elle devient un véritable problème de santé publique (figure 8.1).

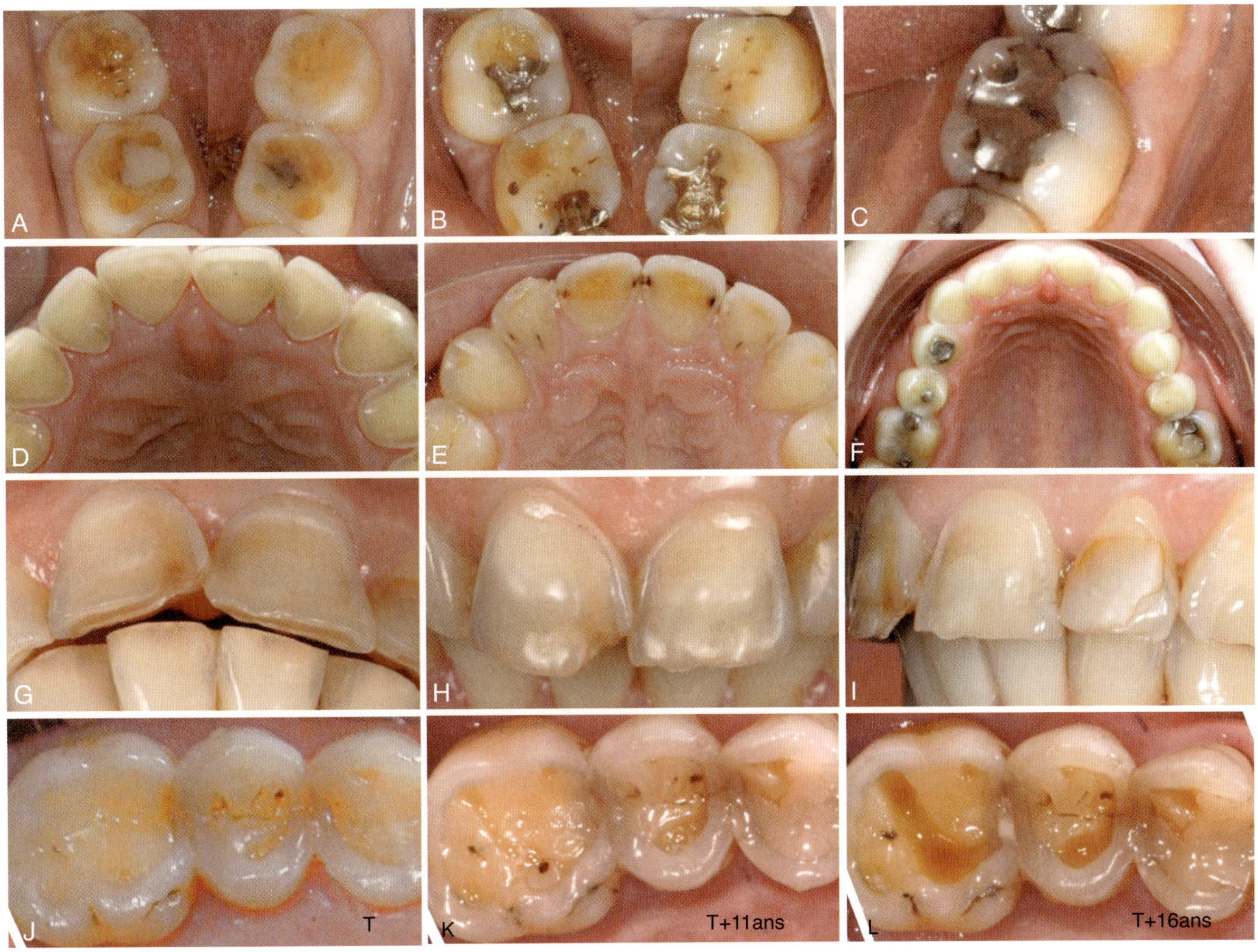

Figure 8.1

Les trois localisations les plus fréquentes de l'érosion : les faces occlusales des molaires, les faces palatines des maxillaires et les faces vestibulaires des incisives maxillaires.

Les vues **A**, **B**, **C** montrent la disparition de la morphologie occlusale de ces molaires par usures érosives : les surfaces occlusales des premières molaires sont les plus touchées. Observez la disparition des cuspides et la formation de cupules dentinaires sans rapport avec l'anatomie antagoniste. Notez aussi que les restaurations coronaires, fréquentes chez les seniors, ne sont pas affectées par l'environnement corrosif. **C.** Les amalgames composites surplombent en général les surfaces amélaires et dentinaires adjacentes alors que la morphologie dentaire est touchée. Les vues **D**, **E**, **F** montrent des surfaces palatines d'incisives maxillaires[5]. L'origine de l'agent érosif est endogène dans les trois cas : régurgitations et vomissements. Les vues **G**, **H**, **I** sont trois prises de vues des faces vestibulaires des incisives centrales de la même patiente. La destruction améllaire est avancée. Remarquez l'émail cervical résiduel persistant caractéristique au niveau marginal. On explique l'existence de ce « rebord amélaire » le long de la gencive par la protection du fluide sulculaire et de la pellicule acquise qui protègent l'émail des attaques acides. C'est un élément à connaître car il va permettre le diagnostic différentiel avec un brossage traumatique. Les vues **J**, **K**, **L** (courtoisie Dr A. Moreau) montrent l'évolution érosive sur le même patient respectivement aux âges de 74 ans (**J**), 85 ans (**K**) et 90 ans (**L**).

5 La Fiche 9 aborde la problématique du collage sur la dentine, rare chez le jeune patient.

L'agent érosif acide peut avoir une origine [2] :

- endogène : reflux gastro-œsophagien (RGO) et vomissement chronique, parfois liés à des pathologies digestives, à l'alcoolisme, à l'anorexie, à la boulimie… ;
- exogène : alimentation acide (solide : fruits acides, moutarde, cornichons, vinaigrette, et/ou liquide : sodas boissons énergétiques, jus, alcool) ;
- iatrogène : du fait d'effets secondaires de certains médicaments ou du port de gouttières (voir figure 3.2).

Comme évoqué précédemment, ce type d'usure modifie progressivement la morphologie des couronnes dentaires. Au stade débutant ou initial (caractérisé par une surface lisse, mate ou satinée), elle passe généralement inaperçue. C'est lorsqu'elle atteint le stade avancé que des symptômes peuvent alerter le patient : modification de forme, jaunissement par diminution de la couche d'émail, hypersensibilité.

Souvent, les patients n'ont pas connaissance de ce problème d'érosion et nous sommes donc en première ligne pour dépister la pathologie, idéalement dès la phase initiale : un interrogatoire sondant les habitudes alimentaires et relevant les comportements particuliers (régurgitations, vomissements ; une façon de consommer des aliments et boissons érosifs comme aspirer à petites gorgées ; une exposition pendant la nuit…) mettra en évidence l'agent érosif et la durée d'exposition. Le repérage de la localisation de l'usure viendra souvent le confirmer. Si les faces palatines et occlusales sont concernées, l'origine est endogène, probablement liée à un RGO ou à des vomissements ; pour les faces vestibulaires et occlusales, l'origine est exogène et alimentaire.

Notre rôle est d'instaurer des mesures préventives le plus tôt possible pour ralentir le phénomène. Cela va du fait d'utiliser du matériel peu abrasif à des bains de bouche fluorés en passant par des conseils comme celui d'attendre une demi-heure entre le moment où l'aliment ou la boisson acide est ingéré(e) et le moment où la personne se brosse les dents, pour permettre à la salive de reducir l'émail. La salive limitant les effets des acides du fait de sa composition et de la pellicule exogène (une fine couche protéinique) qu'elle dépose sur les surfaces dentaires, elle agit comme une barrière de diffusion [2]. Son flux augmente avant même l'ingestion d'acides ou les vomissements, mais pas avant les régurgitations. Il croît aussi lors de stimuli intrabuccaux ou de la mastication — voir la théorie du chewing-gum pour en augmenter le débit. En revanche, il diminue en cas de prise de certains médicaments, dont certains sont plus courants chez les seniors : tranquillisants, antihistaminiques, antiémétiques, antiparkinsoniens.

APPLICATION 4 **Protection dentinaire à inclure dans la préparation initiale orthodontique**

Les pertes de substance modifient l'anatomie coronaire et nous impactent techniquement quelle que soit la face où nous collons le matériel orthodontique. Initier l'orthodontie sans avoir stoppé le phénomène délétère est toutefois impensable car la préservation tissulaire reste notre priorité. De fait, les restaurations collées protégeant la dentine exposée sont une étape de la préparation initiale [3].

Elle consiste, dans un premier temps, à informer le patient et à l'aider à mettre en place des stratégies spécifiques. L'objectif est aussi de protéger les surfaces dentinaires exposées selon un protocole de scellement dentinaire immédiat en utilisant un MR3 (Optibond FL) associé à une fine couche de composite fluide [4].

Les figures 8.2 et 8.3 montrent la protection dentinaire pré-orthodontique sur des faces occlusales molaires mandibulaires et des faces palatines antérieures maxillaires, ainsi que le collage réalisé par le dentiste avant de nous donner son feu vert pour mettre en place du matériel orthodontique.

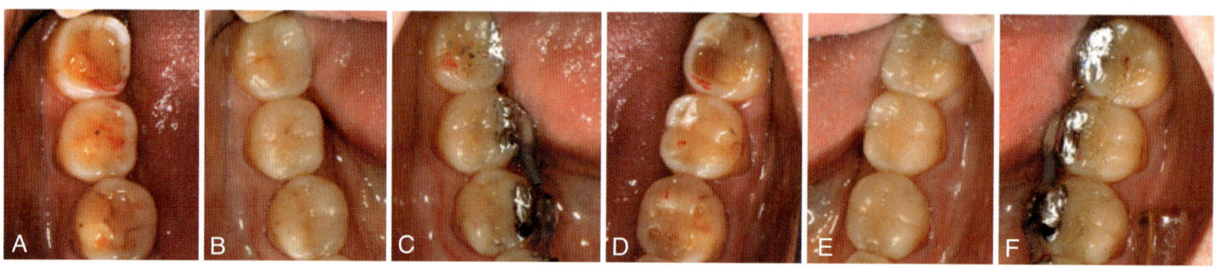

Figure 8.2

Protection dentinaire sur des faces occlusales molaires.

Cette figure montre la préparation initiale de protection et la restauration de l'anatomie occlusale molaire (Dr Brient M.) avant la prise d'empreinte destinée à faire fabriquer le matériel qui va ici concerner les faces linguales et occlusales d'une patiente âgée de 60 ans.
A. Situation initiale secteur 4. **B.** Après protection des surfaces dentinaires exposées. **C.** Matériel orthodontique en place. **D.** Situation initiale secteur 3. **E.** Après protection des surfaces dentinaires exposées. **F.** Matériel orthodontique en place.

APPLICATION 4 **Protection dentinaire à inclure dans la préparation initiale orthodontique (suite)**

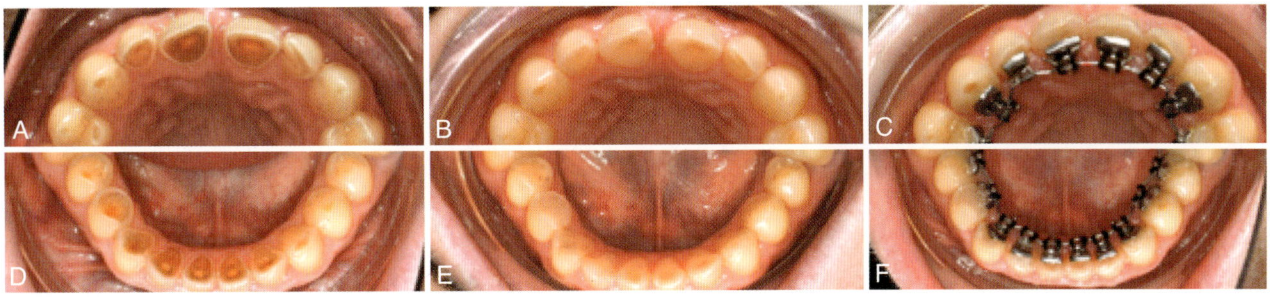

Figure 8.3

Cette figure illustre la prise en charge d'un cas d'érosion des faces palatines.
Les vues à gauche **A** et **D** montrent la perte totale de l'émail palatin et lingual de toutes les incisives mais aussi de 44 et 43. Les vues centrales **B** et **E** illustrent l'aspect des surfaces après traitement d'hybridation (Dr J.-P. Attal), qui a consisté à protéger la surface sans reconstituer l'anatomie coronaire. Les vues de droite **C** et **F** montrent que les surfaces dentaires linguales et palatines, bien que réduites, ont permis de concevoir du matériel lingual pré-informé et anatomique.

Références

[1] D'Incau E, et al. Usure dentaire: origines et formes des lésions. Real Clinic 2018 ; 29(2) : 81–9.

[2] Lussi A, Jeaggi T. L'érosion dentaire: Éditions Quintessence ; 2012. p. 132.

[3] Muller C. Usures dentaires et orthodontie. L'orthodontiste 2020 ; 9 : 32–41.

[4] Magne P. IDS: Immediate Dentin Sealing (IDS) for tooth preparations. J Adhes Dent 2014 ; 16(6) : 594.

FICHE 9
Collage sur la dentine

A. Le Breton, M. Achouche

Les érosions sont très fréquentes chez le patient adulte et le senior. Avec le temps, les pertes de substance atteignent souvent la dentine sur laquelle nous serons amenés à coller le matériel orthodontique. Or, si l'adhérence à l'émail érodé est aussi bonne qu'à l'émail sain, ce n'est pas le cas avec la dentine érodée [1].

Il faut tout d'abord distinguer la dentine érodée en phase active (jaune claire) de la dentine érodée en phase inactive dite sclérotique (colorée) (figure 9.1). La première présente un surplus de collagène en surface, la seconde, un surplus de minéraux. Dans les deux cas, le traitement mécanique de fraisage superficiel de la dentine est une recommandation validée par une méta-analyse [2]. Et opter pour un système adhésif universel contenant un groupement 10-MDP semble aujourd'hui le choix le plus pertinent (encadré 9.1) [3].

ENCADRÉ 9.1 Protocole de collage sur des faces palatines avec de la dentine exposée

Le protocole à adopter en prenant l'exemple d'un collage d'attaches linguales devient assez simple.

1. Mordançage avec de l'acide orthophosphorique pendant 30 secondes sur l'émail s'il en reste et si le collage de l'attache intéresse cette surface d'émail résiduel.

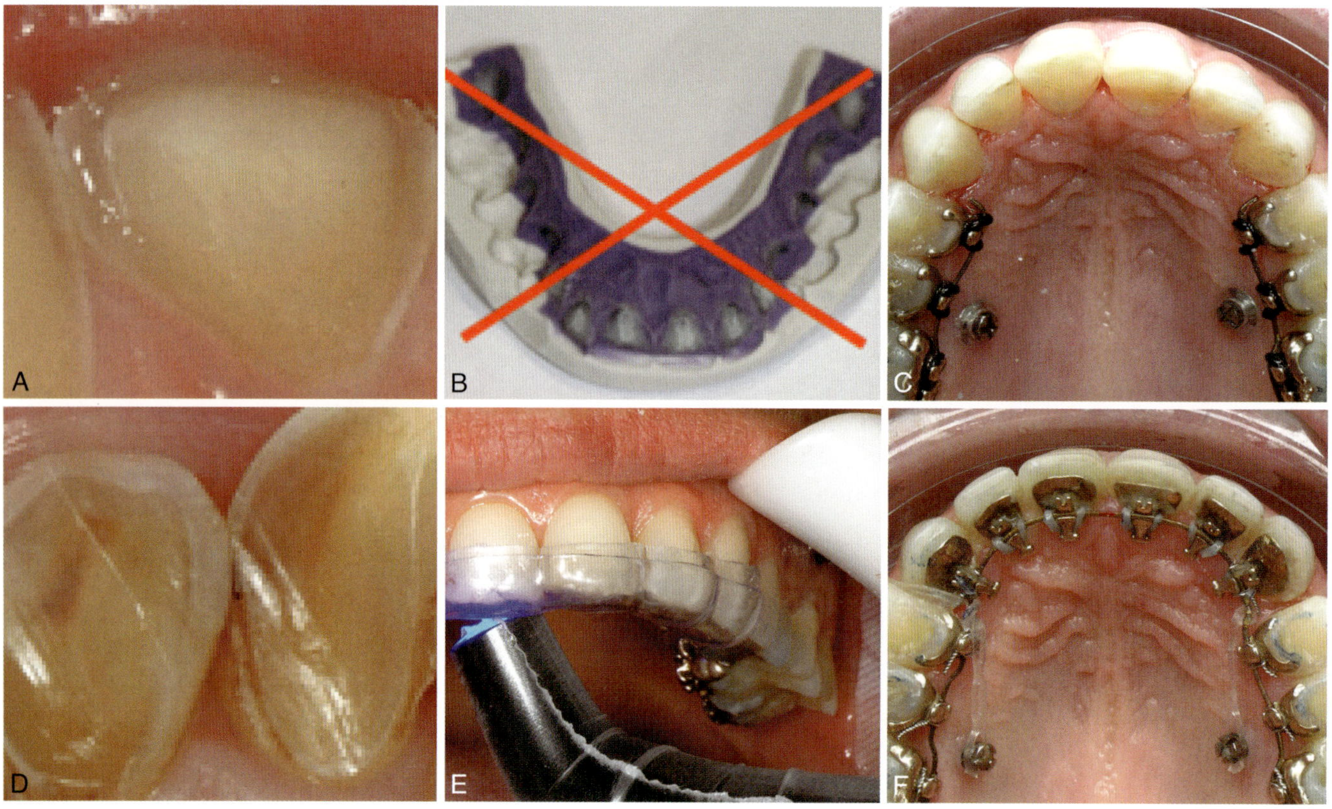

Figure 9.1

Le collage sur la dentine.

A. Dentine érodée en phase active. **D.** Dentine érodée sclérotique. **B.** Penser à commander une gouttière transparente au laboratoire. **C.** Fin de la séance de collage après échec du collage de 13 et 23. **E.** Deuxième essai après commande d'une gouttière de transfert pour photopolymérisation. **F.** Matériel collé selon la procédure spécifique de collage sur la dentine décrite ci-dessus.

2. Application de l'adhésif universel sur l'émail et la dentine (sans mordancer la dentine) en frottant la surface dentinaire pour optimiser le nanolayering [4].
3. Élimination du solvant de l'adhésif universel en utilisant un jet d'air pendant 10 secondes.
4. Application d'un composite photopolymérisable dans l'intrados des attaches situées dans une gouttière de transfert transparente.
5. Photopolymérisation à travers la gouttière transparente.
En respectant ce protocole, l'adhésion à la dentine sera optimale. Il nécessite en revanche un changement des habitudes de commande au laboratoire puisqu'il requiert une gouttière de transfert transparente et non opaque. Un examen soigneux des surfaces dentaires s'impose donc avant la commande de l'appareil pour déterminer, dès le départ, le type de substrat sur lequel il sera collé (émail ou dentine).

Le saviez-vous ?

« Soigner le reflux naturellement »

Cinq à 10 % des adultes souffrent de reflux gastro-œsophagien (RGO) au quotidien (source : www.snfge.org, 2018). Et ils sont 30 à 40 % (dans la population occidentale) à se plaindre occasionnellement (au moins une fois par mois) de pyrosis (brûlures de l'œsophage) et/ou de régurgitations [5]. Le dentiste est aux avant-postes pour observer les usures dentaires, souvent le signe d'un RGO. Lorsque nous sommes confrontés à un patient présentant de sévères signes d'usures érosives, notre premier réflexe est de l'adresser à un gastro-entérologue. Cependant, la plupart du temps, le patient revient en nous disant que le médecin « n'a rien trouvé » et que « tout est normal » alors que tout indique le contraire au niveau dentaire. Il y a un dysfonctionnement mais sans pathologie ce qui ne signifie pas qu'il est anodin.
Aujourd'hui, nous recommandons de toujours vérifier l'absence de pathologie installée auprès du gastro-entérologue et de sensibiliser le patient afin qu'il prenne ce symptôme au sérieux. Dans le cas contraire, chez 40 à 50 % des « reflueurs », il évoluera en complications.
Le Dr M. Cotinat [6] propose dans son ouvrage *Soigner le reflux naturellement* de comprendre et neutraliser son RGO. Elle révèle des facteurs externes et environnementaux qui ont de l'importance dans le déclenchement du reflux et sont sous le contrôle de l'individu. Elle propose une voie nutritionnelle de traitement par changement des habitudes, en donnant une multitude de conseils entrant dans le cadre d'une meilleure hygiène de vie du système digestif. Ce livre est une mine d'informations et a rendu service à bon nombre de patients, les aiguillant efficacement pour gérer leur reflux. De plus, sa lecture intéressera tout chirurgien-dentiste pour sa culture générale et la compréhension de l'importance de première étape de la digestion qui se déroule dans la cavité buccale (salivation, mastication, déglutition), cœur de notre activité.

Références

[1] Merli B, Munck J, Lussi A, Lambrechts P, Meerbeek B. Long-term bonding to eroded dentin requires superficial bur preparation. Clin Oral Investig 2011 ; 16(5) : 1451–61.

[2] Belmar da Costa M, Delgado AHS, Pinheiro de Melo T, Amorim T, Mano Azul A. Analysis of laboratory adhesion studies in eroded enamel and dentin: a scoping review. Biomater Investig Dent 2021 ; 8(1) : 24–38.

[3] Yoshihara K, Nagaoka N, Nakamura A, Hara T, Yoshida Y, Van Meerbeek B. Nano-Layering Adds Strength to the Adhesive Interface. J Dent Res 2021 ; 100(5) : 515–21.

[4] Pauwels A. Dental érosions and other extra-oesophageal symptoms of gastro-oesophageal reflux disease: Evidence, treatment response and areas of uncertainty. United Eur Gastroenterol J 2015 ; 3(2) : 166–70.

[5] Bigard M-A. Érosions dentaires et reflux gastro-œsophagien. Inf Dent 2014 ; 12 : 54–7.

[6] Cotinat M. Soigner le reflux naturellement. Éditions Souccar T ; 2014. p. 312.

FICHE 10
Usure à trois corps : l'abrasion dentaire

L'abrasion à trois corps est une usure mécanique consécutive au déplacement de deux corps solides l'un contre l'autre avec interposition d'un troisième. Dans la cavité buccale, les deux principaux agents abrasifs sont le bol alimentaire et le dentifrice [1].

L'abrasion alimentaire est un phénomène progressif, global ou focalisé dans certaines zones. Il se décompose en deux temps : l'écrasement du bol alimentaire qui va abraser préférentiellement les faces occlusales et le glissement, qui touchera d'autres surfaces (surfaces émoussées, satinées, brossées avec des limites de contours arrondies) [2].

Ce mode d'usure, prédominant chez les populations des siècles précédents, a évolué avec nos habitudes alimentaires. Nous sommes en effet loin de l'alimentation abrasive décrite chez nos ancêtres et l'industrialisation a transformé nos bols alimentaires, en les ramollissant, en les cuisant, en les prédécoupant grâce à des outils — la généralisation des couverts ne date que du XVIIIe siècle —, diminuant ainsi notre besoin de mâcher ou l'utilisation de la « pince incisive » [3]. C'est pourquoi l'abrasion est négligeable chez les adolescents ou jeunes adultes comparé à l'usure érosive ou même à l'attrition dans les cas dysfonctionnels. Chez les seniors en revanche, comme le montre la figure 10.1, le temps joue son rôle.

De même, pour l'abrasion due à un brossage agressif, les particules abrasives contenues dans le dentifrice constituent le troisième corps interposé cette fois entre la surface dentaire et les poils de la brosse à dent. Elle s'observe sur les faces vestibulaires et majoritairement au niveau du tiers cervical et parfois radiculaire en cas de défaut gingival associé : les lésions cervicales sans émail associées ou non à une hypersensibilité.

Le cas clinique présenté figure 10.2 est un cas d'abrasion à mettre en relation avec un brossage iatrogène [4]. À la suite de cette hypothèse émise par le chirurgien-dentiste (Dr Trévelo F.), le patient, 55 ans, médecin, va modifier ses

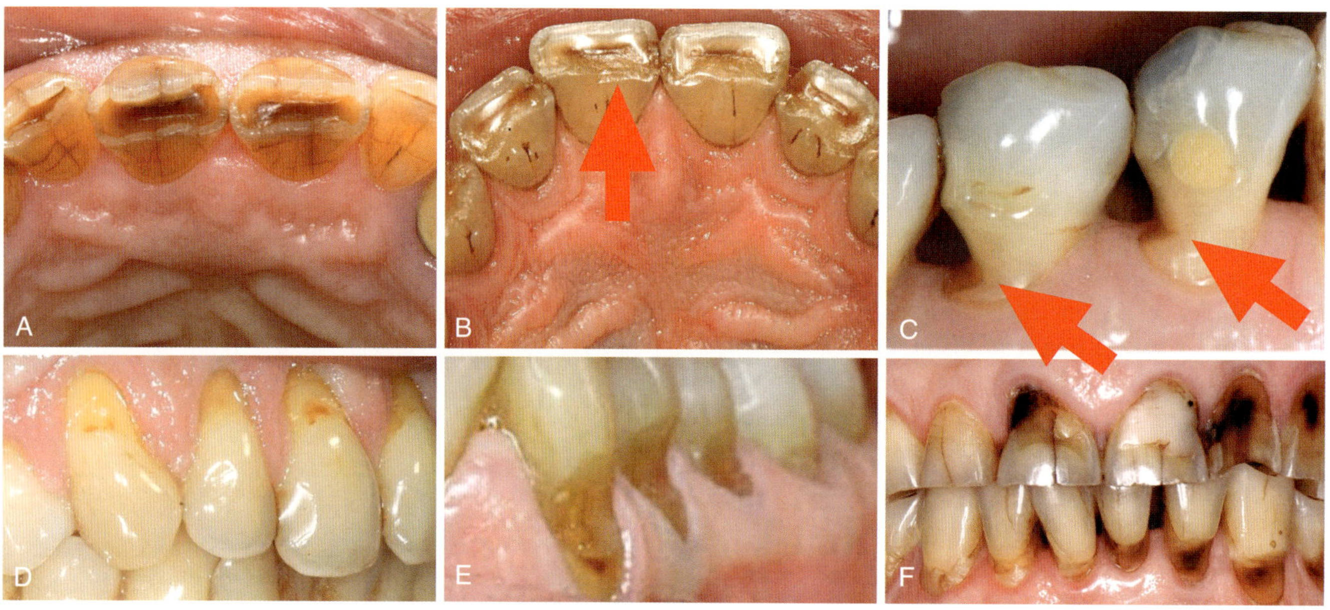

Figure 10.1

Cette figure montre des exemples d'usures abrasives chez des seniors, inédites chez l'adolescent ou le jeune adulte.
A. Usure abrasive du bord libre de 11 et 21. **B.** Usure abrasive du bord libre et, dans ce cas, remarquez l'aspect lisse et satiné des surfaces amélaires horizontales des bords libres incisifs. **C.** Deux lésions abrasives cervicales distales sur ces prémolaires mandibulaires ; l'interrogatoire a révélé l'étiologie iatrogène de manœuvres d'hygiènes interdentaires. **D.** Brossage horizontal sur le secteur incisivo-canin maxillaire droit. **E.** Brossage horizontal quadrant 3. **F.** Radiothérapie, asialie (courtoisie Dr d'Incau).

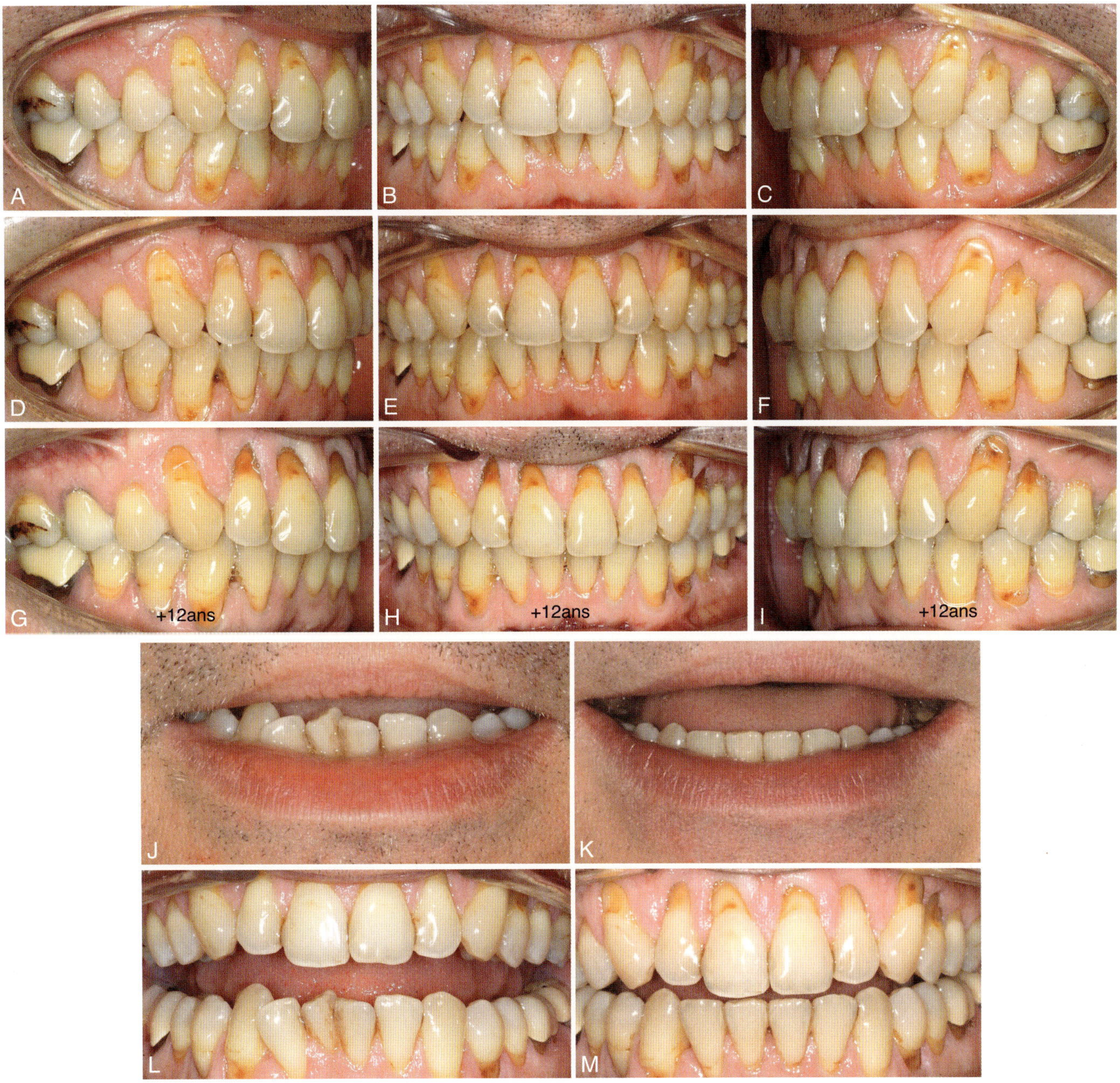

Figure 10.2

Patient avec des lésions abrasives stabilisées (11 ans de recul).

A, B, C. Vues inter-arcades avant orthodontie. **D, E, F.** Après orthodontie. **G, H, I.** 12 ans après orthodontie. Notez que ces vues ne permettent pas de documenter le temps orthodontique mandibulaire. Les vues **J** et **K**, ajoutées, montrent le bénéfice esthétique lors de la phonation, une spécificité de la prise en charge du senior traité qui nécessite de compléter le dossier photographique par des prises de vues bouche ouverte (voir Fiche 35). Par ailleurs, en quoi ce cas est-il intéressant en termes d'abrasion dentaire ? Son dentiste (Dr F. Trévelot) a posé l'hypothèse de l'étiologie des abrasions par brossage iatrogène et le patient a été informé et éduqué. Les vues **D, E, F** permettent d'observer la stabilisation des lésions cervicales et les vues **G, H, I**, prises 12 ans après, confirment cette hypothèse : les surfaces dentinaires exposées n'ont pas augmenté et la coloration plus foncée de ces zones confirme l'arrêt de la destruction tissulaire, ce qui s'avère être un moyen de contrôle simple de l'efficacité des mesures prises.

habitudes et respecter scrupuleusement les consignes de son praticien. Un temps orthodontique mandibulaire corrigera et stabilisera les malpositions incisives mandibulaires évolutives (notamment la rotation de 41). Les vues G, H, I d'un contrôle de contention à T + 12 ans montrent la stabilisation en termes de surface mais aussi la coloration des surfaces dentinaires exposées, ce qui confirme le diagnostic d'abrasion réalisé lors de la première consultation.

Références

[1] D'Incau E, et al. Usure dentaire : origines et formes des lésions. Real Clinic 2018 ; 29(2) : 81–9.

[2] D'Incau E, Massé L, Rouzé l'Alzit F, Decaup PH. Usure dentaire: normale ou pathologique. L'orthodontiste 2020 ; 9(3) : 16–27.

[3] Kohaut J-C. Fonction, dysfonction et usure : vers une contention active ? L'orthodontiste 2020 ; 9 : 28–33.

[4] Muller C. Usures dentaires et orthodontie. L'orthodontiste 2020 ; 9 : 32–41.

FICHE 11
Hypothèse sur les tissus mous dans l'abrasion dentaire : lèvres et joues

Dans l'état actuel de nos connaissances, il est habituel d'expliquer les géométries et les localisations asymétriques des usures cervicales par la composante abrasive de la brosse à dents associée à son dentifrice (un droitier brosse plus fortement à gauche...) ou par la position nocturne (côté droit ou gauche) du patient qui présente un RGO. Cela dit, force est de constater que régulièrement cette observation entre en contradiction avec l'interrogatoire du patient et ses habitudes ne coïncident pas avec l'asymétrie des lésions observées — par exemple, le patient est gaucher ou il dit ne dormir *que* sur le dos.

Aujourd'hui le rôle de la langue dans la géométrie des usures des faces palatines (lors de vomissement, par exemple) ne fait plus débat [4]. En revanche, la participation des joues ou encore des lèvres est rarement évoquée et encore moins montrée — et ce d'autant moins que ce n'est pas dans nos habitudes d'observer les lèvres ou les joues. La figure 11.1 propose d'observer les facettes d'usure

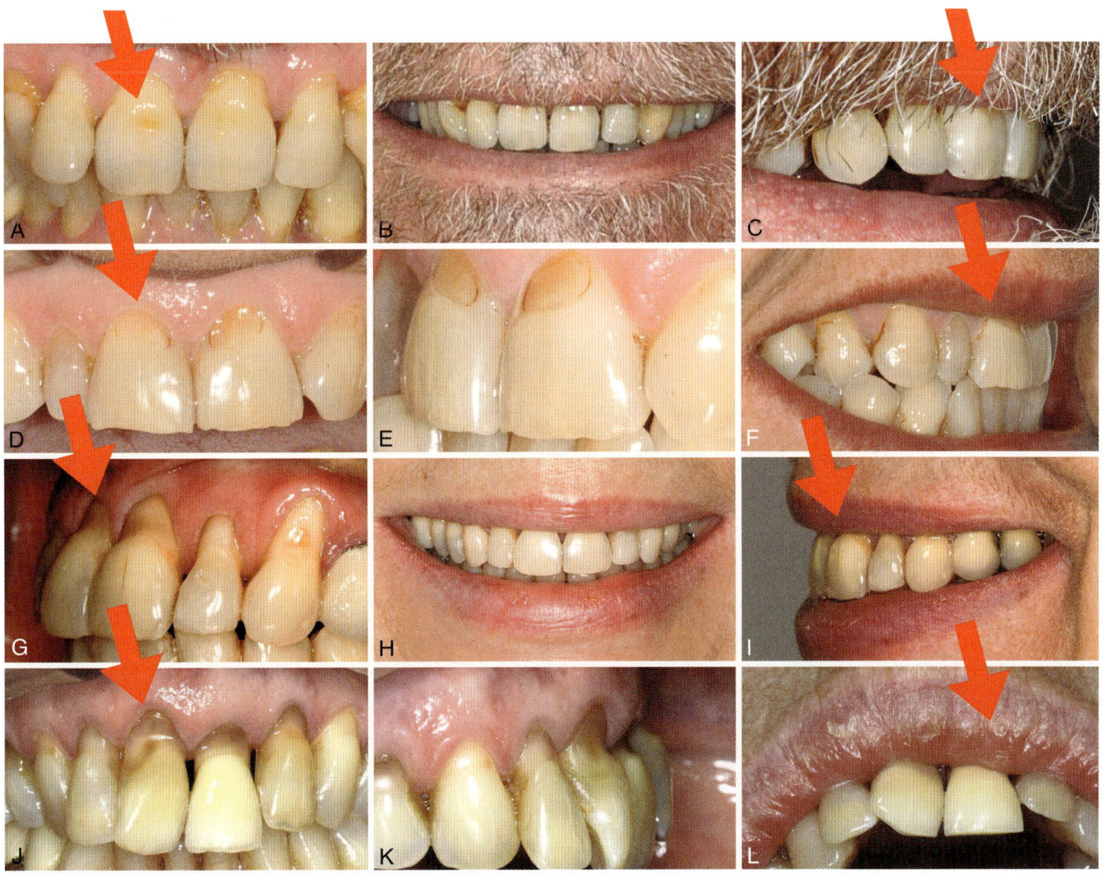

Figure 11.1

Observons quatre cas d'usures vestibulaires d'incisives maxillaires.
Les vues **A**, **D G** et **J** présentent trois différentes formes d'usure sur des incisives centrales de seniors et pour lesquelles l'hypothèse de brossage iatrogène est posée. Pour le premier cas, la vue **B** révèle une dysfonction labiale. La lèvre supérieure ne s'étale en effet pas comme un ruban supérieur (voir Fiche 20) : au contraire, le vermillon supérieur s'invagine (enroulement vers l'intérieur) et disparaît à l'étirement. La vue **C** montre une correspondance entre la ligne de plus grand contour des surfaces dentaires vestibulaires et la position labiale. Pour le patient **D**, la vue **E** permet d'observer une perte de substance caractéristique avec de l'émail cervical résiduel persistant au niveau marginal. L'existence de ce rebord le long de la gencive est souvent expliquée par la protection du fluide sulculaire et, dans une moindre mesure, par la pellicule acquise qui protège l'émail des attaques acides. Un brossage traumatique est généralement à l'origine de l'évolution de la perte de substance. Dans ce cas, nous pouvons émettre une nouvelle hypothèse : une fois l'émail ramolli par l'acide, ce serait la lèvre qui participerait physiquement à la perte de substance (**F**). Dans les troisième et quatrième cas, la localisation est radiculaire et non plus une surface amélaire (**G** et **J**). La position de la lèvre supérieure (**I** et **L**) en regard de la perte de substance, l'hypothèse de son action abrasive semble très plausible d'autant plus que nous connaissons la moindre résistance des surfaces radiculaires.

de patients chez lesquels l'hypothèse de brossage horizontale, classiquement évoquée, peut être remise en cause par l'observation des tissus mous.

La figure 11.2 est un autre exemple qui intéresse cette fois la portion coronaire occlusale d'incisives maxillaires.

On peut observer une relation intime entre l'empreinte de la lèvre inférieure et les surfaces érodées. Cette relation est d'autant plus visible que la seule dent (incisive latérale droite) qui n'est pas au contact de la lèvre est préservée de l'usure. Ainsi, le tracé de l'usure semble parfaitement correspondre au recouvrement des incisives maxillaires par le vermillon mandibulaire.

La figure 11.3 permet de mieux comprendre ces cas où différents mécanismes coexistent. Un effet synergique se met alors en place, en particulier au niveau de l'effet des agents acides qui ramollissent l'émail les rendant plus susceptibles à la destruction physique quel que soit son mécanisme. Ce schéma synthétise les mécanismes de cette usure qui commence par l'attaque acide de la trame minérale des tissus dentaires (hydroxyapatite) entraînant un ramollissement de l'émail et de la dentine. L'attaque acide peut être d'origine exogène (alimentation) ou endogène (RGO, vomissements…) et nous devons chez le senior en particulier compter avec des effets iatrogènes (médications, radiothérapie…). Bien entendu cette attaque acide peut être atténuée par les éléments protecteurs naturels de la cavité buccale (biofilm, plaque dentaire, salive…).

Ce ramollissement initial est réversible car une cicatrisation est toujours possible par des processus de reminéralisation en présence d'ions calcium notamment. En revanche, si aucun de ces processus n'a lieu, cela peut conduire à une perte de substance consécutive à ce mécanisme d'érosion. La perte de substance est aggravée par des mécanismes physiques, abrasifs ou attritifs.

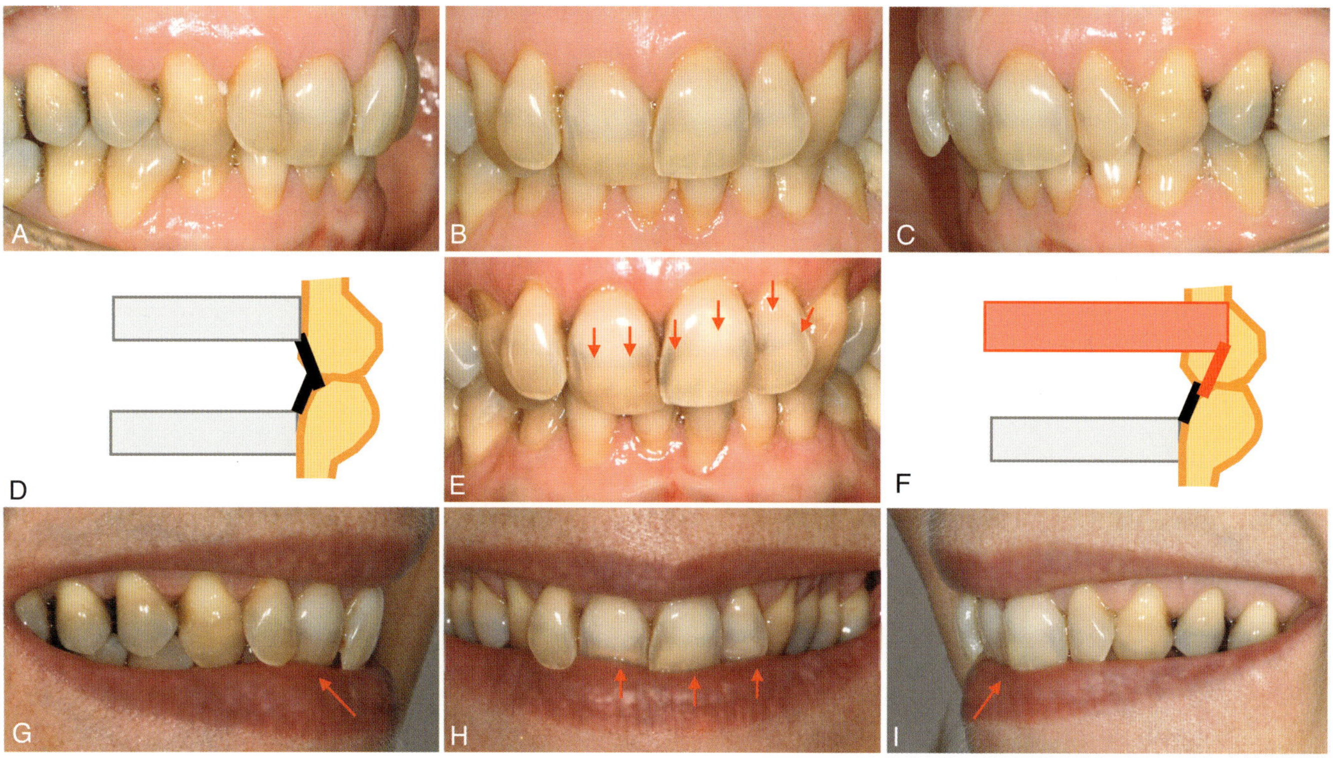

Figure 11.2

Observons le positionnement de la lèvre inférieure dans un cas de classe II 2.
Les vues **A**, **B**, **C** mettent en évidence la synergie d'une attaque chimique et physique. Il y a clairement une usure du tiers coronaire de 11, 21, 22. **E.** Depuis les flèches rouges vers le bord libre, avec, comme conséquences, une perte de luminosité et une coloration jaune. L'hypothèse pour expliquer la géométrie des lésions est la suivante : à la suite du ramollissement acide sur les tissus calcifiés, le frottement de la lèvre inférieure sur ces trois dents génère une action physique abrasive. Les vues **G**, **H** et **I** montrent bien le positionnement de la lèvre inférieure qui contribue à la perte de substance de 11, 21 et 22, contrairement à 12, plus faiblement abrasée en raison de son ectopie vestibulaire (**H**).

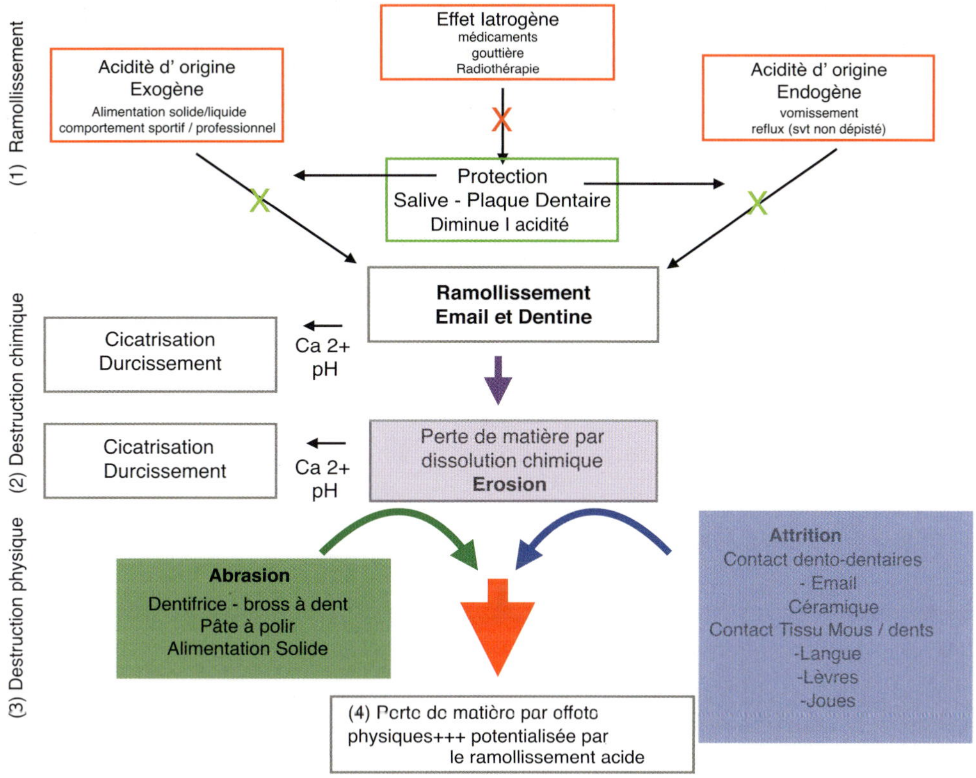

Figure 11.3

Cette figure met en évidence la synergie d'une attaque chimique et physique.
Les agents acides sur les tissus calcifiés vont les ramollir. Une partie sera totalement dissoute (perte érosive), une partie sera « juste ramollie » avec la capacité de redurcir dans certaines conditions. Si des sollicitations mécaniques abrasives ou attritives s'appliquent avant ce durcissement, la perte de substance sera importante. La synergie des facteurs chimiques et physiques peut donc expliquer la perte de matière.

Cas clinique 3

Les dents des patients adultes ou seniors sont bien différentes des dents jeunes : structure et composition des tissus minéraux, propriétés mécaniques et optiques, présence de restaurations, pertes de substance par l'usure. L'orthodontiste se doit d'intégrer cette destruction tissulaire à son diagnostic global au même titre que la perte de substance liée à la carie ou la perte du support parodontal [4]. Poser un diagnostic positif des usures dentaires c'est savoir reconnaître la nature du phénomène évolutif (érosion, attrition et abrasion) et le comparer avec le normal en tenant compte de l'âge civil coronaire (physiologique et pathologique). Un exemple qui montre l'importance de ce diagnostic positif est mis en évidence par une erreur très fréquente. En effet, il est habituel de confondre usures attritives et usures érosives. Ainsi, beaucoup de patients se disent bruxistes — probablement parce que leur praticien le leur a dit — et portent des gouttières, alors qu'ils ne le sont pas du tout… En effet aujourd'hui c'est surtout l'usure érosive qui est en pleine évolution en raison du mode de vie occidental. La patiente présentée figure 11.4 s'est présentée à la consultation avec un diagnostic de bruxisme. L'observation clinique va mettre en évidence une situation complexe mais assurément pas de bruxisme : une usure des faces vestibulaires maxillaires par abrasion labiale potentialisée par un ramollissement amélaire dû à la consommation quotidienne de citrons au petit déjeuner.

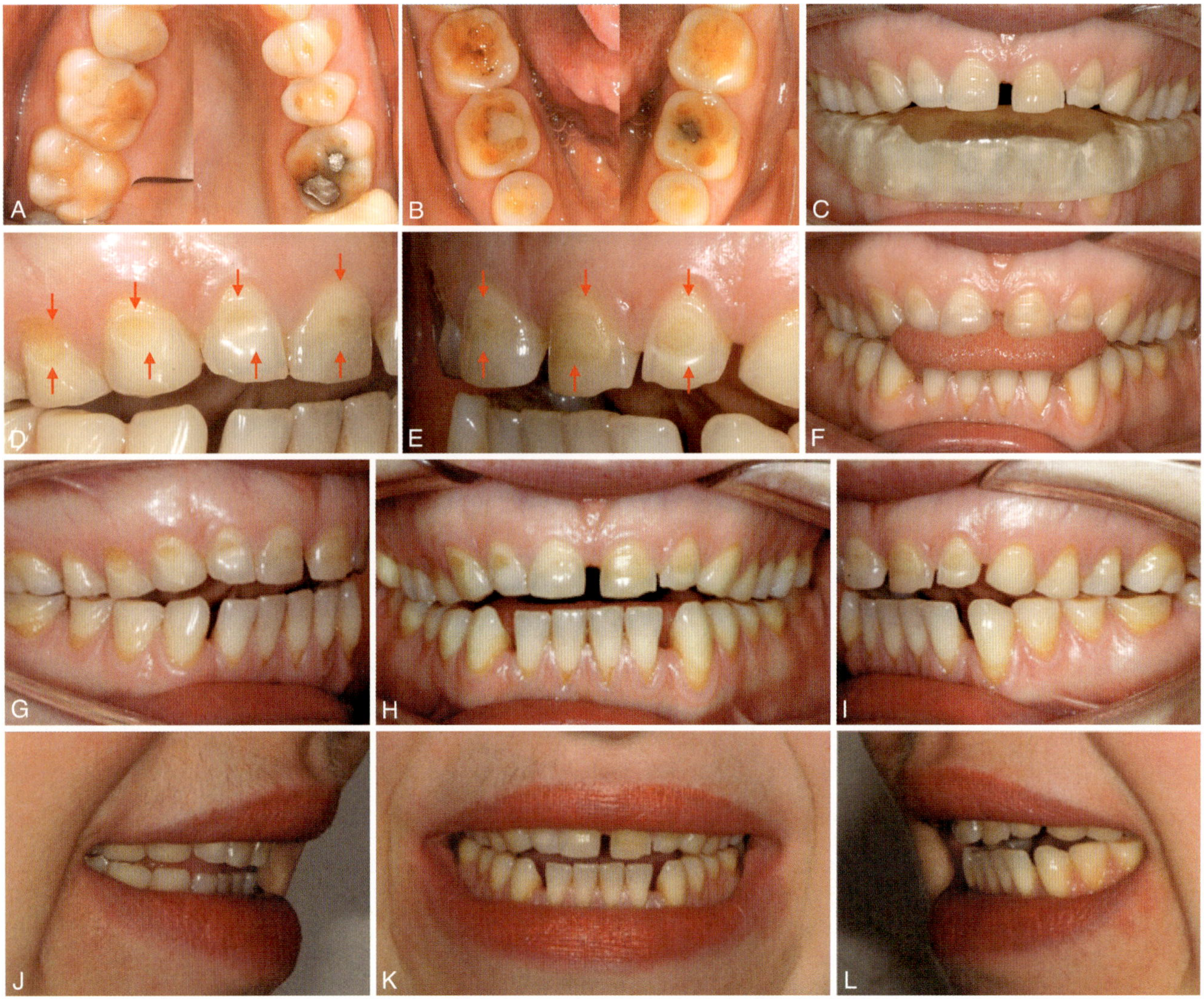

Figure 11.4

Un exemple de diagnostic étiologique complexe.
Adressée par sa dentiste, cette patiente consulte en orthodontie au sujet de la correction de la béance antérieure. La patiente explique qu'elle fait du bruxisme et porte une gouttière depuis dix ans (**C**) pour limiter les usures de ses dents Elle est ainsi une énième « victime » de cette association et confusion trop systématique entre usure dentaire et bruxisme. Ces faces occlusales émoussées (**A** et **B**) ne sont pas les signes d'un bruxisme (usure par attrition avec facettes, angles et arêtes). Les vues **E** et **F** montrent par ailleurs des usures des faces vestibulaires (ligne de plus grand contour) des incisives centrales maxillaires qui sont passées totalement inaperçues jusqu'à présent. Ce cas montre le lien entre béance, dysfonction labiale avec hypercontraction lors de la déglutition, position de la lèvre en bouche ouverte permanente (**H**, **K**, **L**) et un certain nombre de destructions des surfaces vestibulaires inexpliquées ou même faussement attribuées au brossage.

Références

[1] D'Incau E, Massé L, Rouzé l'Alzit F, Decaup PH. Usure dentaire: normale ou pathologique. L'orthodontiste 2020 ; 9(3) : 16–27.

[2] Lussi A, Jeaggi T. L'érosion dentaire. Éditions Quintessence ; 2012. p. 132.

[3] Lasserre J-F. Fusion: Les fondamentaux. Éditions Quintessence International ; 2021. p. 315.

[4] Muller Ch. Orthodontie linguale après 50 ans: enjeux et perspectives. In : Orthodontie linguale. Canal P, et al. Elsevier Masson ; 2016. p. 219–43.

FICHE 12
Couronne clinique et couronne anatomique

Avec le temps, la largeur de la dent varie peu (attrition proximale) et pas suffisamment pour être visible sur les dents antérieures. La Fiche 5 a présenté les conséquences esthétiques de la perte de substance du bord libre (modification de la typologie coronaire et évolution vers une forme carrée quelle que soit la typologie initiale). Les cas sélectionnés ne présentaient pas de récession gingivale et à présent nous allons tenir compte de l'impact esthétique de l'apicalisation de la gencive marginale. Le schéma figure 12.1 montre que l'inversion du rapport couronne clinique/couronne anatomique a pour conséquence d'exposer plus la couronne anatomique se traduisant fréquemment par la perte des papilles interdentaires et l'apparition de triangles noirs dans les embrasures gingivales (voir Fiche 18).

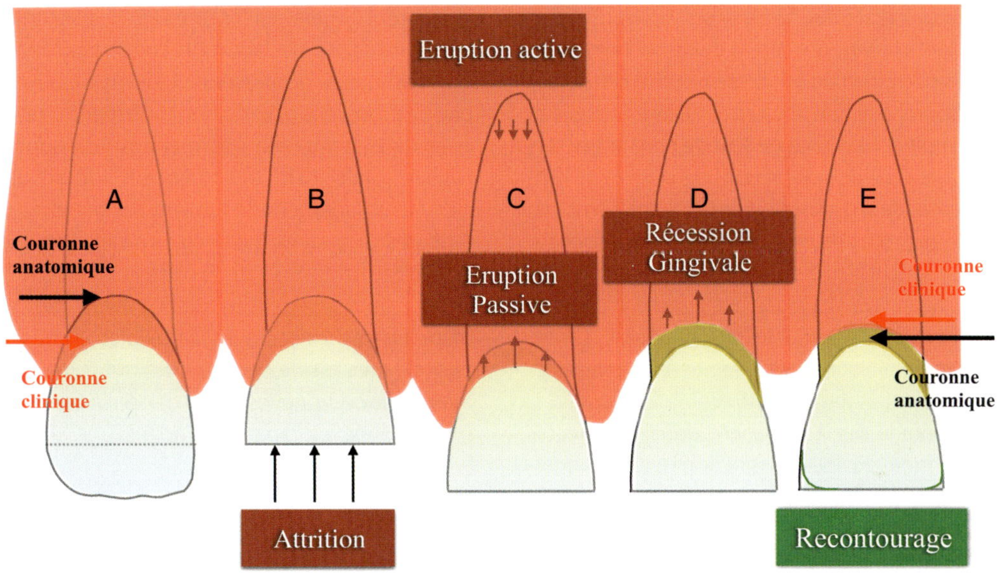

Figure 12.1

Résumé en image de l'évolution de la couronne clinique dentaire avec le temps.
1. Chez l'adulte jeune, la couronne anatomique n'est pas totalement exposée : la couronne clinique est moins haute que la couronne anatomique. La gencive recouvre une partie de la couronne anatomique. Avec le temps, ce rapport va s'inverser. C'est une des caractéristiques du vieillissement dentaire. (Le bleuté du bord libre figure la translucidité élevée et l'effet d'opalescence qui anime le bord libre d'une dent jeune.) [1].
2. L'attrition (physiologique et pathologique) cause la perte de la structure trilobée et de l'opalescence du bord libre. En fonction de la cinétique d'usure, le mécanisme d'adaptation (la compensation dento-alvéolaire) peut être dépassé. Par ailleurs, sans son bord libre originel, l'incisive perd son opalescence et ses embrasures occlusales [2].
3. Ici, nous supposons que l'attrition se fait au même rythme que l'éruption active ou éruption continue des dents fonctionnelles compensant l'usure. L'égression verticale assure le maintien de la fonction occlusale. Par ailleurs le mécanisme d'éruption passive va augmenter la couronne clinique par remontée de la gencive : la couronne clinique tend alors vers la couronne anatomique. (L'éruption passive diminue la hauteur de la gencive marginale qui augmente la hauteur de couronne clinique.) [2].
4. La couronne clinique est désormais plus grande que la couronne anatomique avec exposition radiculaire. La récession gingivale est plus ou moins importante selon la pathologie parodontale.
5. Pour redonner une apparence naturelle aux dents, une forme plus harmonieuse, l'alignement dentaire peut être complété par un recontourage (réduction amélaire proximale mais aussi occlusale, voir Fiche 5). Cela consiste à polir ou émousser les arêtes ou angles des facettes d'usures et à leur redonner des caractéristiques anatomiques disparues comme les embrasures occlusales. Et, en collaboration avec le dentiste, nous pouvons conseiller sur l'éclaircissement dentaire (voir Fiche 16).

APPLICATION 5 **Le choix d'un matériel sur mesure pour le senior**

O. Alouini

Les attaches du commerce sont standardisées dent par dent et lorsqu'elles sont informées, elles contiennent des informations dans les trois sens de l'espace. Les premières attaches ont été développées grâce aux travaux d'Andrews en 1960 et ont été conçues à partir de patients en grande majorité caucasiens avec une denture considérée comme idéale par des orthodontistes américains. Ces patients n'ont donc pas bénéficié d'un traitement orthodontique car ils n'en avaient pas besoin. Cet échantillon n'est pas du tout représentatif des patients que nous traitons actuellement (malocclusion initiale, différentes ethnies [3]) et bien évidemment de l'âge dentaire.

Les fiches précédentes traitant des nombreuses variations individuelles coronaires liées à la présence dans la cavité buccale depuis plusieurs décennies nous permettent de penser que cette standardisation est inappropriée aux adultes et encore moins aux seniors [4]. Par exemple : cela n'a pas de sens de programmer les attaches au degré près quand nous prenons conscience de l'importance avec le temps de la diminution de la couche d'émail en hauteur comme en épaisseur. Pour obtenir de bons résultats sur un patient âgé, chaque dent doit être considérée unitairement et non comme sur la figure 12.2 qui place une attache à la même hauteur par rapport au bord libre sur les incisives A, B, C, D sans réflexion sur la situation clinique. Chez le senior l'alignement des bords libres n'est en effet pas toujours l'objectif.

La figure 12.3 présente le cas d'un patient dont les objectifs esthétiques ont été individualisés en fonction de pertes amélaires asymétriques.

L'utilisation d'attaches traditionnelles et la confrontation à des résultats décevants incitent les praticiens qui traitent les seniors à utiliser des attaches anatomiques, pré-informées et prépositionnées. L'attache est dite anatomique car elle épouse parfaitement la surface dentaire sur laquelle elle est collée grâce à un talon de composite polymérisé au laboratoire. L'attache est pré-informée grâce à un set up qui matérialise les objectifs de traitement [5]. Enfin elle est prépositionnée au laboratoire et transférée en clinique de manière précise grâce à une gouttière de collage indirect. L'avantage en termes de confort ne fait plus débat. Les seniors présentent généralement une sensibilité accrue et une moins bonne capacité d'adaptation concernant les nouvelles sensations que les adolescents. Un appareil ayant un profil le plus plat possible permet non seulement une adaptation plus aisée de la langue mais permet aussi d'assurer une meilleure hygiène orale. L'arc est également individualisé, c'est-à-dire qu'il vient s'adapter à la lumière de l'attache et non l'inverse, l'appareil dans sa globalité est le moins volumineux possible. L'avantage en termes de fiabilité et de précision ne fait plus débat non plus. Aujourd'hui fleurissent des propositions de matériels orthodontiques amovibles d'une apparente simplicité. Force est de constater les difficultés de correction de malocclusion voire les effets délétères sur les occlusions des seniors dont les capacités d'adaptation sont vite dépassées (voir Fiche 31).

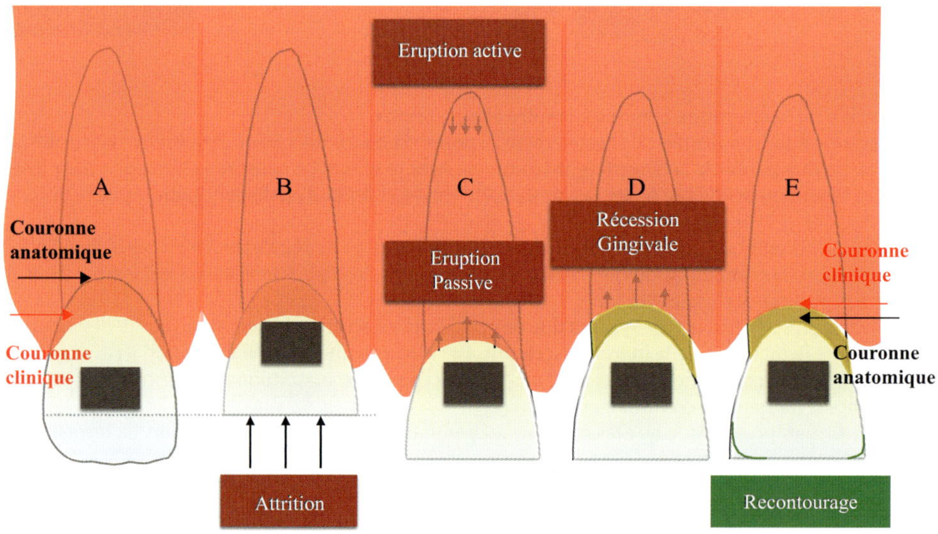

Figure 12.2

Les variations anatomiques des couronnes dentaires obligent à plus de réflexion dans les collages.
Une attache est placée à une hauteur « standard » quelle que soit la situation clinique. L'objectif alignement des bords libres sans individualisation des objectifs esthétiques Cette figure illustre l'impossibilité de respecter les consignes théorisées sur des adolescents et le besoin d'individualisation non seulement au cas par cas mais dent par dent chez les patients âgés.

APPLICATION 5 **Le choix d'un matériel sur mesure pour le senior (suite)**

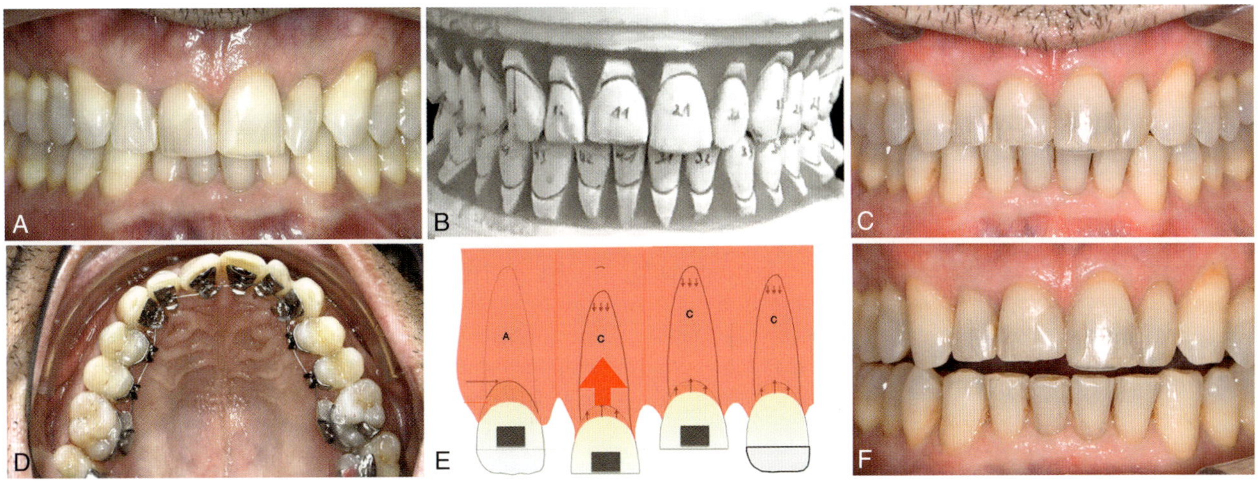

Figure 12.3

Le choix de l'alignement des collets.
Ce patient est intéressant car il présente (**A**) d'une part des usures des bords libres asymétriques entre 11 et 21 et d'autre part une anatomie coronaire très différente entre 12 et 22. En cas d'utilisation de matériel standardisé, le pronostic esthétique de ce cas est mauvais (alignement approximatif et nécessité d'un maximum de pliures de finitions avec la difficulté que l'on connaît en technique linguale). La vue B montre la maquette prévisionnelle obtenue grâce à une commande individualisée (ingression de 11) au laboratoire. C vue vestibulaire de la fin du temps orthodontique conforme à l'objectif matérialisé par le set up. D montre le matériel anatomiques et pré-informées WIN® collé sur les faces palatines. E schématise la décision esthétique et le mouvement dentaire programmé de 11 et montre que l'alignement des bords libres n'est pas forcément l'objectif du temps orthodontique et la vue F bouche ouverte met en avant le désalignement des bords libres.

Cas clinique 4

Le praticien peut, avec le senior, être confronté à des situations bien plus complexes que chez l'adolescent ou l'adulte jeune. Le cas des figures 12.4 et 12.5 est intéressant car il cumule des usures coronaires asymétriques, des restaurations prothétiques nombreuses et des compensations dento-alvéolaires inédites chez l'adolescent comme une arcade mandibulaire vrillée et des versions dans le site édenté de 35 [6]. L'avantage d'un dispositif entièrement sur mesure (anatomique et pré-informé) qui va prend en compte ces éléments n'est plus à démontrer. Le pronostic de ce cas est meilleur (en termes de qualité du résultat et de temps de traitement) qu'avec du matériel standardisé du commerce.

La demande de son chirurgien-dentiste est l'aménagement pré-prothétique des arcades dentaires (l'ouverture du site au niveau de l'édentement ancien de 35 non compensé). La patiente a bien compris l'intérêt d'une consultation orthodontique qui étudierait la possibilité d'améliorer à long terme le pronostic de ses restaurations anciennes et à venir. Les objectifs fixés pour le temps orthodontique (ce cas a été montré en introduction Fiche 3) sont plus ambitieux que ce que nous demande le confrère. Il s'agit ici de profiter du traitement pour harmoniser les courbes occlusales, de corriger les axes et les malpositions dentaires, de coordonner les arcades avec la correspondance des milieux inter-incisifs et d'augmenter la taille du site 35. Le temps prothétique suivra par la réalisation de bridges secteurs 2 et 3 et d'une couronne 17. Les vues G, H, I de la figure 12.4 montrent la patiente 14 ans après la fin du temps orthoprothétique. La stabilité globale confirme l'harmonie fonctionnelle retrouvée.

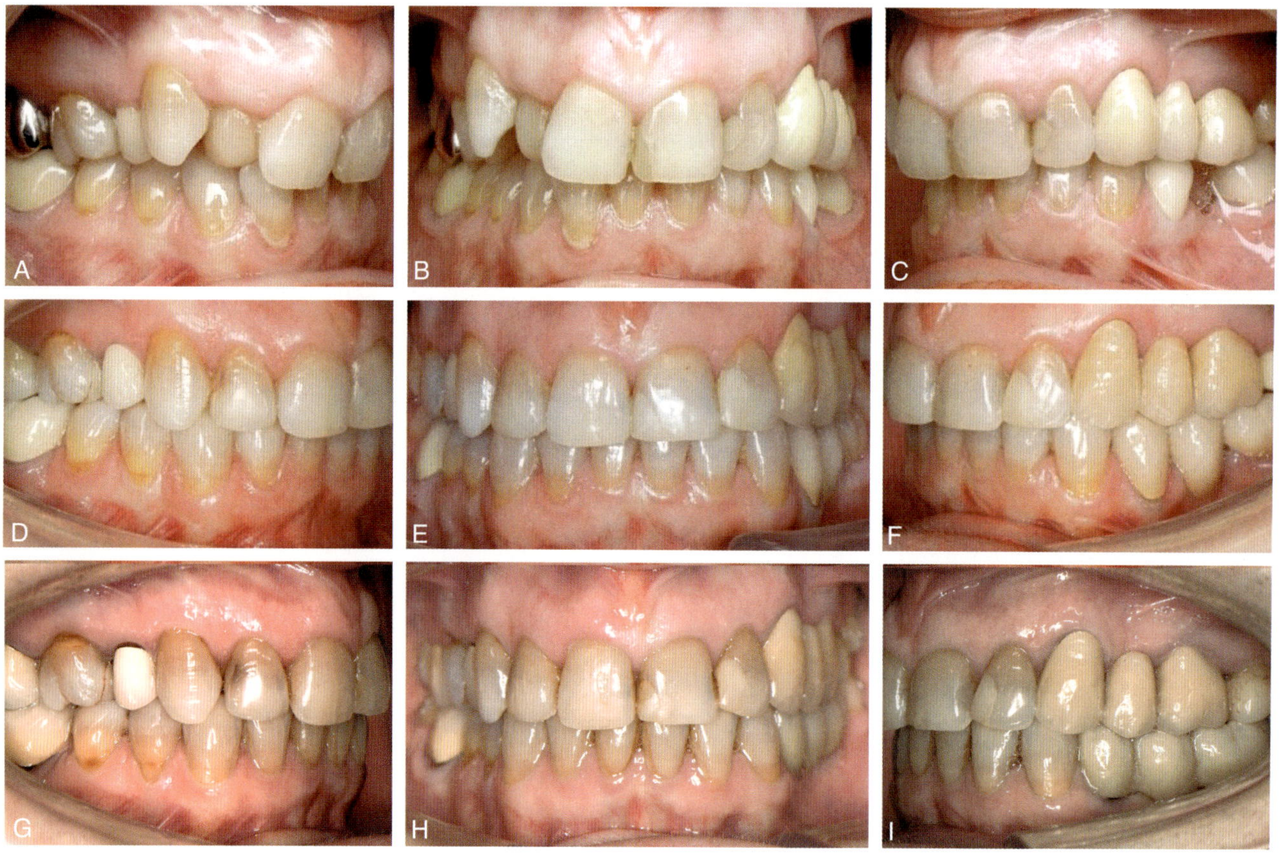

Figure 12.4

Cette figure montre les relations inter-arcades après un projet orthoprothétique et 14 ans de fonctionnement.
A, B, C. Vues initiales de la patiente adressée par son chirurgien-dentiste pour un temps d'orthodontie d'aménagement des arcades dentaires avant la réalisation de prothèses. **D, E, F.** La fin du temps orthodontique et prothétique (Dr Crespin) permet d'observer la normalisation des secteurs antérieurs (dentaire et gingivale comme le montrent les lignes des collets), la correspondance des milieux inter-incisifs, les bridges sont en place à gauche ainsi que le remplacement de la couronne métallique 17. **G, H, I.** Ces vues montrent la patiente 14 ans après la fin du projet.

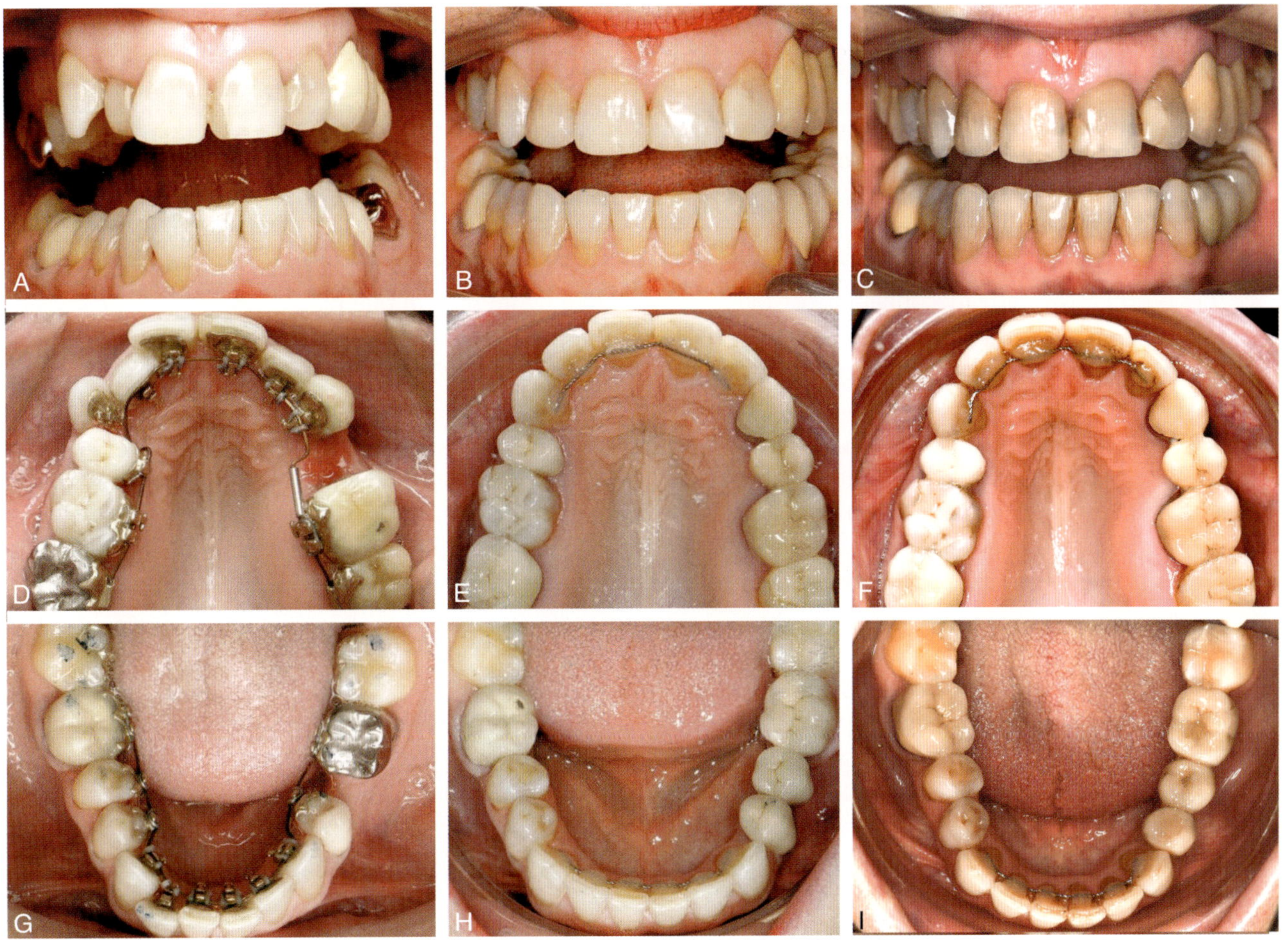

Figure 12.5

Cette figure présente les vues intra-arcades.
Les vues de face **A, B, C** bouche ouverte montrent la correction de courbes occlusales et la stabilisation de cette correction à T + 12 ans. Les couronnes cliniques des incisives mandibulaires sont visibles et se sont équilibrées. Il n'y a eu aucune intervention parodontale. Observer le nivellement gingival, particulièrement à la mandibule, induit par le mouvement dentaire. **D** et **G.** Le dispositif orthodontique. Il n'y a pas de nécessité de déposer toutes les prothèses pour le temps orthodontique. Sous réserve que leur étanchéité soit vérifiée et que les dents qui les supportent ne présentent pas de lésions infectieuses radiculaires, les prothèses peuvent être appareillées. Seul l'intermédiaire de bridge au niveau du site de 24 est sectionné pour permettre le mouvement programmé de 23 et 26. **E** et **H.** Les bridges secteurs 2 et 3 sont en place et des fils de contention (acier, collés sur les cinq dents naturelles au maxillaire et de canines à canines à la mandibule) maintiennent la correction des malpositions antérieures. **F** et **I.** 14 ans après la fin du projet.

Références

[1] Lasserre J-F. Fusion : Les fondamentaux. Éditions Quintessence International ; 2021. p. 315.

[2] Laluque J-F, Brocard D, d'Incau E. Usure et compensations dento-alvéolaires. Réal Clinic 2018 ; 29 : 91–9.

[3] Palone M, Spedicato GA, Lombardo L. Analysis of tooth anatomy in adults with ideal occlusion: A preliminary study. Am J Orthod Dentofac Orthop 2020 ; 157(2) : 218–27.

[4] Magne P, Gallucci GO, Belser UC. Anatomic crown width/length ratios of unworn and worn maxillary teeth in white subjects. J Prosthet Dent 2003 ; 89(5) : 453–61.

[5] Wiechmann D, Rummel V, Thalheim A, Simon JS, Wiechmann L. Customized brackets and archwires for lingual orthodontic treatment. Am J Orthod Dentofac Orthop 2003 ; 124(5) : 593–9.

[6] Muller Ch. Orthodontie de l'adulte : à propos d'un cas clinique pré-prothétique. IFCD 2011 ; 30 : 30–1.

FICHE 13
« Je lui ai fait les dents de ses vingt ans »

Comme le relevait Pedro Planas dans son ouvrage *La réhabilitation neuro-occlusale* [1], il n'existait pas d'enseignement sur l'évolution normale et le vieillissement des couronnes dentaires lors de la formation initiale des chirurgiens-dentistes et des prothésistes. Cette méconnaissance, voire ignorance, a pu conduire à des traitements délétères d'une part en entravant la fonction si, par exemple, les facettes créées lors des cycles masticatoires ne sont pas reproduites sur les éléments restaurateurs, et, d'autre part, en créant une dysharmonie esthétique avec les autres éléments de la face du patient. Évidemment, les possibilités techniques ont évolué depuis Planas : l'utilisation de nouvelles céramiques (zircone) permet de limiter les surcontours fréquents de la céramique destinés à masquer le métal sous-jacent dans les constructions de type céramo-métallique. Cela dit, une question reste d'actualité ; citons J.-F. Lasserre (2022) : « L'usage est de proposer aux patients âgés des dents prothétiques plus claires et plus jeunes, un juste équilibre doit être trouvé entre l'esthétique des restaurations, l'apparence générale de la personne et les modifications des fonctions liées à l'âge physiologique. [2] »

La figure 13.1A montre des dents du commerce dont le seul vieillissement est la perte de la structure trilobée ; cette figure prouve que placer des prothèses dignes de la denture d'un jeune adulte sur un patient âgé de 80 ans est un non-sens esthétique.

L'observation des dents de seniors présentées dans cet ouvrage permettra de former notre œil à un aplatissement des faces verticales notamment. Comme nous, vous aussi serez peut-être frappés d'observer des formes bombées ou « globuleuses » sur de très nombreux éléments prothétiques de seniors. Après la lecture de ce livre, quelle caractéristique captera le plus votre regard : la couleur ? l'absence de facettes d'usures, la forme bombée de quatre incisives centrales maxillaires ?

Les figures 13.2 et 13.3 présentent deux exemples de dysharmonie entre un projet esthétique et la réalité physiologique de l'âge du patient.

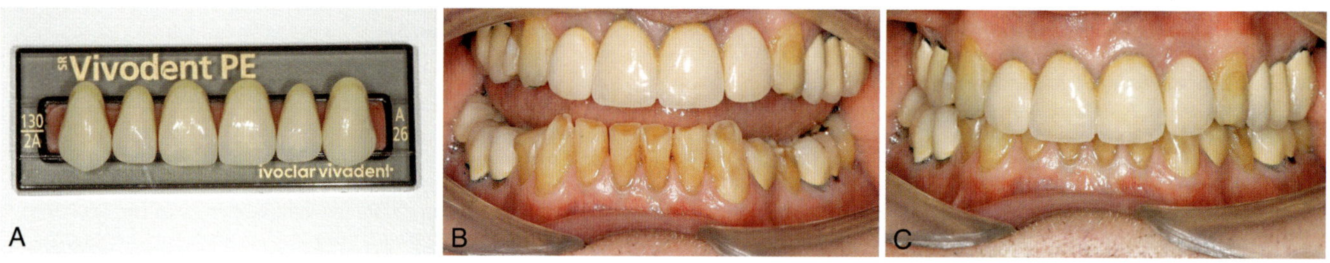

Figure 13.1

Cette figure permet d'observer la dysharmonie entre les restaurations et le reste de la denture

A. Plaquette type de dents du commerce présentant une anatomie théorique d'un jeune adulte. **B** et **C.** Les dents prothétiques récemment scellées chez ce patient de 80 ans illustrent l'idée que ce n'est pas dans les habitudes de la profession de prendre en compte l'âge du patient. Ces vues sont un exemple de décalage avec une réalité physiologique en termes de teinte et de forme (proportions, bombé), d'usures de quatre incisives maxillaires en céramique scellées. Rappelons-nous les propos de Pedro Planas dans *La réhabilitation neuro-occlusale* : « Une denture adulte sans facette d'usure est pathologique. »

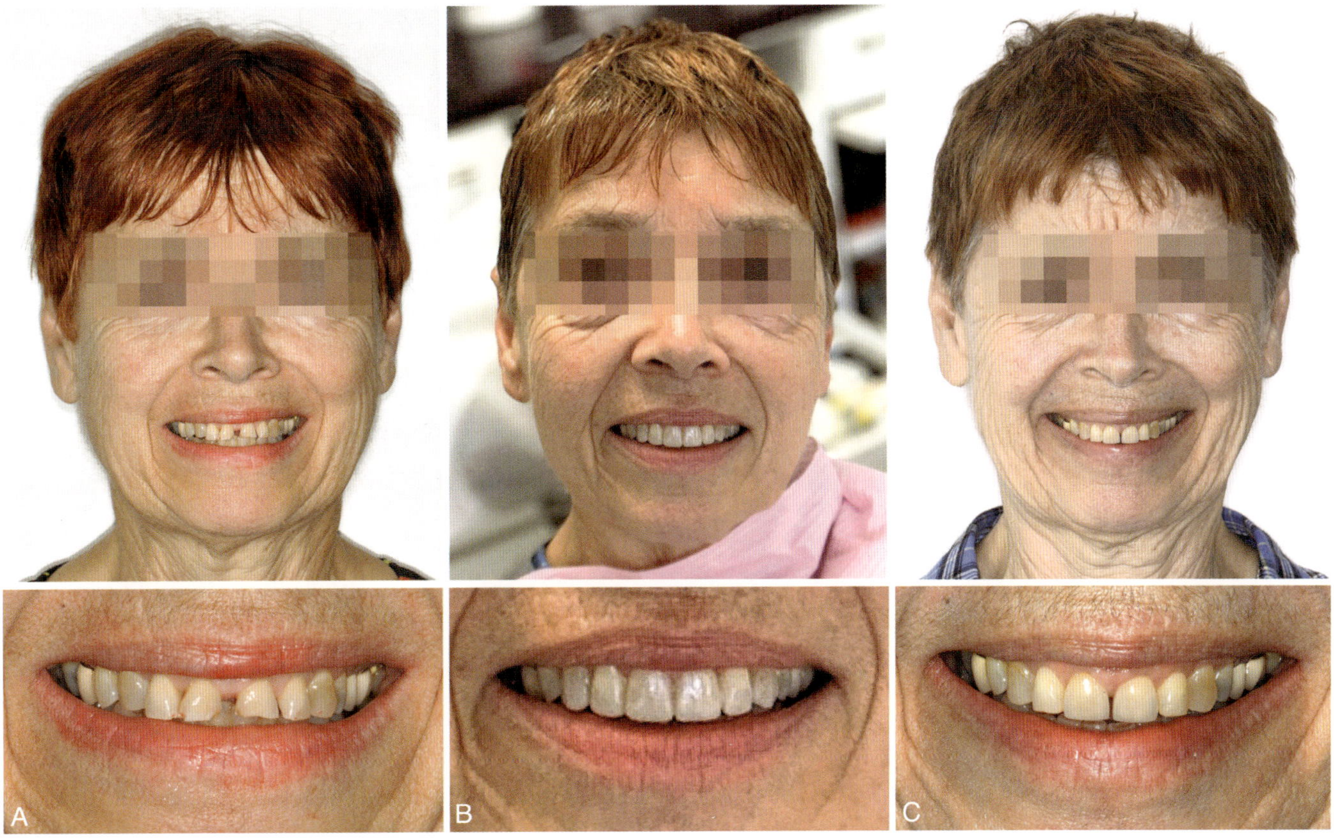

Figure 13.2

Un soin trop parfait.

Cette patiente de 71 ans, scientifique à la retraite, ne s'engage dans un projet de restauration de ses incisives que parce que celles-ci sont en péril. **A.** Nous pouvons voir que le volume coronaire perdu au fil des ans est en effet supérieur à 50 %. Sa motivation est donc totalement biologique et non esthétique. Un nivellement de l'arcade mandibulaire est réalisé en amont du projet prothétique confié à une dentiste. La vue **B** montre la première proposition prothétique de la dentiste. À la grande surprise de la consœur, malgré les qualités esthétiques évidentes du soin, la première réaction de la patiente est qu'elle est « furax ». Deux points l'accablent : ses dents sont « trop longues » et son diastème a disparu. Autrement dit, la patiente ne se reconnaît plus. La vue **C** présente la deuxième proposition prothétique. Cette approche, moins « parfaite », est cependant plus proche de la demande de la patiente et de sa physiologie. Il faut tordre le cou à l'idée d'un résultat de « compromis » qui empêche de comprendre pourquoi la patiente a rejeté ici le projet originel déconnecté de sa réalité — elle n'espérait pas « les dents de ses vingt ans » Cette seconde version est une belle réussite (Dr. Y. Djian).

La figure 13.3 présente une patiente âgée de 75 ans avec des restaurations coronaires récentes des dents maxillaires. Écoutons ses doléances précises à leur propos : « Je ne les supporte pas, ce n'est pas ma forme, je vais les faire raccourcir », soit deux points précis : la forme et la longueur des couronnes du secteur incisivo-canin maxillaire. Par chance, nous pouvons consulter les documents d'un précédent confrère avant la pose des restaurations (vues D, E, F). Ces photographies nous permettent d'analyser plus finement son problème esthétique et, surprise !, la comparaison des images montre que :

- les nouvelles couronnes sont moins longues que les dents naturelles ;
- la typologie initiale est bien respectée.

À la lumière de nos connaissances sur le vieillissement dentaire, nous émettons l'hypothèse que raccourcir ses prothèses n'est pas la réponse adaptée à ses doléances esthétiques et qu'au contraire, le geste censé régler ce problème de « longueur » va aggraver celui de la forme (risque d'évolution vers une forme carrée s'éloignant de sa forme naturelle). Nous proposons donc les pistes suivantes :

1. diminution des bombés, aplatissement des faces verticales mimant l'abrasion des tissus mous (voir Fiche 11) ;
2. des facettes d'usure sur les bords libres et sur les versants des pointes cuspidiennes canines ;
3. une réflexion sur la teinte (des canines en particulier).

Pour nous aider au quotidien, gardons à l'esprit Pedro Planas, et méfions-nous du risque « de prendre pour nor-

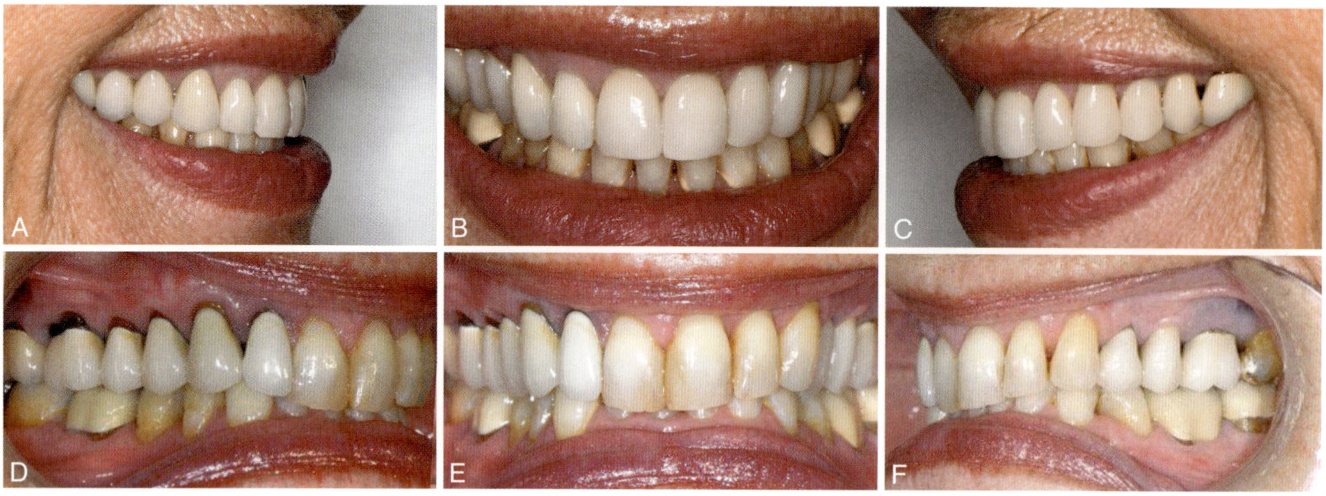

Figure 13.3

Intégrons l'âge dentaire dans notre pratique

A, **B**, **C** sont les vues du sourire d'une patiente âgée de 75 ans. Ses doléances esthétiques concernent de nouvelles restaurations coronaires maxillaires. « Je ne les supporte pas, ce n'est pas ma forme, je vais les faire raccourcir », soit deux points précis évoqués : la forme et la longueur. La simple observation de ses restaurations nous fait observer une forme coronaire particulièrement rectangulaire et aller dans le sens de son souhait de raccourcissement. Cependant, la comparaison avec des documents antérieurs (dents naturelles avant la pose des couronnes, vues **E**, **F**, **G**) montre : (1) que les nouvelles couronnes sont moins longues que les dents naturelles et (2) que la forme initiale est respectée.

mal ce qui est pathologique ». Ne pas tenir compte de l'âge dans nos projets est un non-sens esthétique mais aussi physiologique, créant une dysharmonie entre les déterminants de l'occlusion. Pour mieux saisir l'aberration de cette option thérapeutique, F. Vailati donne l'image (conversation privée) d'une personne d'un certain âge à qui l'on demanderait de porter des talons de 10 cm. Du fait d'une incapacité des systèmes articulaires et musculo-tendineux de s'adapter à ces nouvelles chaussures, cette dernière pourrait à peine marcher. Chacun pourra s'interroger et faire le rapprochement entre la limitation ou la restriction d'une activité physique et la définition d'un handicap.

Références

[1] Planas P. Réhabilitation neuro-occlusale. Éditions CDP ; 2006. p. 289.

FICHE 14
Le diagnostic d'usure : « quoi ? » mais aussi « comment ? »

En orthodontie, la notion d'âge dentaire est, en général, corrélée à la dentition et à la formule dentaire. Traiter des patients adultes ou seniors nous oblige à élargir notre vision de cette notion d'âge dentaire à la denture, avec ce constat permanent : la denture a au moins l'âge civil des patients. De la même façon que l'on va noter édentements et restaurations, il sera utile de repérer les usures (diagnostic positif : toutes les faces sont touchées et parfois, de façon asymétrique) et leur étiologie (diagnostic étiologique).

Diagnostic positif

L'orthodontiste se doit d'intégrer cette destruction tissulaire à son diagnostic global, au même titre que la perte de substance liée à la carie ou la perte du support parodontal. Poser un diagnostic positif des usures dentaires, c'est ainsi reconnaître la nature du phénomène évolutif (érosion, attrition et abrasion) et le comparer avec le normal en tenant compte de l'âge civil coronaire (physiologique et pathologique) et des antécédents du patients.

Dès lors, comme nous l'avons vu tout au long des pages précédentes, les situations rencontrées avec la patientèle des seniors doivent s'aborder avec un autre œil que celui avec lequel nous traitons les adolescents et les adultes, dont les pathologies dentaires et orthodontiques sont différentes. Sans cette précaution, nous risquons en effet de poser un diagnostic étiologique incorrect. Émettre un diagnostic correct et bien gérer le vieillissement dentaire requiert donc un grand sens de l'observation.

Notre première action concrète sera d'informer le patient à propos de cette évolution naturelle. Cette transmission concernant les mécanismes d'usure et ses facteurs de risque est indispensable. Elle peut, en outre, être rapide à faire grâce aux photographies dont nous disposons dans nos dossiers cliniques. Une photographie intrabuccale peut ainsi simplement montrer la destruction tissulaire, comme nous pouvons observer une déminéralisation carieuse sur un cliché radiologique [1].

Le cas clinique (figure 14.1) date de 2005, il n'y a pas si longtemps. N'ayant que trop peu de connaissances sur les usures et conformément au principe que nous ne voyons que ce que l'on connaît, nous passions à côté de ce type de problématiques relatives aux usures érosives. À cette époque, notre problématique numéro 1 était en effet de gérer les substrats non amélaires.

Diagnostic étiologique

La prise de conscience de ce problème de santé publique qu'est l'usure dentaire étant récente, une prise en charge spécifique est loin d'avoir gagné tous les cabinets dentaires. Il n'est ainsi pas rare de recevoir des patients ignorant que leur degré d'usure dentaire est pathologique et encore moins son origine. Ce double constat nous incite, voire nous oblige, à avoir des connaissances fines sur ces mécanismes d'usures et leurs conséquences.

Établir un diagnostic étiologique des usures coronaires est tout aussi important que le diagnostic positif. Les chirurgiens-dentistes sont généralement moins sensibles que nous à la notion de diagnostic positif. C'est peut-être lié au fait que cette étape (le diagnostic étiologique) est moins nécessaire dans leur pratique quotidienne : si la dent est cariée, l'étiologie est microbienne ou alimentaire ; s'il y a traumatisme, le patient raconte l'accident…

C'est d'autant plus important qu'aujourd'hui, les progrès autour de l'adhésion et des matériaux dentaires permettent de restaurer des usures avec une apparente simplicité : les logiciels de « design dentaire » font leurs calculs et la compensation des destructions coronaires est réalisée par addition avec le bénéfice esthétique recherché. Or, dans les usures dysfonctionnelles et parafonctionnelles non diagnostiquées, c'est le patient qui est à l'origine de la destruction de ses dents. Rajouter de la céramique ou du titane, dans le cas d'implants par exemple, ne la stoppera pas [2]. S'en suivront décollements ou échecs à répétition, éclats de céramiques… La destruction trouvera toujours son chemin, touchant une autre localisation (des dents antagonistes) ou prenant une autre forme (apparition d'un diastème après la pose de prothèse, migration des dents dans une zone de moindre sollicitation, perte d'attache parodontale…) [3].

C'est en effet notre responsabilité de veiller à ce que ces phénomènes soient identifiés et contrôlés avant d'entamer les soins quels qu'ils soient, comme nous le ferions pour une dysfonction musculaire qui mettrait en péril la stabilité de notre traitement [4]. Cette considération pourra peser dans la décision du patient entre une restauration esthétique

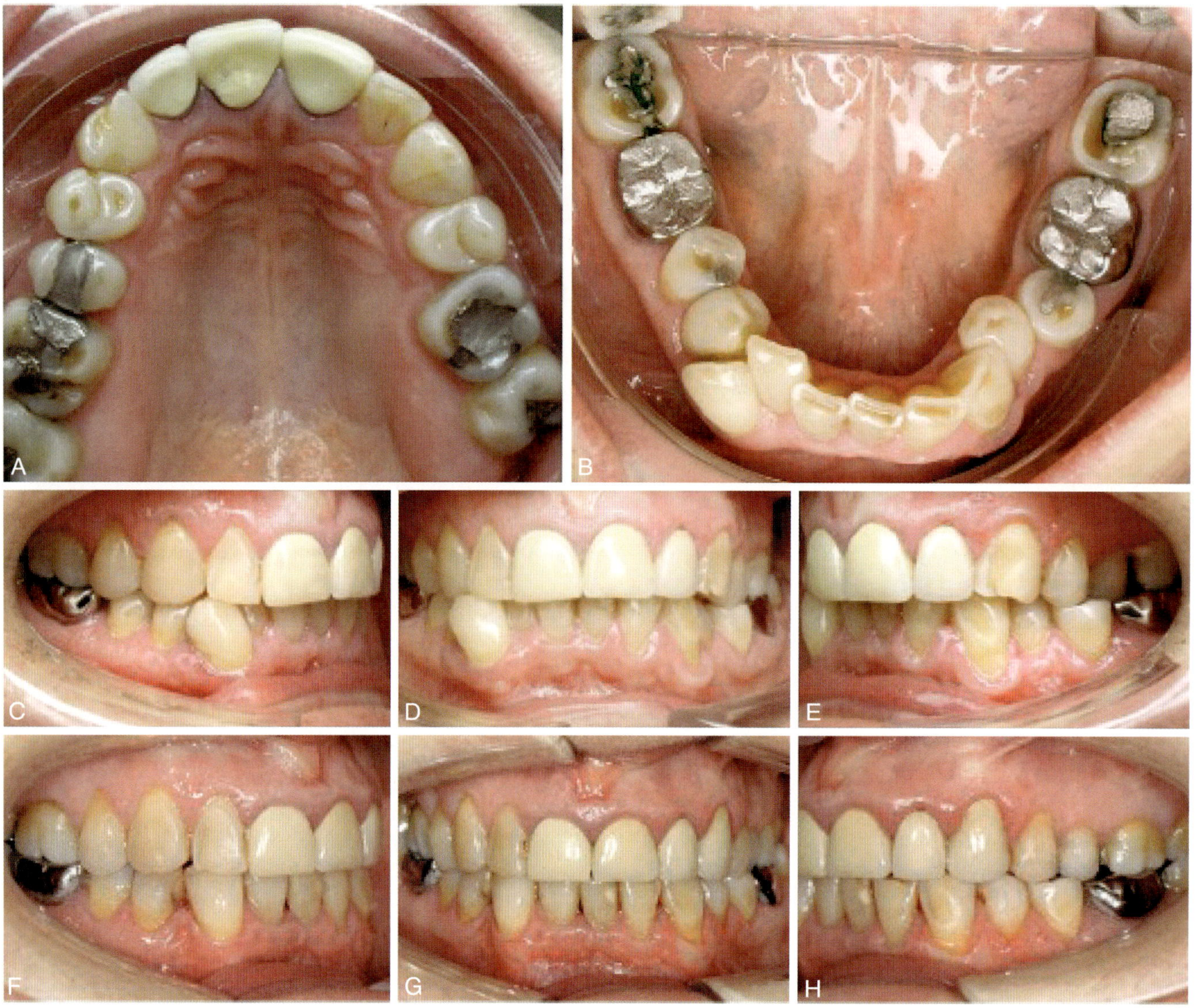

Figure 14.1

On ne voit pas ce que l'on ne connait.

La patiente âgée de 48 ans présente une denture avec de multiples restaurations coronaires. De fait, les variations coronaires prothétiques sont courantes. Par ailleurs, la présence fréquente de substrats inhabituels impose aux praticiens de maîtriser les procédures de collage sur ces derniers, dentine comprise. Cette figure montre une situation inédite chez l'adolescent mais courante chez le senior : une denture altérée par des usures sévères (exposition dentinaire) et restaurée par différents matériaux (composite, céramique et métal non précieux). La figure présente la situation avant (**A**, **B**, **C**) et après (**D**, **E**, **F**) un temps orthodontique de coordination des arcades suite à l'extraction d'une incisive mandibulaire. La difficulté orthodontique du cas a été de gérer tous les substrats, composite, métal non précieux, céramique et dentine. C'est ainsi que ce cas a été présenté dans les années 2000. A posteriori et aux vues de nos connaissances actuelles, ce serait une erreur de passer à côté du diagnostic d'usure d'érosive évolutive.

par addition de la perte de substance et un projet plus global qui comprend un temps d'orthodontie avec un objectif fonctionnel.

Le cas clinique (figure 14.2) présente un cas de destruction dentaire antérieure sévère. Le diagnostic positif des usures par attrition n'est qu'une première étape. Le diagnostic étiologique met en avant la dysfonction liée à la malocclusion. La prise en charge orthodontique augmente les chances de succès d'un projet global. Ce cas est présenté à un an (neuf rendez-vous de traitement d'orthodontie). La malocclusion est en cours de correction mais les objectifs esthétiques sont déjà atteints. Après ingression des incisives (alignement de la ligne des collets et non pas des bords libres ; voir Fiche 12), le Docteur M. Denis a reconstitué par addition de composites les couronnes dentaires 12, 11, 21 et 22. La vue I montre la qualité du résultat esthétique après

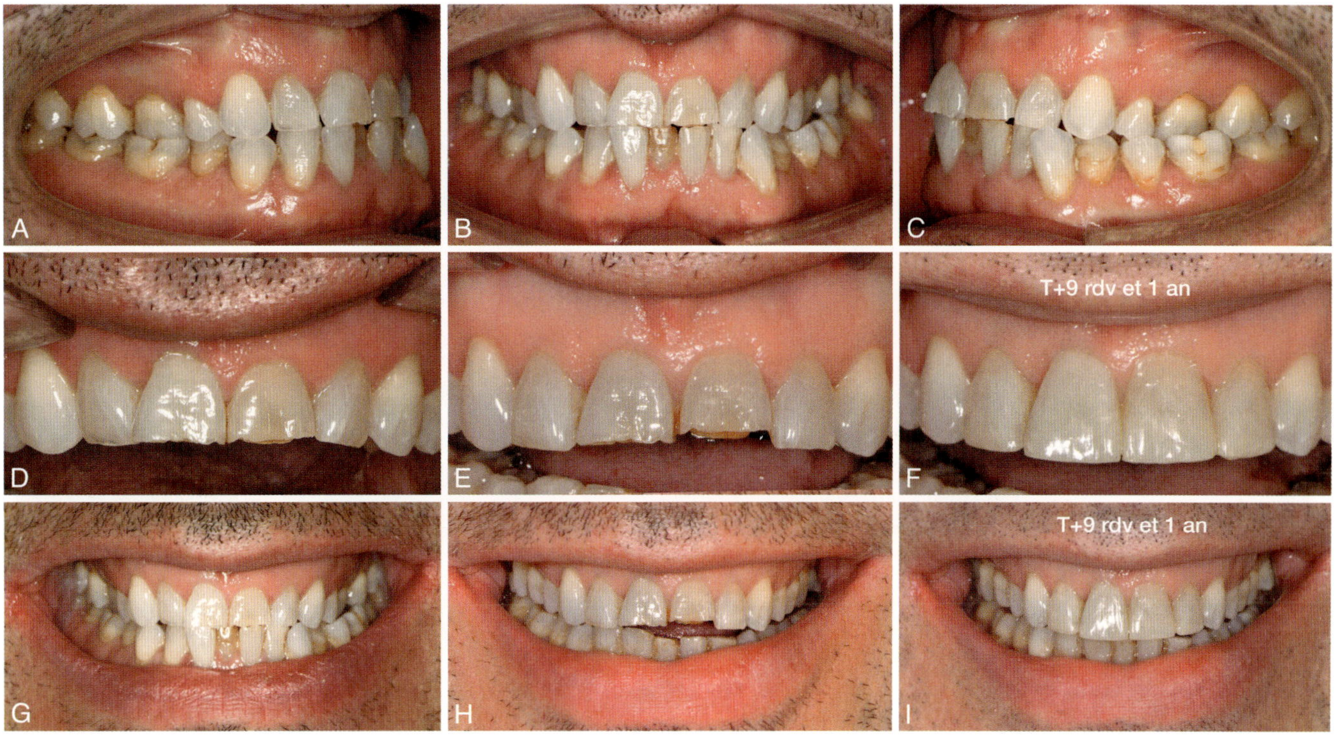

Figure 14.2

« Si le patient a su détruire ses dents avec talent, rien ne lui résistera. »

A, B, C. Le patient âgé de 49 ans présente une dysharmonie entre les arcades dentaires (rapports de classe III, le bilan dentaire est incomplet absence de 14 et 24). Les vues **D, E, F** montrent la gestion esthétique du secteur antérieur maxillaire pendant le temps orthodontique ; le matériel lingual est en place. En **E**, le nivellement orthodontique a corrigé les compensations dento-alvéolaires verticales asymétriques qui ont accompagné les usures des bords libres et, en **F**, le résultat esthétique après la réalisation de composites (Dr M. Denis). Les vues **G, H, I** montrent le résultat à l'échelle du sourire.

neuf rendez-vous d'orthodontie. Chacun pourra le comparer (en termes de durée, coût biologique, financier et pronostique, fiabilité et pérennité) avec le projet de rajeunissement du sourire par la pose de facettes sans prise en charge étiologique[6].

6 Les temps cliniques de la réalisation de facettes sont : (1) plastie gingivale, ostéoplastie selon le projet esthétique (guide chirurgical) et cicatrisation, (2) *mock-up*, (3) préparations dentaires dans les *mock-up* et empreintes, (4) nouveau jeu de provisoires, (5) essai clinique, (6) troisième jeu de provisoires, (7) collage des facettes en céramique. Les patients auraient-ils donné leur consentement éclairé s'ils avaient su précisément à quoi ils s'exposaient et s'ils avaient eu connaissances d'une autre option sans anesthésie, sans élimination tissulaire (tissu dentaire mais aussi gingival et osseux) et avec en prime la correction de la malocclusion ?

Références

[1] Muller C. Usures dentaires et orthodontie. L'orthodontiste 2020 ; 9 : 32–41.

[2] Leconte C. Face à l'échec : prendre un peu de recul avant d'agir. Le Fil Dentaire 2021 Focus Clinic, hors série n° 7.

[3] Le Gall M, Lauret J-F. La fonction occlusale. 3e édition. Éditions Cahier de prothèses ; 2011. p. 291.

[4] Canal P, Salvadori A. Orthodontie de l'adulte. Elsevier Masson ; 2008. p. 224.

Chapitre 3

Vieillissement de la couleur de la couronne

PLAN DU CHAPITRE

FICHE 15
Couleur de la couronne dentaire et influence du vieillissement

J.-P. Attal

Couleur de la dent

Au contact de l'émail superficiel (figure 15.1A), la lumière incidente (Li) est partiellement réfléchie (réflexion spéculaire) et transmise dans la dent où elle est à nouveau en partie réfléchie (réflexion diffuse superficielle et profonde) ou absorbée. Ainsi, la couleur de la dent est le résultat de la trajectoire de la lumière incidente au sein du volume dentaire et de l'interprétation par l'œil de l'observateur de la lumière réfléchie. Cette couleur globale dépend d'éléments structuraux des tissus dentaires, émail *et* dentine (nature des cristaux, taille et orientation), et d'éléments chimiques (colorants).

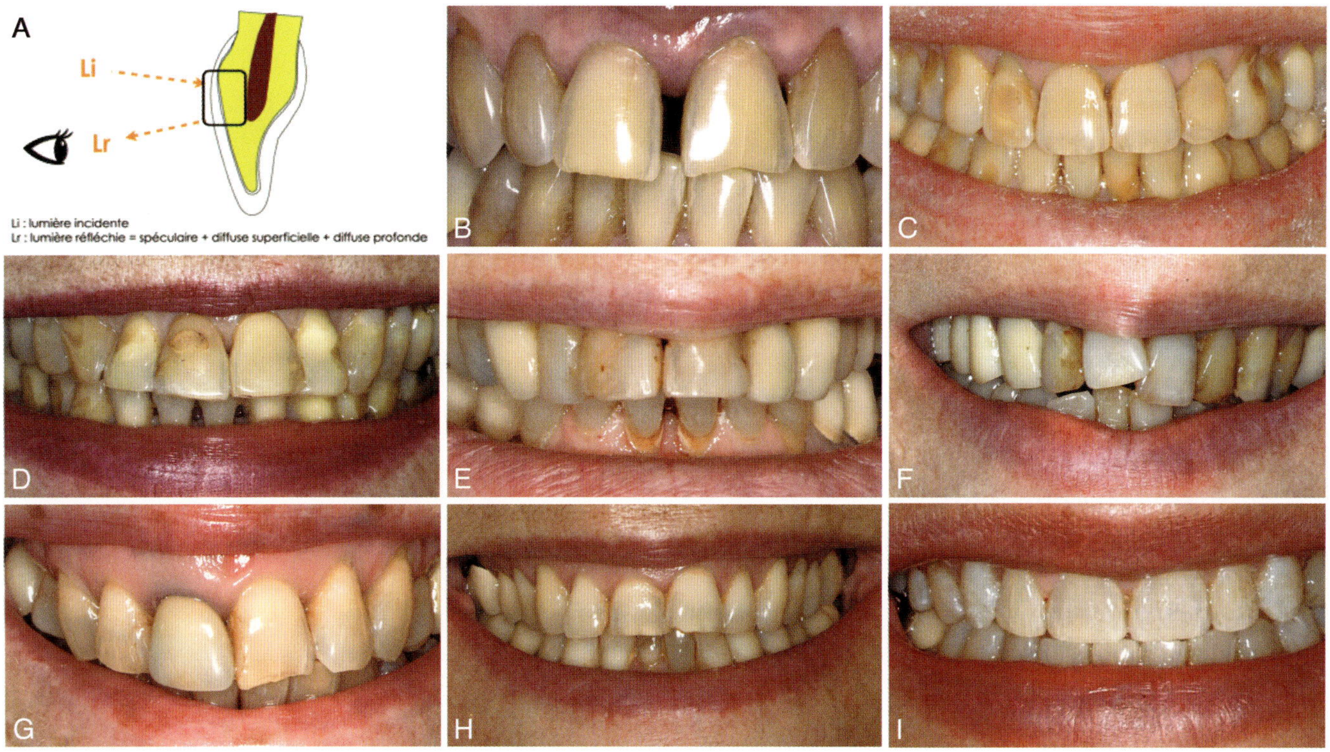

Figure 15.1

Couleur coronaire et vieillissement : vers plus de jaune.

A. La couleur de la dent est le résultat de la trajectoire de la lumière incidente (Li) au sein du volume dentaire (rectangle) et de l'interprétation par l'œil de l'observateur de la lumière réfléchie (Lr). **B.** Jaunissement de 11 et 21 après vieillissement intrinsèque de la dentine et amincissement de la couche d'émail translucide (visualisation plus importante de la dentine). **C** et **D.** Dyschromies caractéristiques du senior avec des évolutions colorimétriques liées au vieillissement et aux usures. L'hétérogénéité des usures explique en partie l'hétérogénéité de la teinte. **E** et **F.** Deux exemples spécifiques du caractère évolutif de la teinte dentaire avec le temps que l'on peut comparer avec celle des restaurations en céramique — pour lesquels il n'y a pas de variation avec le temps. Il est frappant de constater le décalage chez le senior des céramiques trop lumineuses par rapport aux dents naturelles. Notons que les restaurations en composite vieillissent aussi en se colorant. **G.** Asymétrie de vieillissement entre une incisive centrale naturelle 21 et une couronne en céramique 11 en termes d'usure et de teinte. **H.** Une dyschromie des incisives mandibulaires devient visible chez le senior qui expose les incisives mandibulaires lors du sourire. **I** Il s'agit d'une devinette : observer chez cette femme de 55 ans le décalage entre la teinte des canines très lumineuses et des incisives plus colorées. C'est l'inverse de ce que nous observons habituellement. À votre avis, quelle est l'explication de cette situation exceptionnelle ? Réponse à la figure 15.2.

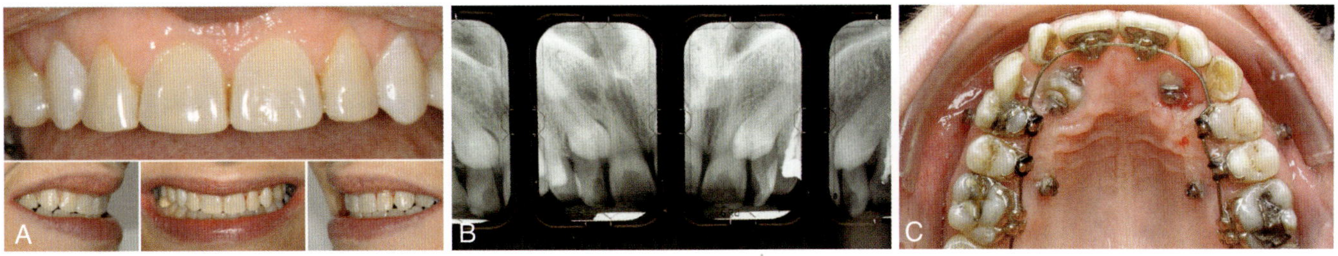

Figure 15.2

Réponse en image à la devinette de la figure 15.1, vue I.
A. Vues de fin de traitement de traction de deux canines en inclusion palatine. Ces deux canines incluses mises sur l'arcade à 50 ans n'ont pas subi de colorations extrinsèques et probablement moins de maturation dentinaire (absence de sollicitations mécaniques). Ce cas permet d'observer le jaunissement des couronnes dentaires après des décennies sur l'arcade dentaire des incisives centrales (colorations extrinsèques) et de les comparer avec la teinte originelle des canines. **B.** Clichés rétroalvéolaires localisant 13 et 23. **C.** Au moment du dégagement chirurgical matériel orthodontique en place.

Vieillissement de la couleur de la dent

Pour mieux comprendre les effets du vieillissement, il faut distinguer les paramètres intrinsèques et extrinsèques de la couleur de la dent qui évoluent tous les deux dans le temps.

Couleur intrinsèque

La couleur intrinsèque de la dent est liée aux propriétés physiques de l'émail et de la dentine (taille des cristaux d'hydroxyapatite, protéines...), ainsi qu'à leurs propriétés d'absorption. Ainsi, naturellement l'émail est translucide sans couleur et la dentine est jaune orangé. La production continue de dentine tout au long de la vie de la dent pulpée contribue au changement de couleur intrinsèque de la dent. Avec les années, les dents deviennent ainsi plus jaune-orangé (et parfois même plus rouge) et, dans tous les cas, moins lumineuses et plus translucides. Sous l'action combinée de l'usure mécanique et chimique, l'émail translucide tend à s'amincir et laisse ainsi davantage transparaître la dentine (figure 15.1B).

Couleur extrinsèque

La couleur extrinsèque est liée aux colorations alimentaires, au tabac ainsi qu'à certains bains de bouches (chlorhexidine). Des protéines colorées (chromophores) s'adsorbent sur le biofilm qui se forme à la surface des dents. Avec le temps, selon la porosité des dents et de la présence éventuelle de fissures, les chromophores extrinsèques pénètrent à travers l'émail, qui est un tissu poreux, jusqu'à la jonction amélodentinaire et contribuent à la coloration globale de la dent.

La figure 15.1 présente des cas cliniques présentant des dents avec différentes colorations.

Le saviez-vous ?

Fissures de l'émail et vieillissement

L'émail est un tissu rigide et cassant. Très fréquemment, plus encore chez le senior, nous observons des fissures en surface (figure 15.3), colorées ou pas, qui semblent se poursuivre plus ou moins en profondeur, en général sans aucun autre signe clinique.

Connaître le tissu amélaire et son vieillissement permet de comprendre cette observation. L'émail dentaire est composé sur le plan microscopique de prismes d'émail qui parcourent toute son épaisseur. Les fissures se propagent entre les prismes dans la substance interprismatique qui contient une gaine protéique (figure 15.3D). Dans la moitié interne, la trajectoire des prismes s'infléchit ou ondule. C'est la décussation. Celle-ci (figure 15.3E), en plus d'expliquer l'alternance des bandes sombres et claires (les bandes de Hunter-Schreger [1]), contribue à limiter la propagation des fissures superficielles de l'émail vers sa profondeur.

Une grandeur physique caractéristique de la résistance à la propagation des fissures permet de suivre son évolution : le K1c, ou ténacité, exprimé en $MPa \cdot m^{1/2}$. Pour l'émail jeune, le K1c est de 0,95 $MPa \cdot m^{1/2}$ pour l'émail superficiel et de 0,88 $MPa \cdot m^{1/2}$ pour l'émail profond [2] — un résultat probablement lié au fait que la phase aqueuse (et aussi la phase organique) est physiologiquement plus représentée dans l'émail profond que dans l'émail superficiel. En vieillissant, l'émail superficiel devient plus cassant K1c = 0,67 $MPa \cdot m^{1/2}$ tandis que l'émail profond conserve la même ténacité.

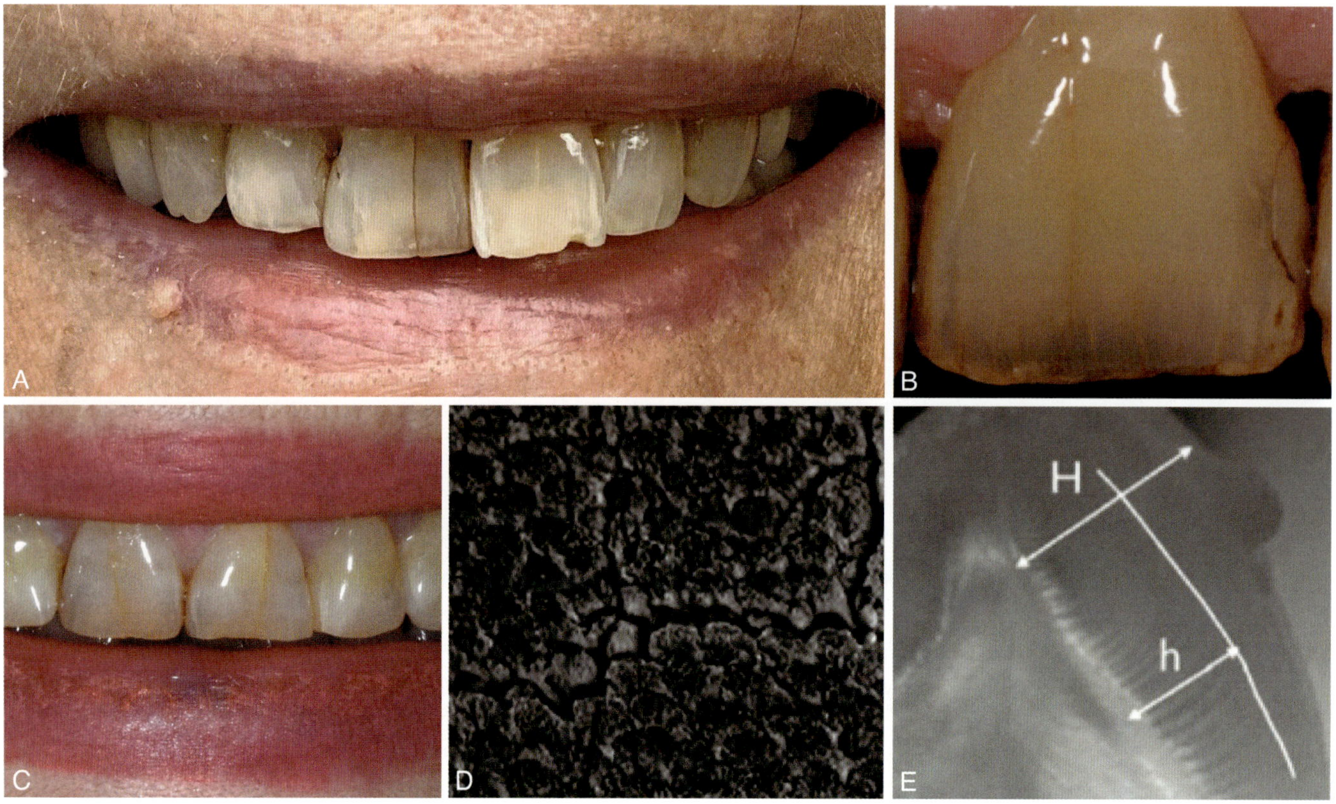

Figure 15.3

Les fissures de l'émail : pas d'inquiétude !

A, B et **C.** L'émail présente fréquemment des fissures et ce d'autant plus que le patient est âgé (84 ans). **D.** Les fissures contournent les prismes au niveau des espaces interprismatiques qui comprennent la gaine protéique. **E.** Visualisation optique de la décussation sur les deux tiers internes de l'émail. *H* correspond à l'épaisseur de l'émail et *h* à celle de l'émail où la décussation est observée.

APPLICATION 6

Que les patients s'inquiétant de l'apparition de fissures soient rassurés, des structures sous-jacentes de l'émail freinent en effet leur propagation (bandes de Hunter-Schreger). En outre, en profondeur, l'émail des seniors est aussi résistant que celui des jeunes. Ces fissures ne se traduiront donc pas par une fracture de la dent.

Références

[1] Lynch CD, O'Sullivan VR, Dockery P, McGillycuddy CT, Rees JS, Sloan AJ. Hunter-Schreger Band patterns and their implications for clinical dentistry. J Oral Rehabil 2011 ; 38(5) : 359–65.

[2] Park S, Quinn JB, Romberg E, Arola D. On the brittleness of enamel and selected dental materials. Dent Mater Off Publ Acad Dent Mater 2008 ; 24(11) : 1477–85.

FICHE 16
Éclaircissement de la dent âgée

J.-P. Attal

L'éclaircissement ambulatoire externe à l'aide de gouttières et de peroxyde de carbamide à 10 % est une thérapeutique moderne très peu invasive, parfaitement sécure et de mieux en mieux documentée sur le plan scientifique, et ce, d'autant que la connaissance des mécanismes de l'éclaircissement s'est considérablement améliorée ces dernières années [1].

Chez les jeunes adultes, la teinte des dents est la première cause de mécontentement liée à leur sourire. La demande est très forte, avec des résultats généralement excellents dans un temps assez court. Les deux composantes de l'éclaircissement, chimique et physique, fonctionnent en effet parfaitement. La première, via l'oxydation des chromophores par le peroxyde d'hydrogène relargué est efficace car ces derniers ne sont pas encore agglutinés comme chez le patient âgé. Par ailleurs, l'émail étant épais, l'opacification amélaire, qui constitue la composante physique de l'éclaircissement, est importante.

Cette demande est moins forte chez les seniors, même s'ils ne le refusent pas quand on le leur propose. Une étude spécifique sur leurs demandes esthétiques en France a en effet révélé que, même s'ils étaient 60 % à être satisfaits de la couleur de leurs dents, 53 % d'entre eux préféraient les avoir plus blanches [2]. Les résultats de l'éclaircissement au sein de cette population sont toutefois généralement moins spectaculaires et nécessitent plus de temps (6 à 8 semaines). C'est lié au fait que chacune des composantes de l'éclaircissement fonctionne un peu moins bien : chez le senior, la digestion des conglomérats chromophoriques agglutinés nécessite un temps de contact entre peroxyde de carbamide et dent plus long, comme l'illustre la figure 16.1A. De même, l'opacification de l'émail sera moins efficace chez une personne âgée dont l'épaisseur de l'émail a diminué du fait de l'usure physiologique et/ou pathologique.

Les résultats restent toutefois globalement très bons et justifient largement la thérapeutique, notamment en fin de traitement d'orthodontie où les dents bien alignées sont plus susceptibles d'exposer les colorations dentaires (figures 16.2 et 16.3), qui montre un temps d'éclaircissement après le temps orthodontique. Aujourd'hui nos connaissances nous permettent de proposer ce temps avant le temps orthodontique. En effet, si immédiatement après l'éclaircissement

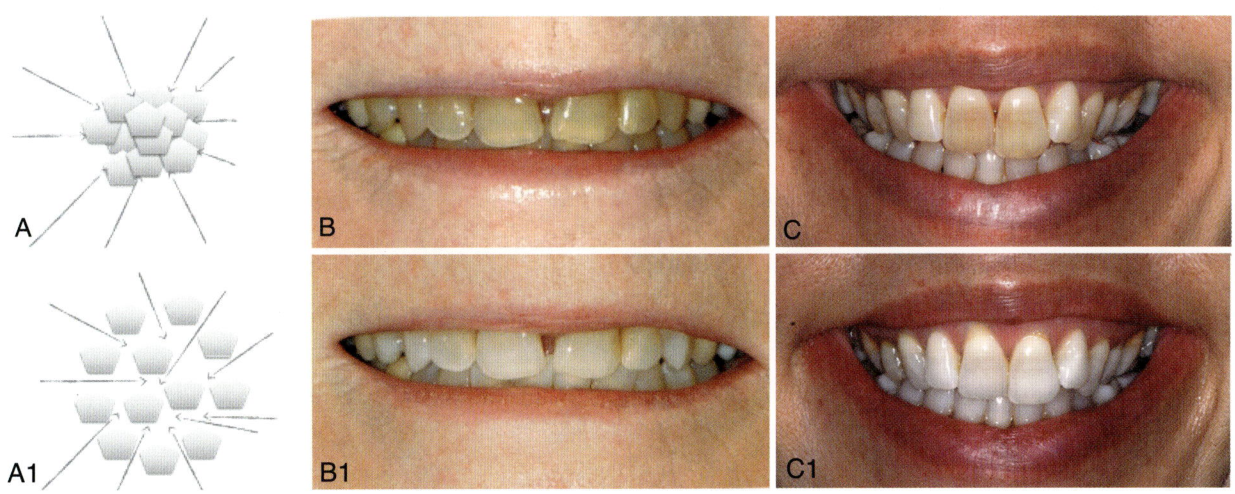

Figure 16.1

Eclaircissement de la dent âgée : efficace mais plus long.
A. Agglomérats de chromophores chez le patient âgé (A) entraînant une diffusion difficile du peroxyde de carbamide en leur sein par rapport au sujet jeune (A1). Schéma inspiré du Dr. Rod Khurty cité par Gabet (2017) [3]. **B** et **B1.** Résultats d'un éclaircissement chez une patiente âgée de 70 ans (6 semaines) à l'échelle du sourire. **C** et **C1.** Chez une patiente plus jeune, 49 ans, mais avec une dyschromie sévère (cas du Dr M. Brient).

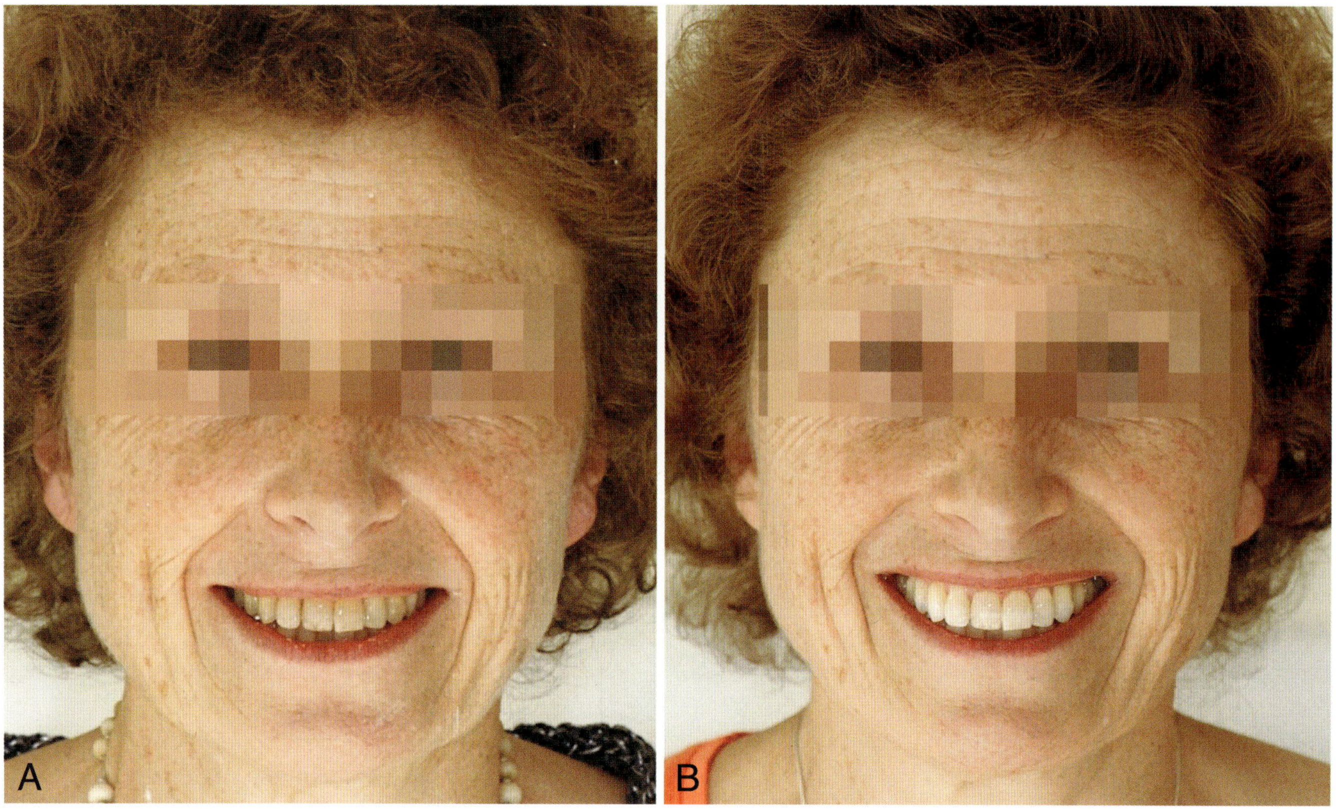

Figure 16.2

Ces vues montrent le bénéfice esthétique d'un éclaircissement dentaire à l'échelle du visage.
A et **B.** Vues de face avant et après un éclaircissement.

la qualité du collage des attaches est moins bonne, nous savons à présent qu'après 15 jours (après la fin de l'application du peroxyde de carbamide) l'émail retrouve des propriétés compatibles avec un collage clinique performant.

Les patients nous posent souvent la question de la durée dans le temps de l'éclaircissement dentaire. Nous leur répondons qu'inévitablement les dents éclaircies vont jaunir comme d'ailleurs non éclaircies. Au bout d'une dizaine d'années les dents qui ont été éclaircies seront toutefois moins colorées que les dents qui ne l'ont pas été. Au total nous estimons que le besoin d'éclaircissement ne se fait pas sentir avant 5 à 10 ans. Dans le cas du senior, il est rare d'avoir une demande pour un nouvel éclaircissement. En effet si à 60 ans le patient est satisfait de retrouver une couleur similaire à celle de ses 40 ans, 10 ans plus tard si les dents éclaircies ont changé de couleur (celle de sa cinquantaine alors qu'il en a 70), c'est généralement satisfaisant pour lui.

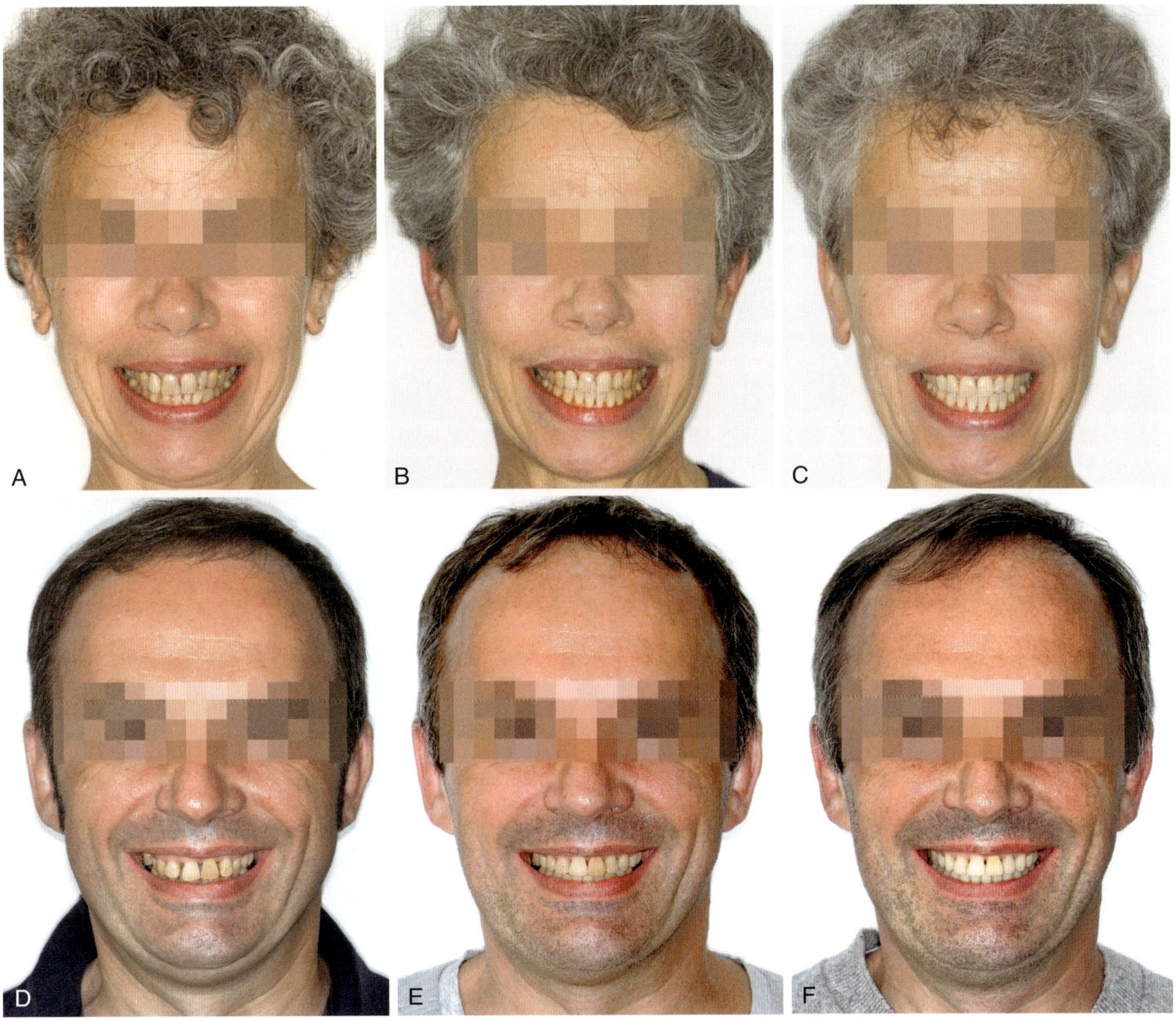

Figure 16.3

Orthodontie associée à l'éclaircissement : le combo gagnant du senior.
Cette figure présente deux patients qui ont consulté pour une coordination de leurs arcades dentaires. La patiente **A** est sur la vue **B** à la fin du temps d'orthodontie et sur la vue **C** après le temps d'éclaircissement et de restauration antérieur (Dr G. Tirlet). Le patient vue **D**, **E**, **F** va bénéficier d'un protocole orthochirurgical de traitement de classe II (Dr D. Deffrennes). Les vues **D** et **E** montrent l'effet esthétique de la fermeture des diastèmes inter-incisifs (rétablissement de la continuité de l'arcade). En comparant les vues **E** et **F**, c'est l'effet d'un éclaircissement des arcades dentaires en général et en particulier de 21 qui est révélé (Dr C. Moussally).

Cas clinique 5

Cette patiente consulte pour corriger des malpositions mandibulaires à l'occasion de l'extraction récente de 46. Elle a des antécédents orthodontiques maxillaires (extraction de 14 et 24). La figure 16.4 montre l'évolution de son sourire. Avant le temps orthodontique, elle n'avait pas de soucis de teinte. Cependant, après son traitement est apparu un décalage entre la teinte des dents naturelles et celle des prothèses 16 et 26, illustré par les vues D, E, F. Ce décalage postérieur était passé au second plan lors de sa première consultation, éclipsé par les malpositions antérieures. L'orthodontie a donc déclenché une nouvelle demande esthétique sur la teinte, et les vues G, H, I montrent son sourire après éclaircissement et changement des couronnes 16 et 26.

La figure 16.5 présente les vues endobuccales avant et après orthodontie. À la réflexion, ce cas a été traité indépendamment de l'âge de la patiente. Le projet aurait été le même si elle avait eu 20 ou 30 ans. Le pronostic de la fermeture et du point de contact 45 47 peut être un peu différent à 50 ans, d'où l'indication d'une contention permanente (ici fil collé en vestibulaire 45-47).

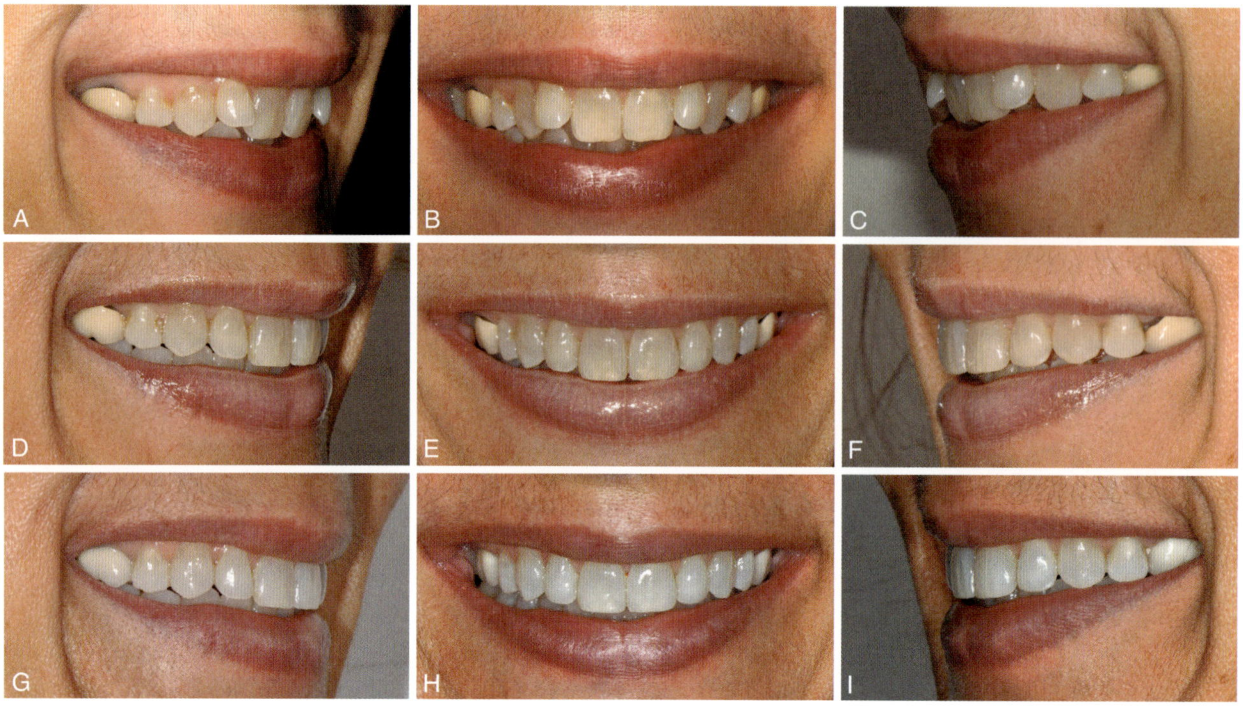

Figure 16.4

Une hiérarchie dans la demande esthétique.
La patiente alors est âgée de 50 ans et a un sourire particulièrement gracieux (voir Fiche 22, lèvres à haut potentiel — ce qui est le cas de cette patiente). On remarquera que le décalage de teinte avec les prothèses 16 et 26 passait au second plan (après les malpositions dentaires) sur les vues **A**, **B**, **C** et qu'une fois les malpositions corrigées, la dyschromie attire notre œil. Les vues **G**, **H**, **I** nous permettent d'apprécier son sourire rempli, la courbe esthétique frontale en harmonie avec la courbure de la lèvre inférieure.

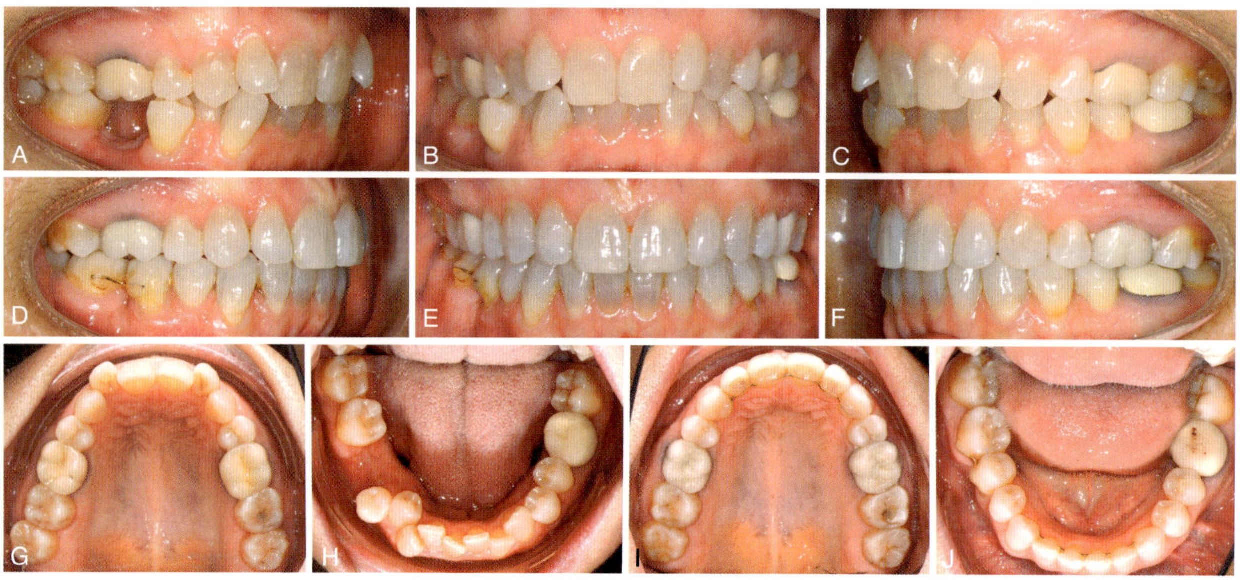

Figure 16.5

Vues endobuccales avant et après orthodontie.
Les vues supérieures (**ABC**) montrent la situation initiale. La dysharmonie esthétique est dentaire : 1) malpositions dentaires caractéristiques de la classe II 2 d'Angle ; 2) couleur des dents et des couronnes prothétiques 16 et 26. Cela dit, indépendamment de la couleur et du résultat, nous avons jugé ces vues de la malocclusion initiale importantes car elles nous confrontent à une réalité à laquelle l'enseignement des soins des adolescents ne nous a pas préparés : le vieillissement de cette occlusion de classe II thérapeutique après trois décennies (antécédent : traitement mono-maxillaire d'une classe II 2 avec extraction de 14 et 24).

Le saviez-vous ?

Une question se pose : quand prévoir l'éclaircissement dans le projet global ? Dans certains cas, il sera programmé avant le temps orthodontique. La seule contrainte sera de respecter un délai de deux semaines avant de coller des attaches – car l'évacuation du peroxyde d'oxygène inhibe la polymérisation des résines utilisées pour le collage du matériel orthodontique.

Références

[1] Gabet A, Dursun E, Greenwall L, Attal J-P. La couleur de la dent naturelle et la couleur de la dent éclaircie. Biomatériaux Dent Clin 2017 ; 2(2) : 56–65.

[2] Wulfman C, Tezenas du Montcel S, Jonas P, Fattouh J, Rignon-Bret C. Aesthetic demand of French seniors : a large-scale study. Gerodontology 2010 ; 27(4) : 266–71.

[3] Gabet A. Connaître les mécanismes de l'éclaircissement dentaire externe pour comprendre et traiter les cas difficiles. Montrouge : Paris Descartes ; 2017.

Chapitre 4

Parodonte du senior

PLAN DU CHAPITRE

FICHE 17
Parodonte âgé et orthodontie

V. Monnet-Corti, A. Antezack, C. Sadowski, R. Ohanessian

Le traitement orthodontique du senior est possible mais il doit, encore plus qu'au jeune âge, être un traitement « sur mesure » avec des mouvements et des forces adaptés à la physiologie ralentie de leurs tissus durs (remaniement osseux) d'une part et d'autre part des tissus mous impactés dans leur capacité de cicatrisation.

Le tissu osseux : ostéopénie n'est pas synonyme d'atteinte morphologique

Avec l'âge, la masse osseuse globale diminue, c'est l'ostéopénie, qui est un état physiologique. À partir de 35 ans, la densité osseuse se réduit lentement, pour les hommes comme les femmes. Cette perte de densité osseuse s'accélère à la ménopause pour 30 % des femmes. Ce n'est que vers 65 à 70 ans que cela se rééquilibre entre les deux sexes. Elle s'explique sur le plan biologique par un ralentissement du remodelage osseux. Les pré-ostéoblastes, les ostéoblastes et les ostéoclastes, moins nombreux, sont recrutés plus lentement et ainsi mettent plus de temps pour réaliser leurs fonctions d'ostéogenèse et d'ostéoclasie. L'altération du métabolisme osseux des personnes âgées est liée à la réduction du taux d'hormones, à la déficience en vitamines (notamment D) ainsi qu'à des apports calciques réduits.

L'alvéolyse horizontale et/ou verticale n'est pas un phénomène résultant naturellement du vieillissement mais d'une pathologie générale ou locale (parodontite, par exemple). L'effet cumulatif de l'âge repose sur la répétition de situations délétères pour la santé parodontale et générale. La somme de ces épisodes est naturellement plus élevée que chez l'adulte jeune. Plus le patient vieillit, plus grande est donc la probabilité de présenter une ou plusieurs maladies, en particulier parodontale.

Le mouvement orthodontique n'existera que si la physiologie osseuse le permet [1]. L'âge fait donc partie des facteurs de risque des maladies parodontales et leur évolution à bas bruit rend leur diagnostic souvent tardif. Le prérequis pour un temps orthodontique est un parodonte sain (sans inflammation). Il peut être cependant réduit en raison d'antécédents de maladie parodontale. Ce profil biologique parodontal du patient âgé en présence d'un parodonte sain mais réduit peut être maintenu au cours du traitement orthodontique grâce à une thérapeutique parodontale de soutien strict pendant tout le déplacement orthodontique et, si nécessaire, d'un suivi parodontal post-traitement.

Ostéopénie et ostéoporose

L'ostéopénie est un état physiologique lié, la plupart du temps, au vieillissement naturel. Elle correspond à une baisse modérée de la densité osseuse sans manifestation clinique associée.
L'ostéoporose est, quant à elle, la maladie osseuse la plus commune associée à l'âge. Elle affecte tout le squelette et est caractérisée par une diminution anormale de la densité osseuse et des altérations de la micro-architecture des os. Ces altérations rendent l'os plus fragile et augmentent le risque et le taux de fracture. Elle n'épargne pas les maxillaires. L'ostéoporose est aggravée par l'absence d'activité physique et par certaines carences nutritives, hormonales, ainsi que par des maladies et des traitements médicamenteux comme les bisphosphonates.

Les tissus mous et leurs capacités de cicatrisations moindres

Macroscopiquement, la gencive du patient âgé peut apparaître semblable à celle du patient jeune lorsque le phénotype est épais. En revanche s'il est fin, il semblerait que la gencive soit plus sensible aux agressions. Microscopiquement, avec le temps, la structure du desmodonte est de plus en plus irrégulière et le nombre de cellules, de composants matriciels, de vaisseaux sanguins se réduit. Les capacités chimiotactiques et de prolifération ainsi que l'activité métabolique des cellules desmodontales sont altérées. Ces changements pourraient impacter la réponse aux forces orthodontiques en augmentant l'activité inflammatoire et en perturbant la cicatrisation. En parallèle, l'épaisseur et le degré de kératinisation de l'épithélium gingival diminuent, ce qui le rend moins résistant aux agressions. De plus, la baisse de l'activité proliférative des cellules épithéliales gingivales rend plus vulnérable aux traumatismes et réduit ses capacités de cicatrisation. Le tissu conjonctif gingival évolue, lui aussi, avec les années. Il présente des capacités de défense et de cicatrisation moindres, des signes d'une fibrose par la baisse de la densité, du taux de renouvellement et des capacités de synthèse des fibroblastes gingivaux. La cicatrisation muqueuse est aussi plus lente car le recrutement cellulaire et la vascularisation mettent plus de temps à réparer le tissu conjonctif et épithélial. Cependant, cela n'a pas d'incidence sur la réussite des autogreffes gingivales, observée à tout âge. Enfin, la prévalence des récessions gingivales augmente avec l'âge et ce, dès la trentaine. Ces récessions, si elles sont associées à l'hypersensibilité, vont nuire à la qualité de vie, aux manœuvres d'hygiène et faire le lit de caries radiculaires ou de lésions cervicales non carieuses. Ces lésions muco-gingivales peuvent bénéficier avec succès de chirurgie plastique de reconstruction avec les mêmes probabilités de succès à tout âge.

Conclusion

La bonne santé parodontale est un prérequis à notre intervention. Dentiste et/ou parodontiste donneront alors leur feu vert une fois la préparation parodontale finalisée. En l'absence d'inflammation, les caractéristiques tissulaires du senior sont compatibles avec les déplacements dentaires provoqués à condition d'adapter les techniques orthodontiques à la réduction ou pas du parodonte. Enfin, la diminution de vitesse de remaniement et de cicatrisation des tissus et en particulier des tissus mous est un point capital pour le maintien et la stabilité des résultats dans le temps. La contention des dents du senior doit être considérée comme une étape à part entière de sa prise en charge.

Le cas clinique présenté figures 17.1 et 17.2 illustre la prise en charge orthodontique d'une patiente atteinte d'une parodontite mise en évidence à l'occasion de la consultation orthodontique. Après un traitement parodontal adéquat, la patiente des figures 17.1 et 17.2 présente des tissus parodontaux assainis avec des séquelles de la maladie. On parle alors de « santé parodontale sur un parodonte réduit chez un patient avec antécédent de maladie parodontale traitée avec succès ». Cette santé parodontale autorise des profondeurs de sondage allant jusqu'à 4 mm sans saignement. La patiente a pu bénéficier d'un traitement orthodontique pour réhabiliter fonction et esthétique sans effet délétère. Le deuxième cas illustre concrètement nos possibilités actuelles pour adapter les techniques orthodontiques à ces patients en termes de durée d'appareillage (quinze mois, dix rendez-vous) et de matériel ici « sectorisé », limité aux deuxièmes prémolaires à la mandibule et aux premières aux maxillaires, afin de ne pas modifier le calage latéral (huit attaches à l'arcade maxillaire et neuf à l'arcade mandibulaire).

Cas clinique 6

C. Galletti

Une recherche systématique des signes cliniques et radiologiques d'atteinte parodontale doit être réalisée chez les seniors. L'apparition d'un ou de plusieurs espaces (et leur évolution) est un signe d'alerte qui déclenche la consultation orthodontique et ce plus que l'absence de papille, le saignement gingival spontané ou la présence de tartre. Dans le cas de la patiente (54 ans) présentée sur les figures 17.1 et 17.2, la perte osseuse a évolué à bas bruit et c'est fortuitement qu'elle est découverte au cours du bilan orthodontique. La patiente n'a pas eu de réel suivi dentaire et n'a pas de dentiste attitré. Elle est adressée à un parodontiste (Dr B. Schweitz) qui pose le diagnostic de parodontite de stade III et de grade B associée à la présence de nombreux dépôts de tartre sous-gingival.

Un traitement parodontal non chirurgical est d'abord effectué. La réévaluation à 3 mois montre une très bonne résolution de l'inflammation gingivale et la fermeture de la plupart des poches parodontales sauf sur le secteur 4 où une chirurgie parodontale supprimera des poches plus profondes. Après cicatrisation, la patiente est enfin prête pour la phase orthodontique et montre désormais une très bonne coopération sur le plan du contrôle de plaque.

Après réévaluation parodontale, le pronostic de fin de traitement est bon, voire renforcé pour l'ensemble de la denture. Bien sûr, les soins parodontaux ne s'arrêteront pas là. La patiente a bien compris l'intérêt d'une maintenance parodontale à vie pour éviter toute récidive inflammatoire et éviter de perdre ses dents.

Le temps orthodontique s'avère être un duo orthodontiste et parodontiste, voire un trio avec le patient. Une maintenance parodontale est programmée tous les 3 ou 4 mois (Dr B. Schweitz).

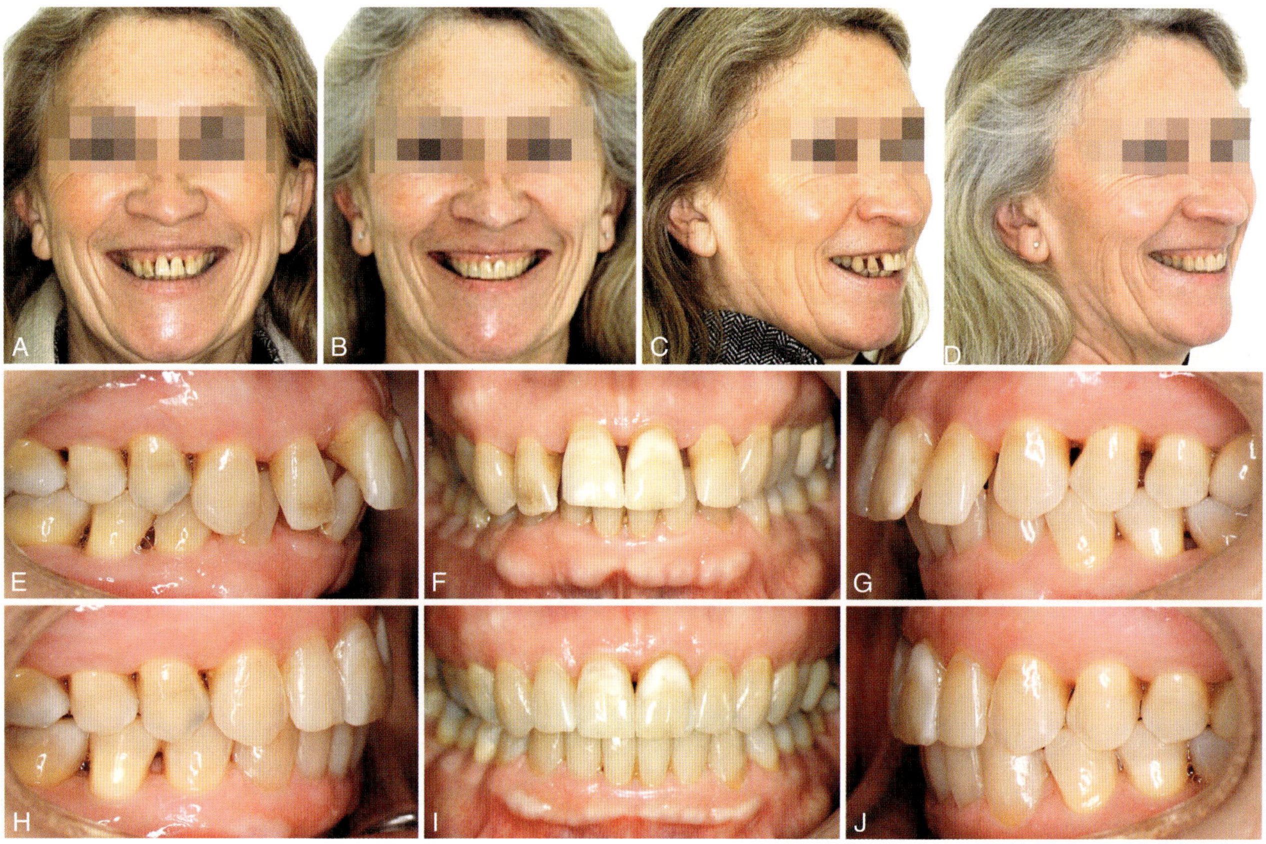

Figure 17.1

Cette planche montre les vues exo- et endobuccales de début et fin du temps orthodontique.
La vue **C** documente le handicap esthétique lié à la projection des incisives centrales maxillaires avec augmentation d'espaces entre incisives centrales et latérales (motif de consultation). Les objectifs de réhabilitation du sourire (**B** et **D**), de rétablissement de la continuité des arcades dentaires et du guide antérieur ont été atteints (**F** et **I**). Les vues **E** et **G** sont prises avant orthodontie ; l'excès de recouvrement est de 95 % en regard des incisives latérales et canines. Les secteurs latéraux sont relativement bien calés en classe I, avec toutefois une contraction des arcades par linguo-version canine et prémolaire.

Les forces orthodontiques ont été adaptées à une physiologie osseuse ralentie :

- du matériel orthodontique individualisé en technique linguale WIN® placé aux deux arcades ;
- un traitement « sur mesure » avec des mouvements précis et contrôlés grâce à des arcs pleine taille ;
- arc acier maxillaire 16 × 24 extra-torque pour s'assurer que l'inclinaison des canines sera améliorée ;
- des arcs 18 × 18 Beta-Titanium avec équilibration des bases métalliques des attaches antérieures et des occlusal-pads postérieurs. Lors de cette dernière phase, une attention particulière est apportée à l'obtention d'un guide incisif fonctionnel et à l'absence de contact fort en palatin du secteur antérieur maxillaire en occlusion.

La contention sur mesure est gérée en concertation avec le parodontiste : des contentions d'usage de type fils orthodontiques collées en lingual de 13 à 23 et de 34 à 44 mises en place le jour de la dépose de l'appareillage en veillant toujours à ce qu'il n'y ait pas de pression occlusale. Les contentions seront ainsi régulièrement contrôlées et, selon les besoins, réparées ou changées.

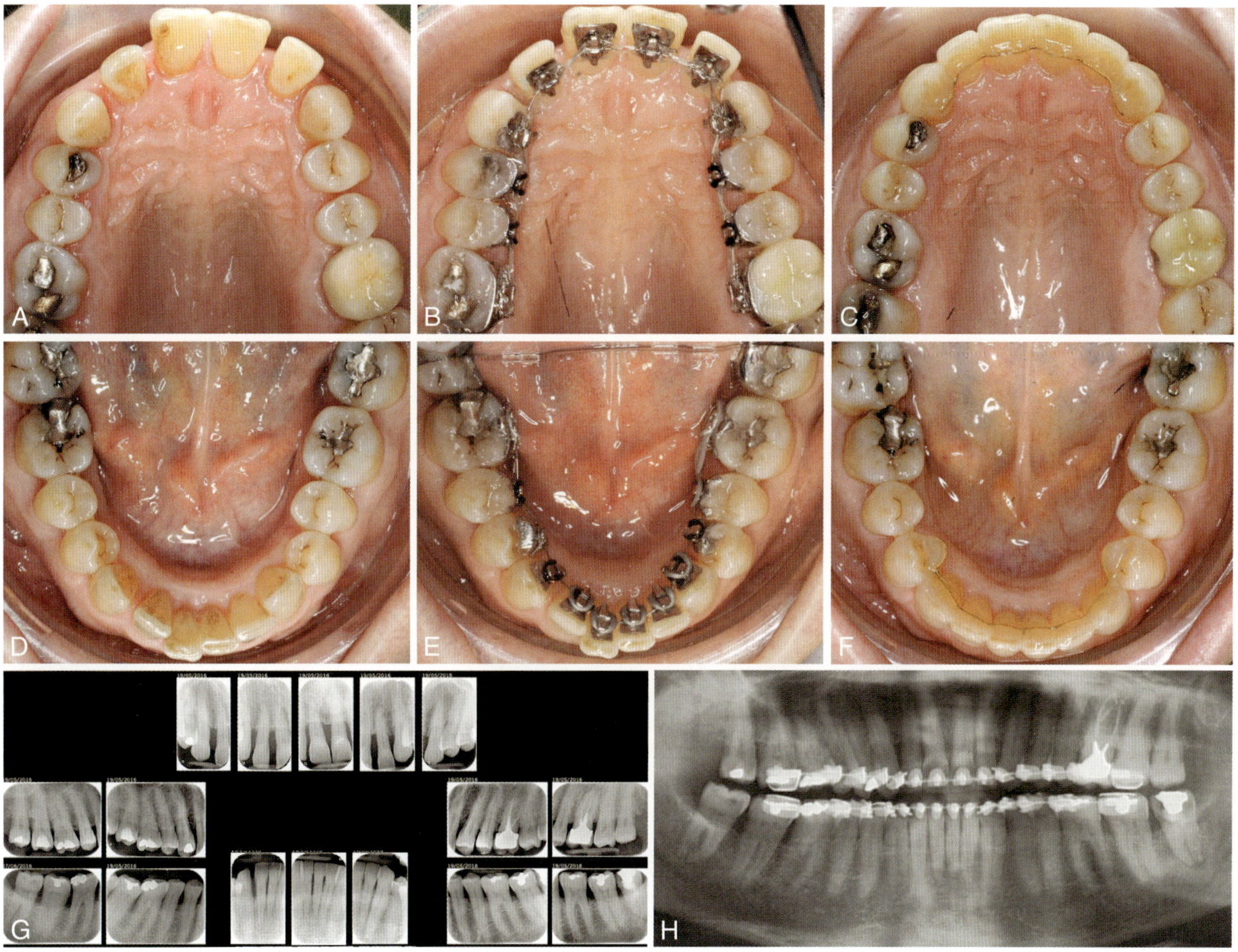

Figure 17.2

Cette figure présente les vues intra-arcades avant/pendant/après orthodontie.
B et **E.** Matériel orthodontique en place. **C** et **F.** Les vues occlusales montrent le rétablissement de la continuité des arcades dentaires après le temps orthodontique, contentions collées de 13 à 23 et 34 à 44. **G.** Le bilan *long-cone* permet d'observer et quantifier la perte osseuse : la moitié des racines des incisives maxillaires et de manière plus générale, le premier tiers coronaire. **H.** Le cliché panoramique de fin d'orthodontie permet le contrôle des axes dentaires.

Cas clinique 7

C. Galletti

Madame B. est envoyée par son parodontiste pour réhabiliter son sourire et son guide antérieur dans le but de consolider le bénéfice du traitement parodontal. Elle est motivée par la forte mobilité de 21 qui s'égresse et des diastèmes qui se sont ouverts. La patiente est suivie depuis des années pour une maladie parodontale traitée et stabilisée.

À l'examen clinique, 21, égressée, présente un traumatisme occlusal lié à une courbe de Spee marquée et des malpositions incisives mandibulaires. Il existe un décalage antéropostérieur de classe II dentaire subdivision droite et des espaces antérieurs bimaxillaires (figure 17.3). Son parodontiste, qui a suspecté une pulsion linguale, l'a orienté vers une kinésithérapeute maxillo-faciale pour rééduquer sa langue. La perte osseuse est importante, allant de plus de la moitié radiculaire au dernier tiers apical, surtout dans la région incisive maxillaire. Plusieurs dents ont déjà été remplacées par des prothèses implanto-portées dans les secteurs II et IV (24, 25, 26 et 45) et par un bridge de 36 à 38.

La présence d'implants et l'importance de la perte osseuse compliquent la correction du décalage dentaire antéropostérieur. Il est important de comprendre que les prothèses implanto-portées se retrouvent systématiquement en infraclusion après un traitement d'orthodontie global. Dans ces conditions, le changement d'occlusion postérieure va de pair avec un remplacement des éléments prothétiques augmentant le coût de traitement pour la patiente.

Nous avons donc opté pour des objectifs dits « raisonnables » (figure 17.4). L'absence de latéro-déviation, de proglissement ou encore de douleurs aux ATM nous autorise à maintenir le décalage antéropostérieur. Dans ce genre de situation, la priorité est d'éviter l'« hypermobilité ». Notre objectif est de supprimer le traumatisme sur 21 et de rétablir un guide antérieur fonctionnel par l'alignement, le nivellement des arcades et enfin de fermer tous les espaces.

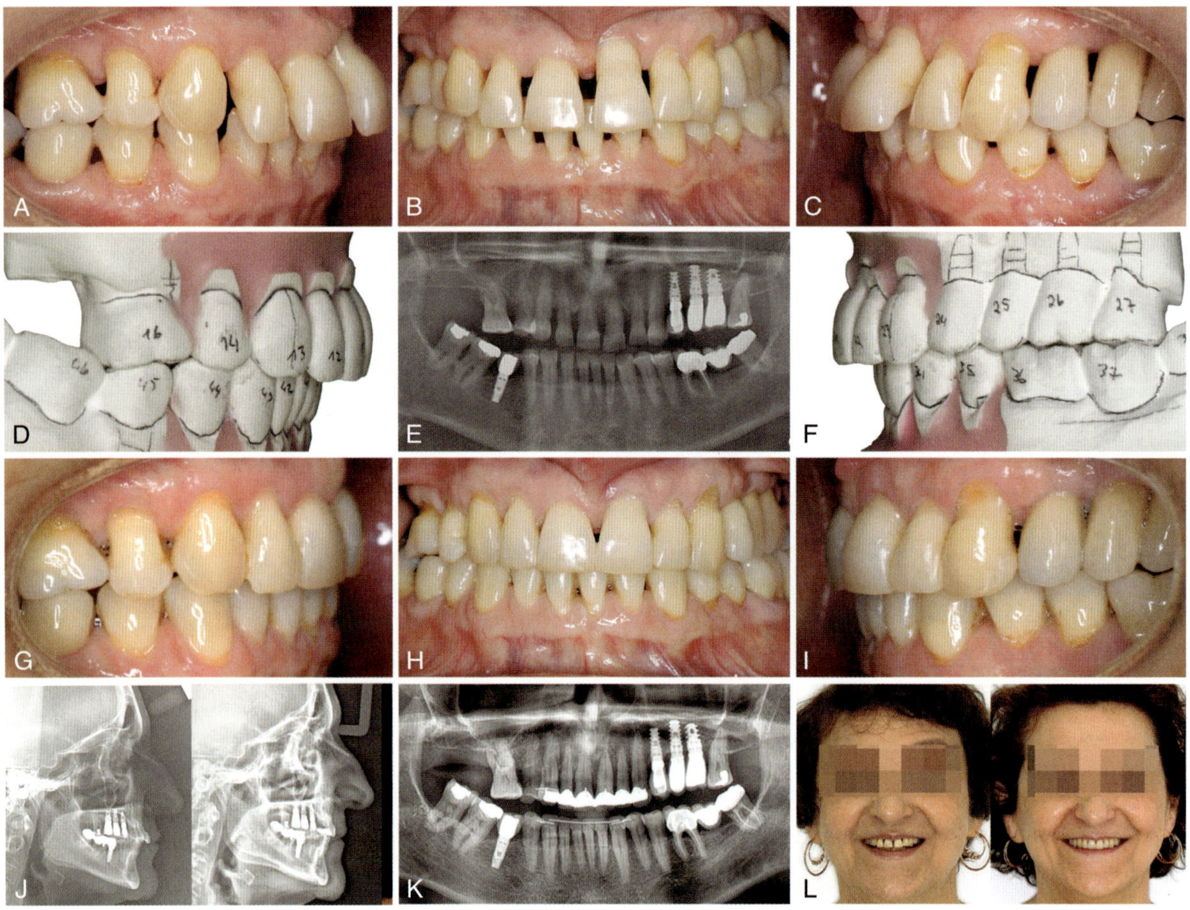

Figure 17.3

Résumé du temps orthodontique.
Les objectifs orthodontiques de réhabilitation du sourire et de la fonction ont été atteints et ont contribué à la consolidation parodontale. Le traitement d'orthodontie a permis d'améliorer le pronostic parodontal. 21 est particulièrement surveillée (Dr C. Galletti).

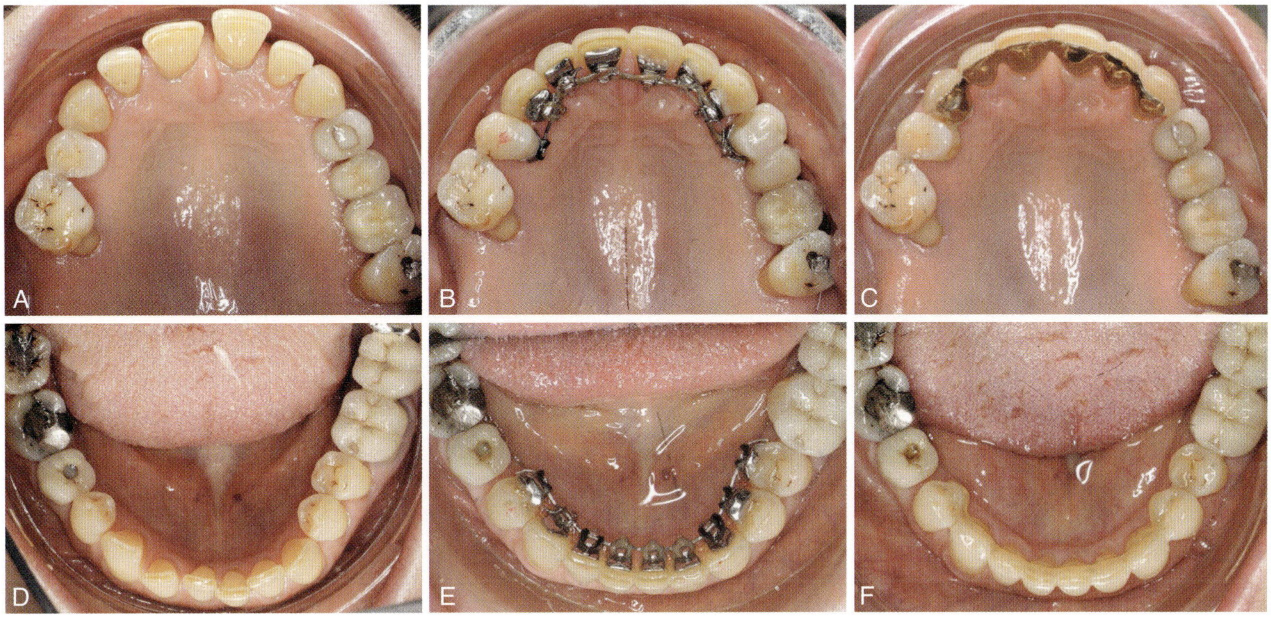

Figure 17.4

Les vues intra-arcades avant, pendant et après orthodontie.
La pose d'une multi-attache bimaxillaire en technique linguale est proposée avec une durée de traitement de 15 mois. Les vues **B** et **E** montrent l'appareil WIN® « sectorisé », limité aux deuxièmes prémolaires à la mandibule et aux premières aux maxillaires afin de ne pas modifier le calage latéral. On peut compter huit attaches à l'arcade maxillaire et neuf à l'arcade mandibulaire. Une maintenance parodontale a été planifiée tous les 3 mois chez son parodontiste en marge de l'orthodontie. Le choix d'une attelle rigide coulée-collée (Dr J.-J. Bismuth) pour assurer la consolidation du secteur antérieur fortement touché par la perte osseuse a été fait en concertation avec le parodontiste. **C.** À la mandibule, une contention classique, type fil collé en lingual de 34 à 44 (Dr C. Galletti). **F.** La maladie stabilisée, des séances de maintenance semestrielles sont mises en place [7] (Dr B. Schweitz). Chaque séance donnera l'occasion d'une réévaluation parodontale. Selon l'atteinte, des extractions « pilotées » pourront être programmées. En d'autres termes, si l'alvéolyse devait ne plus être stabilisable entre deux séances de maintenance, certaines dents pourraient être extraites voire remplacées par des implants.

Le traitement des cas de migrations secondaires sont par essence des exemples parfaits de bénéfices biologiques de nos interventions. Le senior retrouve non seulement une meilleure fonction mais aussi une meilleure « santé ». Les deux cas présentés par le Dr Galletti sont remarquables car ils présentent des complications qui emmènent l'orthodontiste hors de ses protocoles habituels pour le traitement actif mais aussi pour la période de contention illustrant parfaitement l'importance de la notion de projet thérapeutique individualisé pour le senior. Par ailleurs la correction de malpositions ou le rétablissement de la continuité de l'arcade (fermeture des diastèmes secondaires) ont un impact esthétique positif qui ne fait plus débat.

L'application clinique de la fiche suivante traite d'un point particulier : les embrasures gingivales déshabitées inesthétiques qui accompagnent la maladie parodontale.

Références

[1] Reynolds MA. Modifiable risk factors in periodontitis : at the intersection of aging and disease. Periodontol 2014 ; 64 : 7–19.

[2] Preshaw PM, Henne K, Taylor JJ, Valentine RA, Conrads G. Age-related changes in immune function (immune senescence) in caries and periodontal diseases: a systematic review. J Clin Periodontol 2017 ; 44(Suppl. 18) : S153–77.

[3] Chapple ILC, Mealey BL, et al. Periodontal health and gingival diseases and conditions on an intact and a reduced periodontium. Consensus report of workgroup 1 of the 2017 World Workshop on the Classification of Periodontal and Peri-Implant Diseases and Conditions. J Clin Periodontol 2018 ; 45(Suppl 20) : S68–77.

[4] Papapanou PN, Sanz M, et al. Periodontitis : consensus report of workgroup 2 of the 2017 world Workshop on the classification of periodontal and peri-implant diseases and conditions. J Clin Periodontol 2018 ; 45(Suppl. 20) : S162–70.

[5] HO Scientific Group on the Prevention and Management of Osteoporosis (2000: Geneva, Switzerland). Prevention and management of osteoporosis: report of a WHO scientific group. 2003. World Health Organization. Disponible sur https://apps.who.int/iris/handle/10665/42841.

[6] Braux J, Coeuriot JL. Sénescence et parodonte. In : Bouchard P. Parodontologie et Dentisterie implantaire, volume 1. Médecine parodontale. Lavoisier Médecine ; 2015. p. 578–88.

[7] Lang NP, Tonetti MS. Periodontal risk assessment for patients in supportive periodontal therapy. Oral Health & Preventive Dentistery 2003 ; 1(1) : 7–16.

FICHE 18
Embrasures dénudées, ou « triangles noirs »

Comme vu précédemment, avec l'âge, la couronne clinique évolue vers la couronne anatomique et ce d'autant plus précocement que la maladie parodontale est sévère. Par ailleurs, plus la typologie coronaire est triangulaire, plus l'embrasure gingivale s'élargit. En théorie, elle est comblée par la papille interdentaire. Après correction des malpositions dentaires, l'âge du patient et celui de son parodonte font que la papille ne va pas systématiquement se remodeler et venir combler la nouvelle géométrie de l'embrasure occlusale : des « triangles noirs » apparaissent [1, 2].

Les triangles noirs, en plus d'être inesthétiques, facilitent les rétentions alimentaires et engendrent des difficultés localisées de brossage qui exigent de nouvelles manœuvres d'hygiène, comme le recours à des brossettes interdentaires au calibre approprié à la nouvelle géométrie de l'espace interdentaire. Le traitement orthodontique a donc bien corrigé des malpositions mais est responsable de l'apparition d'un effet indésirable esthétique.

Les vues figure 18.1 illustrent l'apparition d'une embrasure inter-incisive dénudée après correction d'un chevauchement incisif chez une patiente présentant une typologie triangulaire coronaire marquée.

La figure 18.2 s'intéresse aux situations de correction d'encombrement d'incisives mandibulaires.

Cette apparition ou même création de triangles noirs est à connaître et à prendre en compte avant de fixer les objectifs de traitement d'un senior [3]. D'abord pour l'informer (au besoin montrer des photographies de cas similaires). Mais ensuite (et surtout), prendre conscience de l'existence du problème permet d'adapter le protocole de recontourage amélaire proximal pour limiter son apparition [4, 5]. Cette anticipation est possible dès le début du traitement

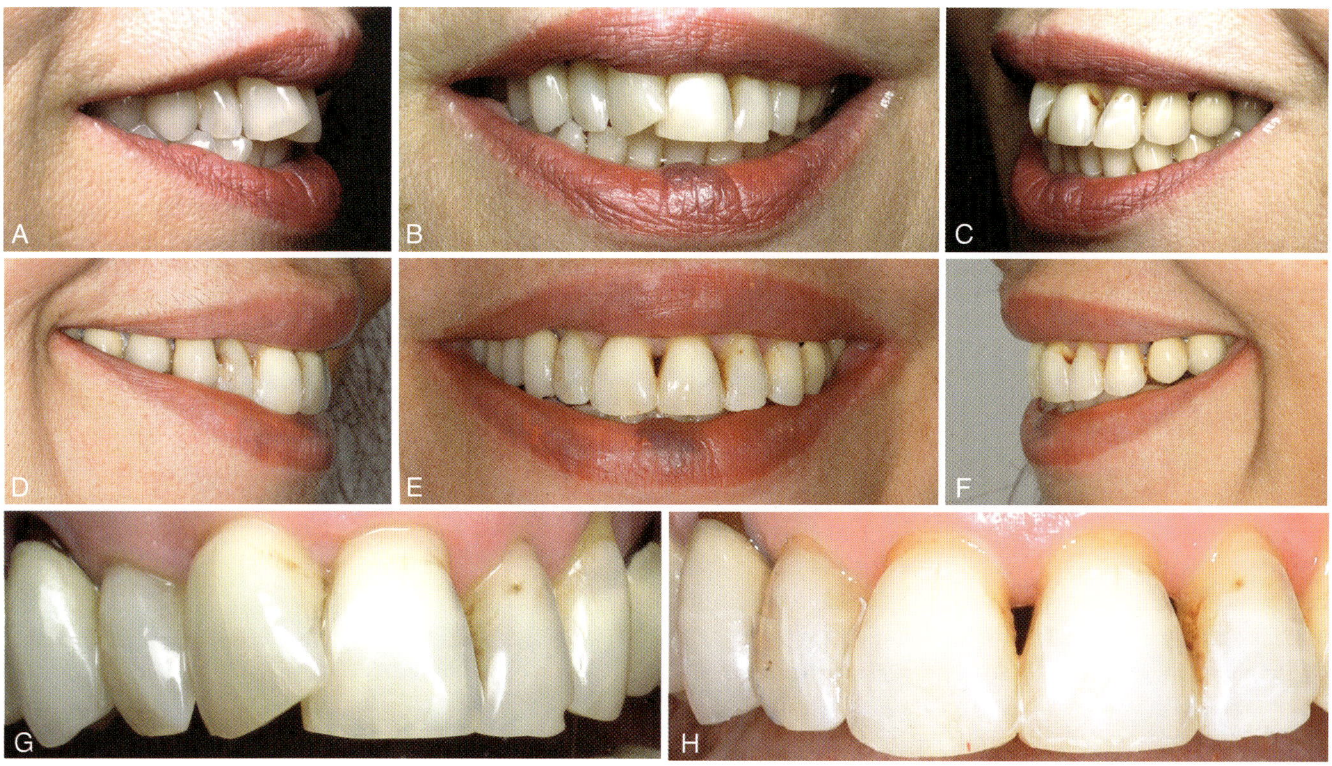

Figure 18.1

De la malposition au triangle noir, ou du fil dentaire à la brossette.

La vue **G** montre la typologie coronaire triangulaire marquée. Sur la vue **H**, les incisives sont alignées et, malgré un stripping important (réduction amélaire proximale de 1 mm par face mésiale), le contact interdentaire est une surface sur le tiers occlusale coronaire laissant une large embrasure interdentaire et une absence de papille.

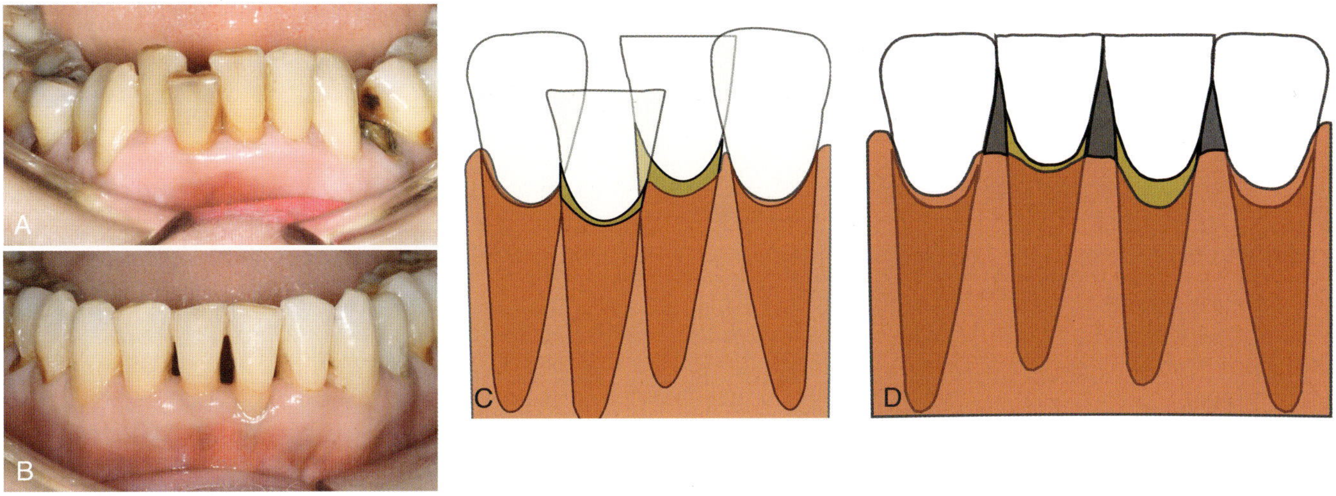

Figure 18.2

Cette figure schématise l'apparition de triangles noirs inter-incisifs après le nivellement d'une arcade mandibulaire.
A et **B.** Vues cliniques d'un nivellement d'un secteur incisif mandibulaire sur lequel nous observons l'apparition de triangles noirs importants. Le schéma figure **C** dessine la situation de départ. Nous y voyons un encombrement avec ectopie vestibulaire de 41. On observe aussi les différences de hauteur coronaires, l'usure sévère du bord libre de 41 et un peu moins de 31. Pour arriver au schéma **D**, nous avons pratiqué une réduction amélaire proximale sur toutes les faces proximales engagées, puis les malpositions sont corrigées en alignant les bords libres. À noter que l'os n'est pas dessiné sur ce schéma (dans une prochaine édition nous nous intéresserons au devenir de os alvéolaire de part et d'autre de la malposition de 41 après la correction de la malposition).

en le programmant sur le set up. Dans certains cas, un compromis peut être fait sur l'alignement des dents pour limiter l'apparition de triangles noirs.

Le cas de la figure 18.3 illustre la notion d'objectifs de traitement individualisés comme le choix de ne pas corriger toutes les malpositions. La demande de la patiente est esthétique (elle concerne les malpositions évolutives) et biologique « peur de perdre ses dents ». Elle est fataliste sur leur couleur (« des médicaments ont teinté mes dents pendant l'enfance »). Elle souhaiterait se libérer du complexe des chevauchements dentaires et notamment celui de 22. Elle a reçu des propositions orthodontiques avec gouttières et c'est son parodontiste (Dr Gugnié G.) qui lui recommande un temps d'orthodontie lingual avant la réalisation de greffes gingivales. Les vues de fin du temps orthodontique montrent la réponse à sa demande esthétique (forme d'arcade maxillaire mais aussi nivellement mandibulaire, vues G et H) mais aussi le maintien de l'occlusion et la précision dans les déplacements radiculaires qui ont préservé les zones radiculaires dénudées d'aggravations.

Les conséquences techniques orthodontiques d'un parodonte diminué sont multiples et la liste suivante n'est pas exhaustive. Les embrasures interdentaires dénudées compliquent la prise en charge des seniors, techniquement (déchirement des matériaux altérant la fiabilité des empreintes) et esthétiquement (apparition de triangles noirs après alignement dentaire figure 18.3). Le parodonte superficiel et les muqueuses sont plus sujets aux blessures par frottement. L'apicalisation des centres de résistance liée à une diminution du support osseux modifie la biomécanique de nos systèmes (effets parasites inédits). Il est indiqué d'utiliser une technique maîtrisant le mieux possible le déplacement dentaire dans les trois dimensions de l'espace avec le minimum d'auxiliaires (boucles agressives, par exemple). Du côté du patient, dextérité et « vue » sont indispensables à la mise en œuvre d'une hygiène bucco-dentaire efficace, ces fonctions diminuant parfois avec l'âge. Les appareils orthodontiques représentent une entrave mécanique au nettoyage des surfaces dentaires et gingivales. L'inflammation parodontale liée à la présence de plaque entraîne des récidives. Pour pallier ces trois problèmes intrinsèquement liés, augmenter la fréquence des visites de suivi parodontal durant le traitement orthodontique est nécessaire (trimestrielle voire mensuelle).

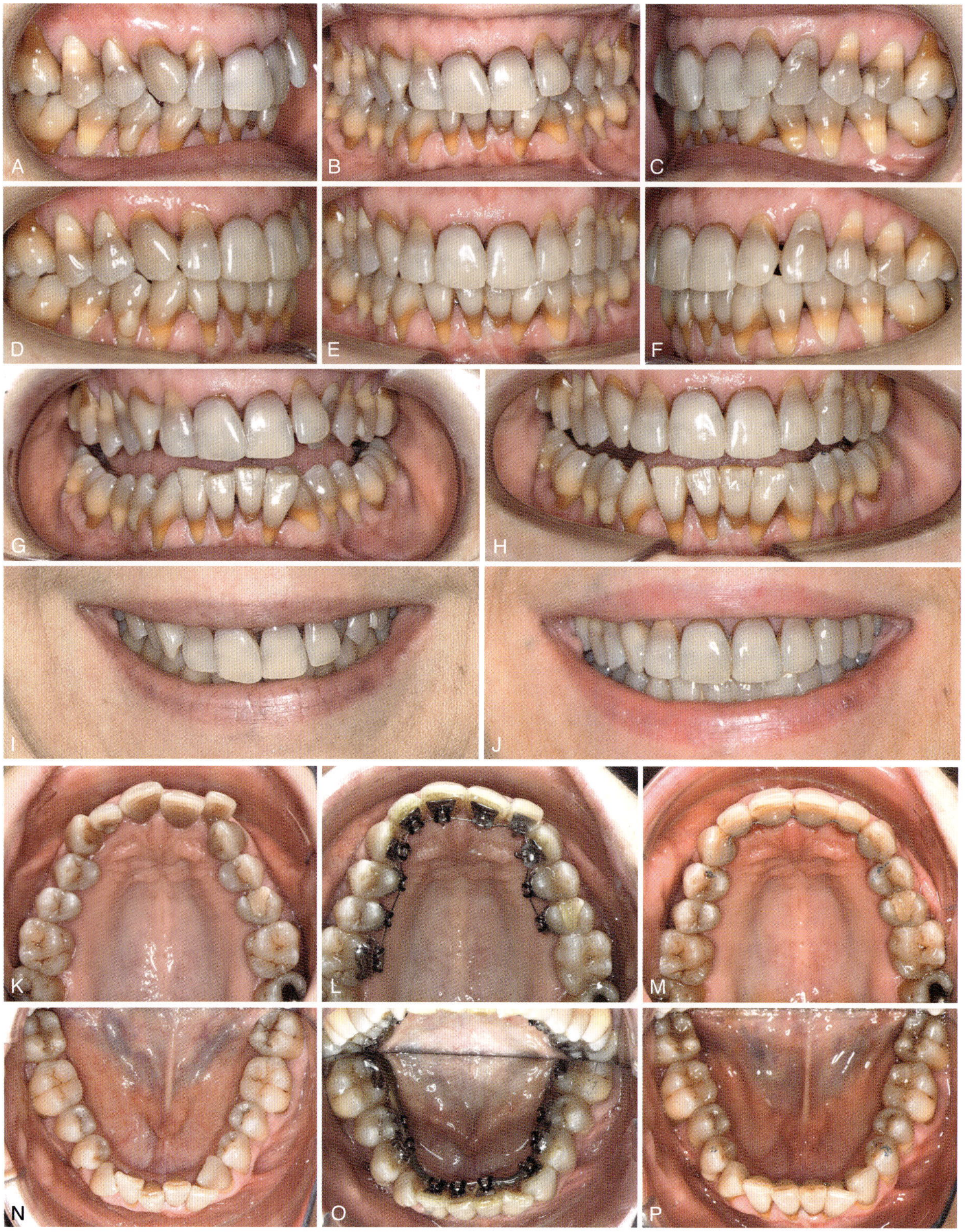

Figure 18.3

Cette figure présente un exemple concret de projet thérapeutique individualisé du senior.
A, **B**, **C** et **D**, **E**, **F** : avant et après le temps orthodontique. Observer le stripping sur la face mésiale de 11 en **E**. Les vues **G** et **H** montrent le nivellement mandibulaire et l'alignement vertical des bords libres (bénéfice esthétique lors de la phonation). **I** et **J.** Bénéfice sur le sourire. **O** montre que 43 et 32 n'ont pas été appareillées. **M** et **P** sont les vues avec les fils de contention en place. Ce cas est un exemple de projet individualisé qui cumule la satisfaction esthétique de la patiente, la satisfaction de l'orthodontiste quant à la conservation de l'occlusion latérale et celle du parodontiste du fait de la santé parodontale préservée.

Références

[1] Kolte AP, Kolte RA, Baxanda P. Proximal contact areas of maxillary anterior teeth and their influence on interdental papilla. Saudi Dent J 2018 ; 30(4) : 324–9.

[2] Kolte AP, Kolte RA, Baxanda P. Association between the central papilla and embrassure crown morphology in different gingival biotypes – a cross-sectionnal study. Int J Esthet Dent 2016 ; 11(4) : 550–63.

[3] Galletti C. patients à forte demande esthétique : astuces de finition. Rev Orthop Dento Faciale 2013 ; 47 : 41–9.

[4] Zachrisson BU. Interdental papilla reconstruction in adult orthodontics. World J Orthod 2004 ; 5(1) : 67–73.

[5] Kurth JR, Kokish VG. Open gingival embrasures after orthodontic treatment in adults. Am J Orthod Dentofacial Orthop 2001 ; 120(2) : 116–23.

Chapitre 5

Vieillissement des lèvres

PLAN DU CHAPITRE

FICHE 19
Les lèvres et leur vieillissement

Pendant longtemps, les professionnels dentaires ont pensé que l'observation des lèvres n'était pas de leur ressort. Elles jouent pourtant un rôle essentiel dans l'harmonie et l'équilibre du sourire, au même titre que l'alignement dentaire et l'esthétique gingivale. Les lèvres ont ainsi un impact non négligeable dans notre pratique orthodontique, en particulier chez les adultes et seniors qui viennent nous consulter avec une demande esthétique liée à leur sourire. Nous devons profiter de ces occasions pour aborder la question du vieillissement avec eux. Car, tout comme le reste du corps, la physionomie et la mobilité des lèvres évoluent avec les années, avec elles, le sourire, qui engage tout le visage.

La figure 19.1 présente une patiente âgée de 60 ans qui consulte en orthodontie pour améliorer son sourire, pendant lequel elle n'expose pas ses dents. Elle ne perçoit pas l'orthodontiste comme le spécialiste de l'alignement dentaire mais celui du sourire. Ce chapitre va ainsi nous permettre d'aborder cette troisième composante du sourire que sont les lèvres, au même titre que les dents et la gencive.

Avant d'aborder la question du vieillissement des lèvres, petit rappel d'éléments d'anatomie [1] et de physiologie avec les lèvres particulièrement bien dessinées de la patiente présentée en figure 19.2.

La partie exobuccale des lèvres s'étend du nez au sillon labio-mentonnier (figure 19.2A). La lèvre supérieure est bordée latéralement par les sillons naso-géniens. Elle est dominée par une dépression centrale, le philtrum (6 sur la figure 19.2), lui-même encadré par les crêtes philtrales (5 sur la figure 19.2). Le contour du vermillon supérieur, qui prend la forme d'un « M », s'appelle l'arc de Cupidon. Les lèvres se rejoignent au niveau des commissures [2].

Le vieillissement des lèvres suit un processus très complexe qui dépend de deux mécanismes — la perte des volumes et le relâchement tissulaire —, combinés à la fonction, au temps et à la gravité, qui peu à peu vont modifier l'harmonie des traits. Sur les vermillons, nous observerons l'irrégularité du contour, la diminution de leur exposition (lèvre rouge), la modification de leur couleur, l'apparition d'un bourrelet sous le vermillon mandibulaire. Sur la lèvre blanche supérieure, nous noterons la disparition du philtrum, l'aplatissement des crêtes philtrales et l'apparition de ridules : le « plissé soleil », l'apparition d'une ride horizontale. Enfin sur la lèvre blanche inférieure nous observerons l'approfondissement des sillons naso-génien et labio-mentonnier et l'apparition de plis d'amertume.

La figure 19.3 illustre ces onze points observables sur une photographie du tiers inférieur du visage.

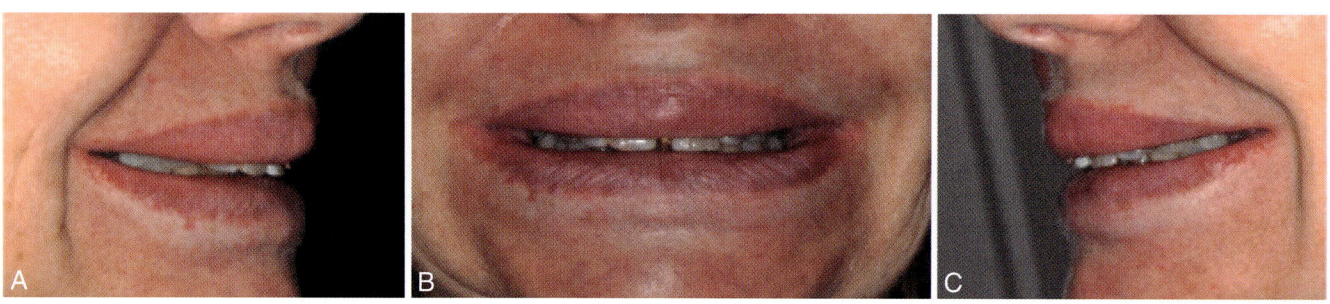

Figure 19.1

Un sourire qui n'expose pas les dents.

Cette patiente consulte pour améliorer son sourire. Ces vues montrent qu'elle n'expose pas ses dents lors du sourire. Cela soulève beaucoup de questions, certaines d'ordre général — qu'est-ce que le sourire ? comment définir un « beau sourire » ? —, d'autres plus précises sur la mobilité labiale et pourquoi cette patiente n'est-elle pas en capacité de relever la lèvre supérieure ?

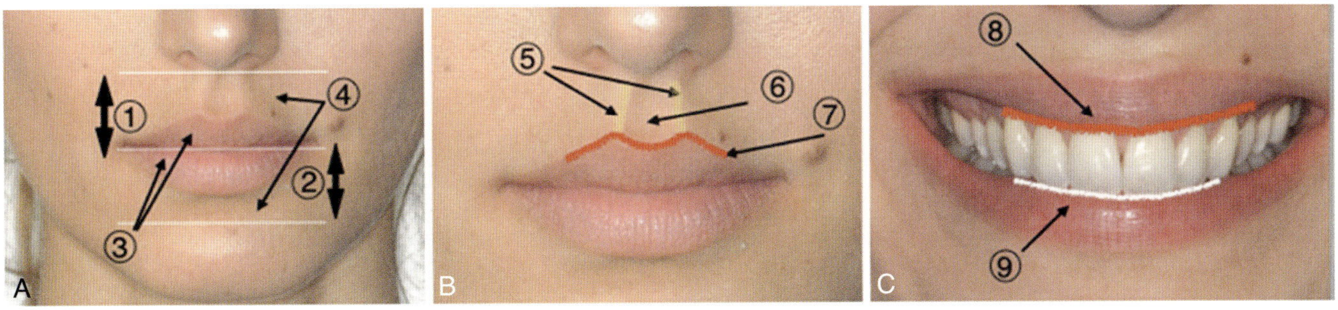

Figure 19.2

Éléments d'anatomie et de terminologie labiale : ne plus confondre lèvre et vermillon.
La lèvre supérieure occupe le tiers supérieur de l'étage inférieur de la face (1) ; la lèvre inférieure occupe le tiers médian de l'étage inférieur de la face (2). La partie muqueuse ou « rouge » des lèvres s'appelle le vermillon (3). La partie cutanée : la lèvre blanche (4) ; le philtrum (6) est délimité par les crêtes philtrales (5). L'arc de Cupidon (7) est le dessin du vermillon de la lèvre supérieure en regard du philtrum. La partie inférieure du vermillon de la lèvre supérieure lors du sourire est appelée la ligne du sourire (8). Son rapport avec les dents et la ligne des collets la positionne en ligne du sourire haute, moyenne ou basse (9). La courbe de la lèvre inférieure est ici identique à la courbe esthétique frontale, passant par les bords libres des incisives maxillaires.

Notre œil doit s'éduquer à observer des patients âgés et à relever leurs particularités au repos et lors du sourire. Il est troublant d'observer que les analyses esthétiques actuelles avec des valeurs moyennes pour jeunes adultes ne tiennent pas compte de l'âge du patient. Espérons qu'avec les outils numériques (et leurs valeurs « idéales »), nos confrères dentistes ne reproduiront pas les mêmes excès de standardisation que nous avons connus en orthodontie avec des moyennes céphalométriques inadaptées aux adultes et a fortiori aux seniors.

Pour illustrer la nécessité d'élargir notre regard, chacun pourra observer ce sourire que nous pouvons qualifier d'agréable (figure 19.4) et s'entraîner à observer les signes de vieillissement d'une patiente de 65 ans qui, fait rare, découvre largement les dents maxillaires exposant aussi la gencive maxillaire.

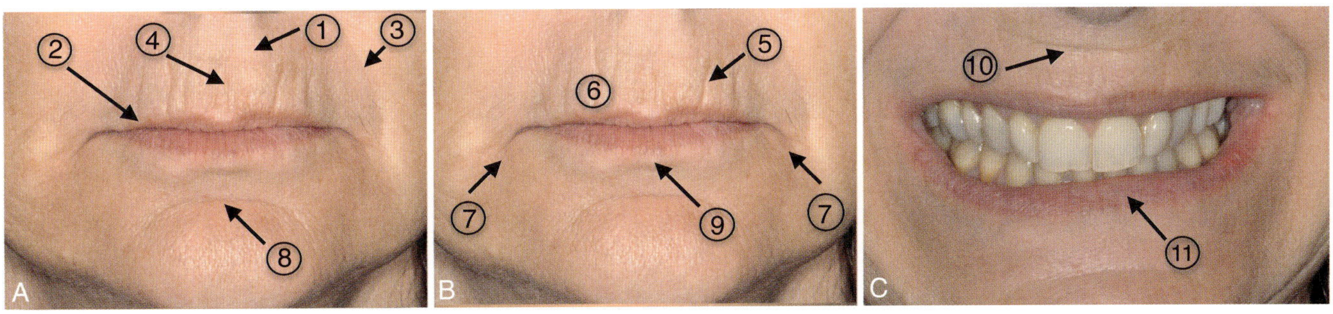

Figure 19.3

Observons et nommons les signes du vieillissement labial.
A. 1 : disparition des crêtes philtrales ; 2 : irrégularité du contour des vermillons ; 3 : approfondissement du sillon naso-génien ; 4 : aplatissement du philtrum ; 8 : approfondissement du sillon labio-mentonnier. **B.** 5 : apparition de ridules sur la lèvre blanche maxillaire : le « plissé soleil » ; 6 : diminution de l'exposition du vermillon (lèvre rouge) ; 7 : apparition de plis d'amertume ; 9 : apparition d'un bourrelet sous le vermillon mandibulaire. **C.** 10 : apparition d'une ride horizontale sur la lèvre blanche maxillaire ; 11 : modification de la couleur et assèchement des vermillons.

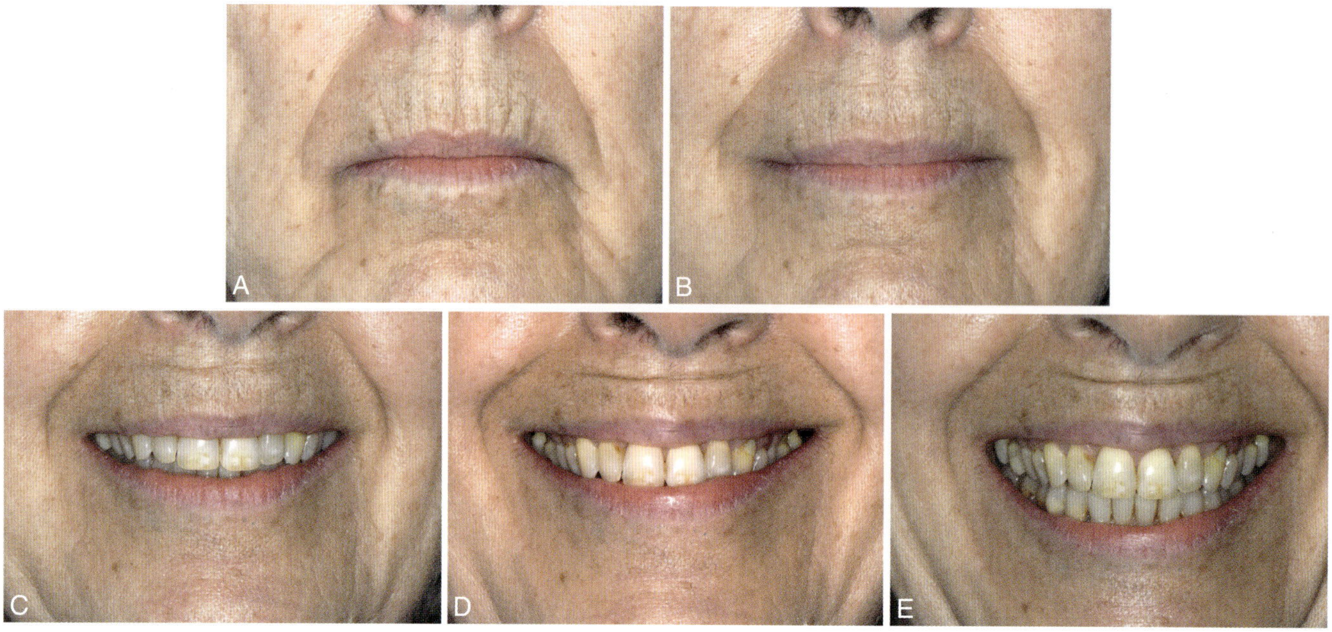

Figure 19.4

Application : quel est votre avis sur ce sourire ?.
Observons cette planche qui documente l'engagement musculaire labial d'une patiente âgée de 65 ans. Observons ses dents, son alignement dentaire, l'exposition dentaire, le parodonte, ses lèvres. Cette patiente présente un élément caractéristique du vieillissement du sourire dont il n'est pas habituel de parler. Observer ces vues pour le trouver.

Réponse : « La ride horizontale sur la lèvre blanche supérieure ».

Références

[1] Radlanski R, Wesker K. Atlas d'anatomie clinique de la face. Éditions Quintessence International ; 2016. p. 354.

[2] Muller C, Alouini O, Chouvin M. Objectif sourire : et si l'on s'intéressait aux lèvres ? Orthod Fr 2018 ; 89 : 21–40.

[3] Muller C. Les lèvres : un élément du sourire sous-évalué. Réal Clinique 2019 ; 3 : 194–204.

FICHE 20
Impact esthétique du contour et du volume des vermillons

Le contour externe des vermillons, qu'il soit plus ou moins bien dessiné, régulier, net ou flou, a un effet sur l'harmonie de cette zone qui nous préoccupe. Il évolue avec l'âge, faisant apparaître (ou augmenter) des irrégularités [1]. L'arc de Cupidon tient une place privilégiée dans cette esthétique. Bien dessiné, il est associé à de jolies lèvres au repos. Avec le temps et l'aplatissement des crêtes philtrales, il est de moins en moins discernable. Observer les vermillons s'avère être une bonne habitude à prendre [2] (figure 20.1). Le cas présenté figure 20.2 est celui d'une patiente âgée de 60 ans. Son cas est intéressant car elle « coche toutes les cases esthétiques » : une forme de dent gracieuse, des dents saines peu usées et un bel alignement dentaire. C'est le contour de ses lèvres qu'il faut observer, la dysharmonie esthétique est labiale.

Volume des vermillons au repos et conservation à l'étirement

Si nous avons l'habitude de qualifier le volume des vermillons au repos [3] (fins, épais, symétriques ou pas), c'est moins le cas lors du sourire. Le sourire étant le fruit d'un jeu musculaire complexe, prédire, sur la base du volume des lèvres au repos, celui qu'elles auront lors du sourire est impossible. La figure 20.3 illustre sa variation lors du sourire chez trois patientes et trois positions : repos, « sourire posé » et « sourire forcé », où l'étirement est alors maximum. Lors du sourire, la partie inférieure du vermillon supérieur s'appelle la ligne du sourire [4]. Nous avons l'habitude de la placer, haute, moyenne ou basse mais prenons-nous vraiment le temps de la regarder ? La figure 20.4 montre un cas atypique de ligne du sourire.

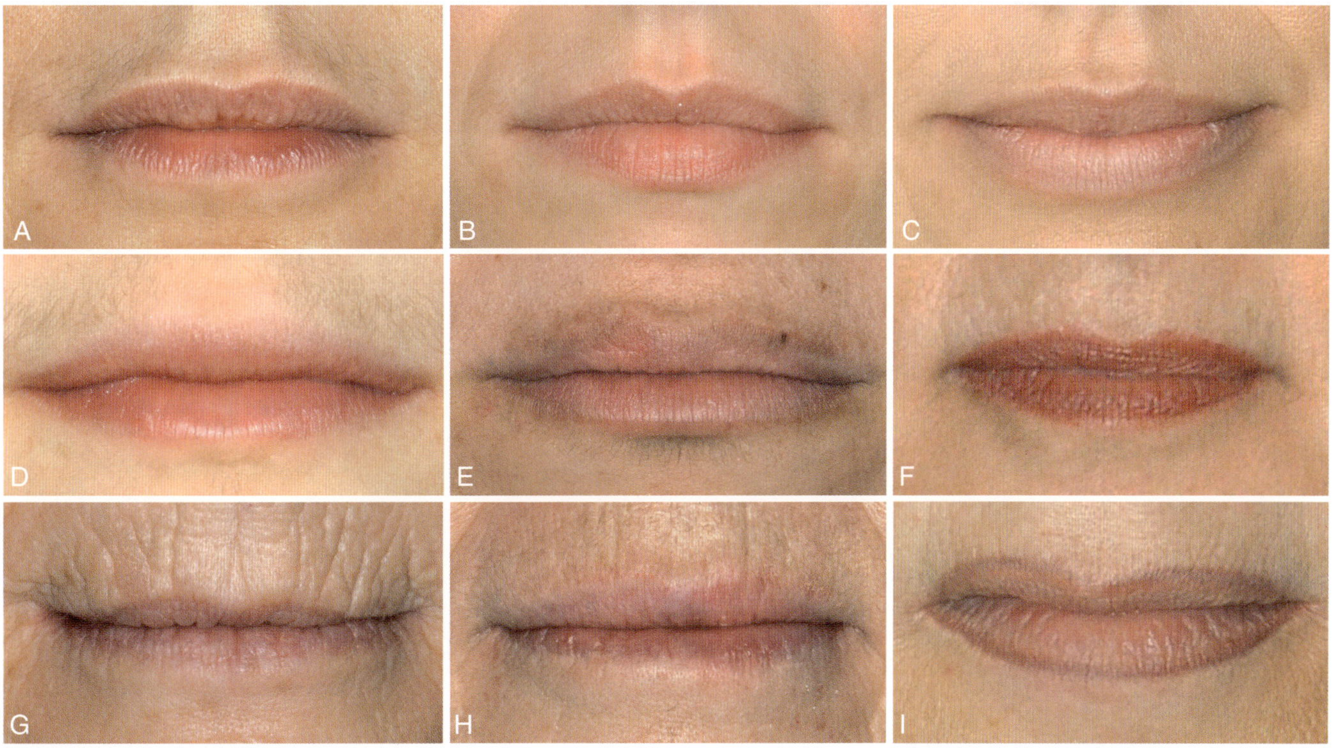

Figure 20.1

Neuf patientes avec des variations importantes du dessin du contour des lèvres.
Quel est l'impact esthétique du contour du vermillon, d'un arc de Cupidon bien dessiné (**A**, **B** et **C**), flou (**D**, **E** et **F**) ou irrégulier (**G**, **H** et **I**) ? Sur les vues **G** et **H**, on peut observer le « plissé soleil » (dit aussi « code-barres ») de la lèvre blanche supérieure et son incidence sur le contour du vermillon. La vue **I** montre un contour redessiné asymétrique par dermopigmentation (tatouage).

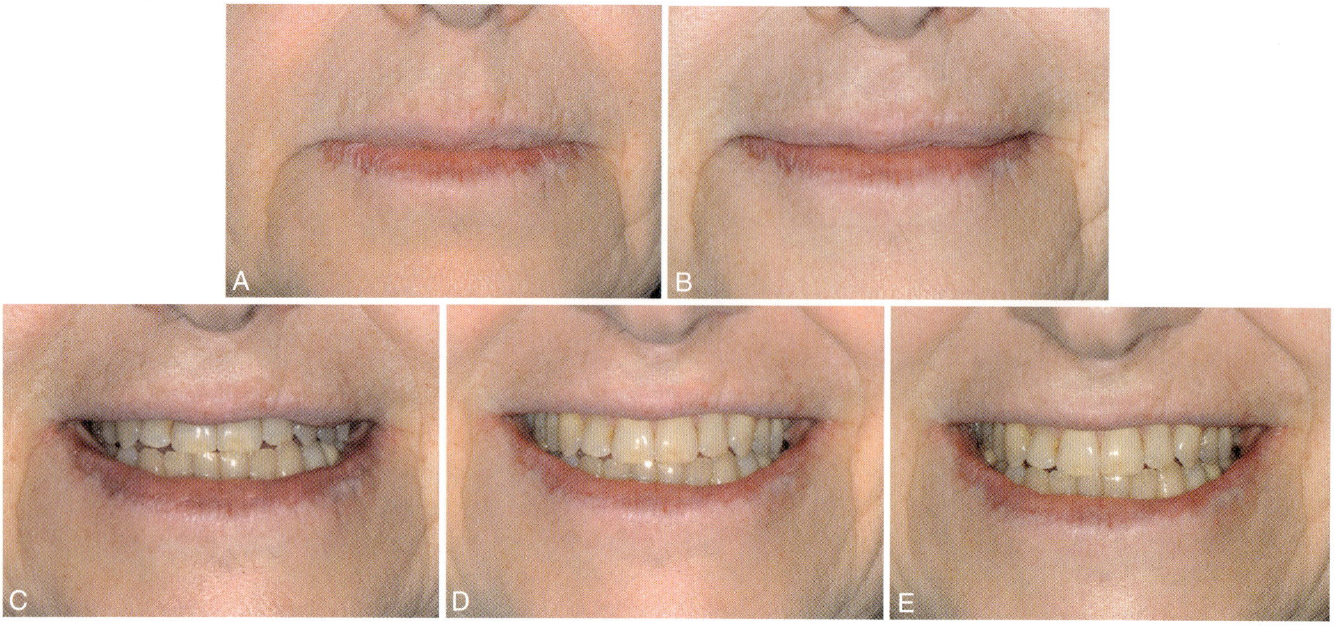

Figure 20.2

Observons un cas de dysharmonie du contour des vermillons.
Cette patiente âgée de 61 ans illustre l'importance du contour des lèvres dans l'harmonie des lèvres et du sourire : il est à la fois irrégulier (notez le contour du vermillon supérieur en regard des ridules cutanées) et flou (surtout celui du vermillon inférieur).

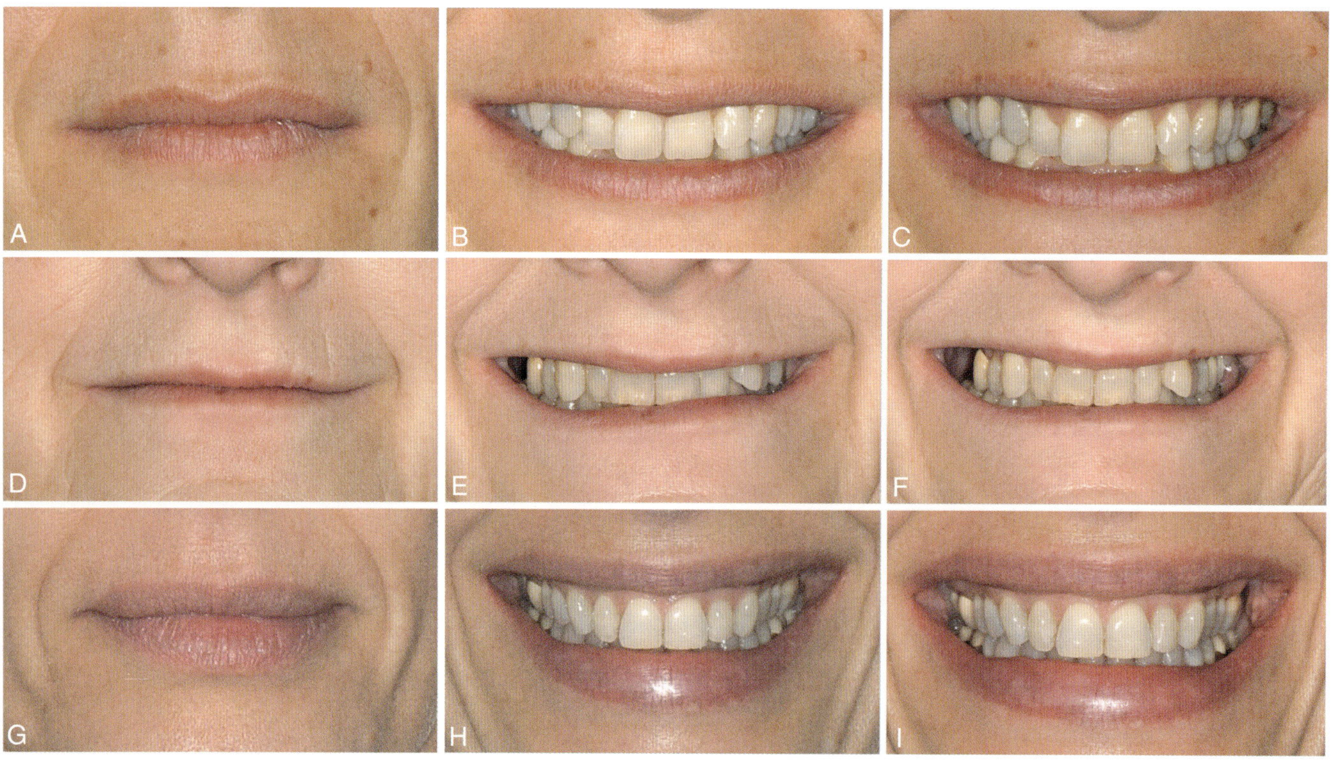

Figure 20.3

Observons le volume des vermillons au repos et lors du sourire.
La première patiente (**A**, **B**, **C**) est un cas de figure classique : lors du sourire (**B**), le volume des vermillons s'affine et évolue peu quand il est forcé (**C**). La deuxième patiente (**D**, **E**, **F**) a des vermillons très fins, ce qui fait presque disparaître le vermillon supérieur lors du sourire forcé (**F**) et lui donne un air sévère et injustement âgé voire masculin. Enfin, la dernière patiente (**G**, **H**, **I**) présente le cas de lèvres volumineuses au repos, qui le restent à l'étirement et lors du sourire forcé, où leur hauteur augmente même un peu. Cette capacité de s'étirer en « ruban » est en phase avec les canons féminins esthétiques actuels, que l'on retrouve chez Julia Roberts, Scarlett Johansson ou Marion Cotillard.

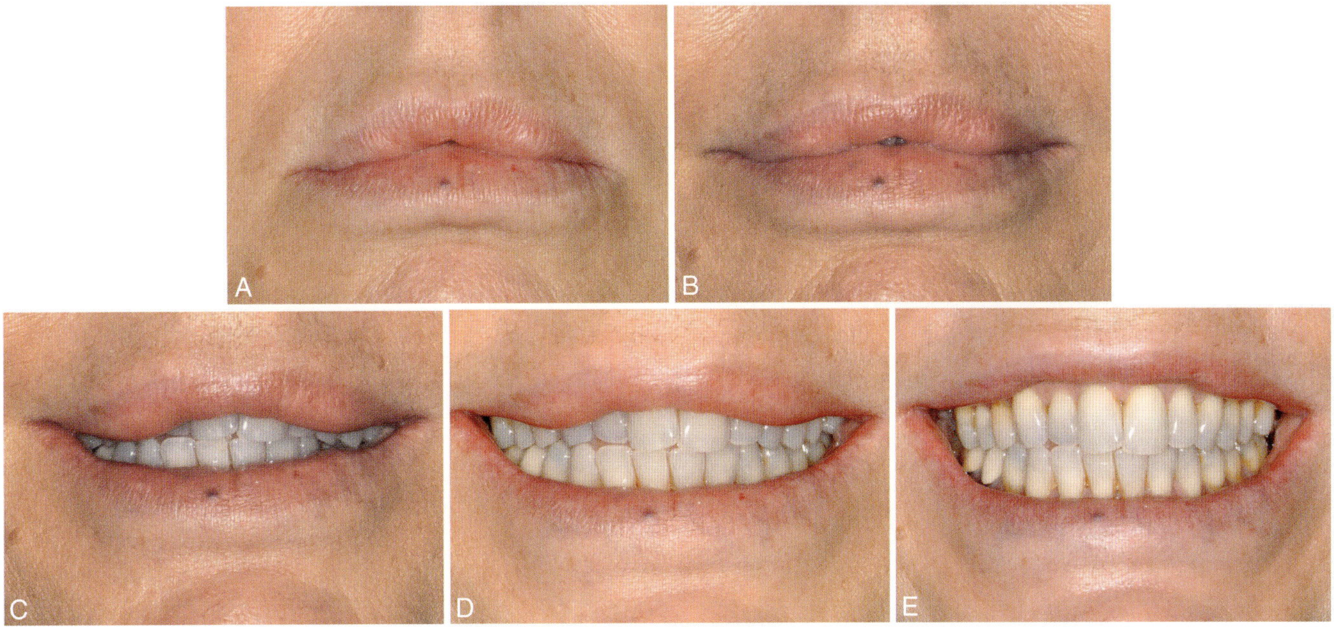

Figure 20.4

Observons le tracé irrégulier de cette ligne du sourire et son impact.
Ces lèvres présentent un contour externe bien dessiné. Lors du sourire, le contour inférieur de la lèvre supérieure se dévoile et fait apparaître la « ligne du sourire ». Notez l'impact esthétique de son irrégularité et, ce qui n'est pas banal dans ce cas, la différence d'aspect de la « ligne » du sourire entre le « sourire franc » et le « sourire forcé ».

Références

[1] Muller C, Alouini O, Chouvin M. Objectif sourire : et si l'on s'intéressait aux lèvres ? Orthod Fr 2018 ; 89 : 21–40.

[2] Muller C. Les lèvres : un élément du sourire sous-évalué. Réal Clinique 2019 ; 3 : 194–204.

[3] Fradéani M. Analyse esthétique. Éditions Quintessence International ; 2007. p. 352.

[4] Liebart M-F, Fouque-Deruelle C, Santini A. Smile line and periodontium visibility. Perio 2004 ; 1(1) : 17–25.

FICHE 21
Lèvre blanche : philtrum et crêtes philtrales

Vous êtes-vous déjà posé la question de la présence du philtrum, et si oui, de son impact esthétique ? Le philtrum est l'ornement de la lèvre blanche supérieure. Sa présence plus ou moins marquée joue un rôle esthétique [1, 2]. Il est assez présent sur les vues A, B et C de la figure 21.1, avec une dépression philtrale en forme de cuvette. À l'inverse, les vues D, E et F montrent une quasi-absence de philtrum et/ou de crêtes philtrales, et, par conséquent, de relief sur la lèvre blanche. Ces trois cas montrent aussi que le vermillon peut être volumineux et la lèvre blanche supérieure, plate. Ce sont deux paramètres distincts. Les vues G, H et I montrent trois patientes âgées de 70 ans.

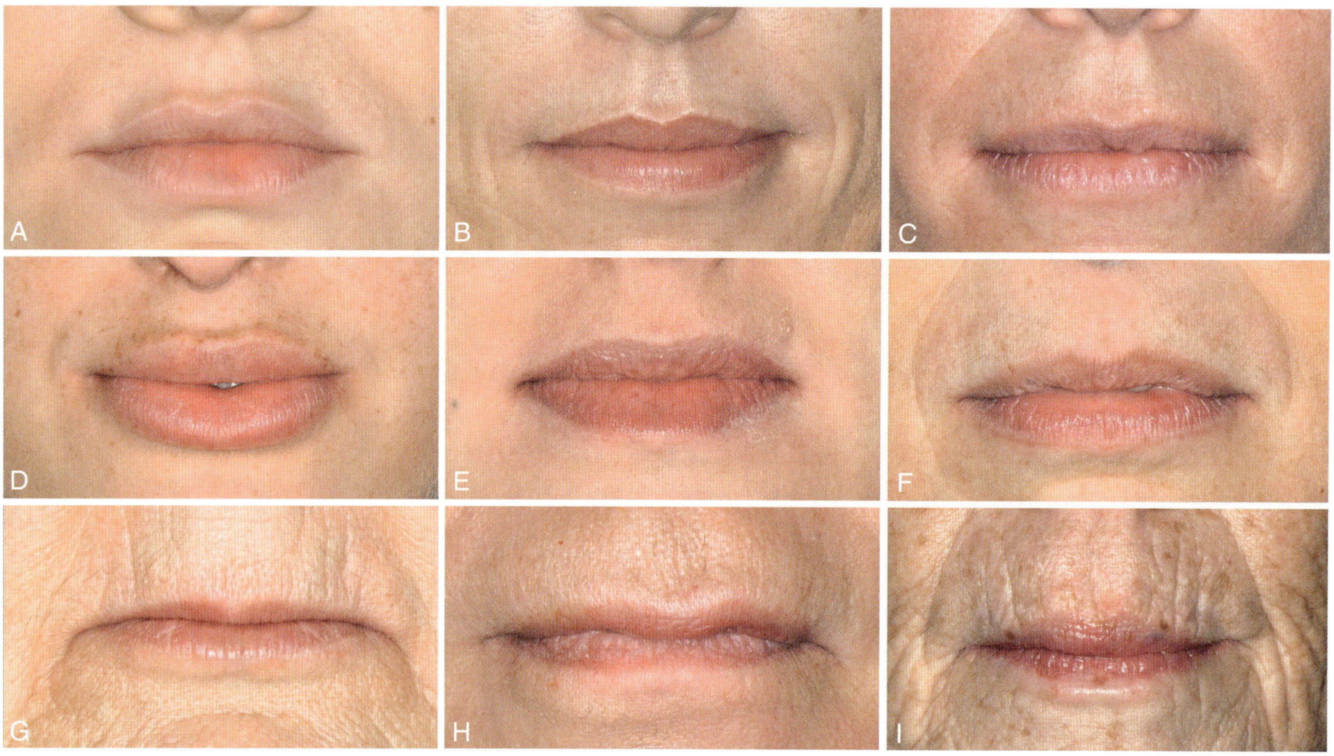

Figure 21.1

Le philtrum : l'ornement de la lèvre blanche supérieure.
Cette figure présente une sélection de lèvres supérieures très variées et permet de s'interroger sur l'impact esthétique du philtrum et des crêtes philtrales. Sur les vues **A**, **B** et **C**, les crêtes sont bien dessinées. Ces « ornements de la lèvre supérieure » sont absents en **D**, **E** et **F** et en **G**, **H** et **I**, où la dépression philtrale est inexistante et la lèvre blanche supérieure est marquée par des ridules verticales (que les chirurgiens esthétiques nomment « plissé soleil » ou « code-barres »).

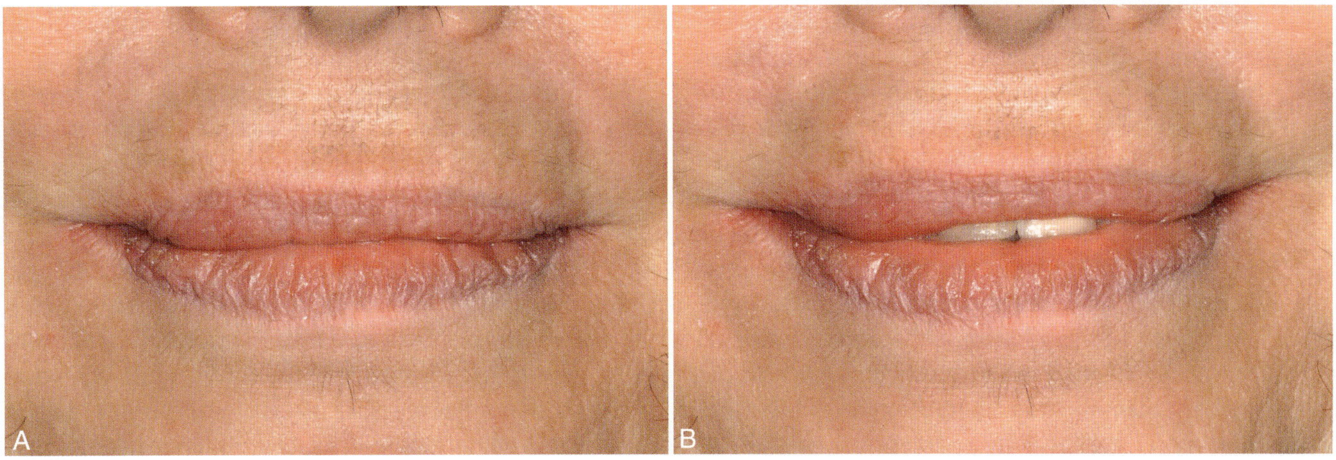

Figure 21.2

Interrogeons-nous sur l'impact esthétique du philtrum et des crêtes philtrales.
La patiente est une femme de 73 ans ayant fait pratiquer des interventions esthétiques. C'est un sujet délicat car les patientes ne se confient pas facilement et souvent partiellement. La lèvre supérieure a perdu son relief et a tellement été étirée et affinée que nous devinons le relief des bosses canines. Il n'y a plus de philtrum ni de crêtes philtrales. La concavité du contour de la lèvre supérieure est même inversée vers le bas. Il semble de fait important de sélectionner les opérations et manipulations esthétiques qui vont conserver voire recréer cette caractéristique anatomique de « dépression centrale et crêtes philtrales » de la lèvre supérieure plutôt que de la gommer.

Le saviez-vous ?

Pour en finir avec les injections des vermillons

Tordons le cou à l'idée que le vieillissement des lèvres est essentiellement dû à une diminution de volume des vermillons.

L'idée que le vieillissement des lèvres est essentiellement lié à une diminution de volume des vermillons est assez commune. Ce phénomène n'est cependant pas documenté et les observations sur nos patients nous incitent même à relativiser cette affirmation. Un peu comme en mathématique où un contre-exemple suffit à faire vaciller un théorème, l'analyse des six cas de la figure 21.3 nous pousse ainsi à admettre que le vieillissement n'est pas systématiquement (et surtout ne se limite pas à) une diminution de volume des vermillons.

D'où vient cette croyance (vieillissement labial synonyme de diminution du volume des vermillons) ?

Elle découle de nos connaissances plus affirmées sur le vieillissement des tissus mous en général. Avec l'âge, les tissus de revêtement se relâchent, les tissus adipeux ou graisseux fondent ou se déplacent. Enfin, comme nous sollicitons de moins en moins nos muscles (hypofonction, sédentarité), nous les perdons en partie.

Côté lèvres, le tissu cutané (le contenant) se relâche (moins de fibres de collagènes et d'élastine), la lèvre blanche s'allonge. À chaque changement d'expression, les muscles peauciers se contractent et provoquent des pliures des tissus cutanés perpendiculaires à la contraction. Sur une peau jeune élastique, la plissure cutanée disparaît rapidement dès que la contraction musculaire se relâche. Avec les années, ces plissures mettent de plus en plus de temps à s'amenuiser, jusqu'à devenir permanentes : ce sont les rides.

Par ailleurs le contenu des lèvres est essentiellement constitué de muscles et d'une très fine couche de graisse sous-cutanée — c'est l'information principale à retenir. Or, c'est la masse graisseuse qui fond ou se déplace avec le temps. Par conséquent la perte ou la redistribution de cette très fine couche de graisse avec le temps est négligeable et n'a que peu d'impact sur le volume des vermillons. Et s'il est entendu que faute d'activité physique régulière à partir d'un certain âge nous perdons nos muscles, pouvons-nous vraiment en déduire que les fonctions labiales sont affectées de la même façon ou que nos lèvres sont touchées par notre sédentarité ? A priori non, car nous ne sommes jamais en hypofonction labiale. Tant qu'il existe de la fonction — que nous parlons, mangeons, déglutissons, sourions… —, il ne devrait pas y avoir de fonte musculaire et donc cette importante perte de volume intuitive ne devrait pas avoir lieu. La figure 21.3 montre des « affinements » et non pas d'importantes pertes de volumes.

Notre hypothèse est que cet affinement (ou aplatissement) observé serait plutôt une diminution d'exposition du vermillon supérieur. Ce serait un phénomène purement physique. Imaginez le relâchement cutané de la lèvre supérieure qui suspend le vermillon supérieur ainsi que l'effet de la pesanteur sur la masse des tissus. La lèvre blanche s'allonge et le vermillon s'invagine à l'intérieur de la cavité buccale dans un sens horaire d'où la diminution de son exposition. Réfléchissons alors au vermillon inférieur qui lui n'est pas suspendu par sa lèvre blanche mais au contraire exerce sur elle une contrainte liée non seulement à sa masse mais à celle du vermillon supérieur qui se reposera de plus en plus sur lui avec les années. Le schéma E de la figure 21.4 montre l'enroulement du vermillon mandibulaire à l'extérieur cette fois.

Faire cette distinction entre *importante* perte de volume — ce que l'on croit qui se passe — et invagination du vermillon sous l'effet de la pesanteur est important car un mauvais diagnostic n'a jamais fait un bon traitement. En l'occurrence, cette croyance pousse un certain nombre de femmes à avoir recours à des injections avec la croyance qu'augmenter le volume de leurs vermillons les rajeunira. Or, si ce geste métamorphose en effet les lèvres et les féminise, il ne les rajeunit pas. Nous pourrions oser un parallèle avec une augmentation mammaire qui elle aussi féminise sans rajeunir pour autant. Pire la logique voudrait que ce geste aggrave la situation puisque, comme nous l'avons relevé, c'est la gravité, le poids des lèvres et non la perte de volume qui est en cause. A fortiori, ajouter de la masse ne fera qu'accentuer le phénomène.

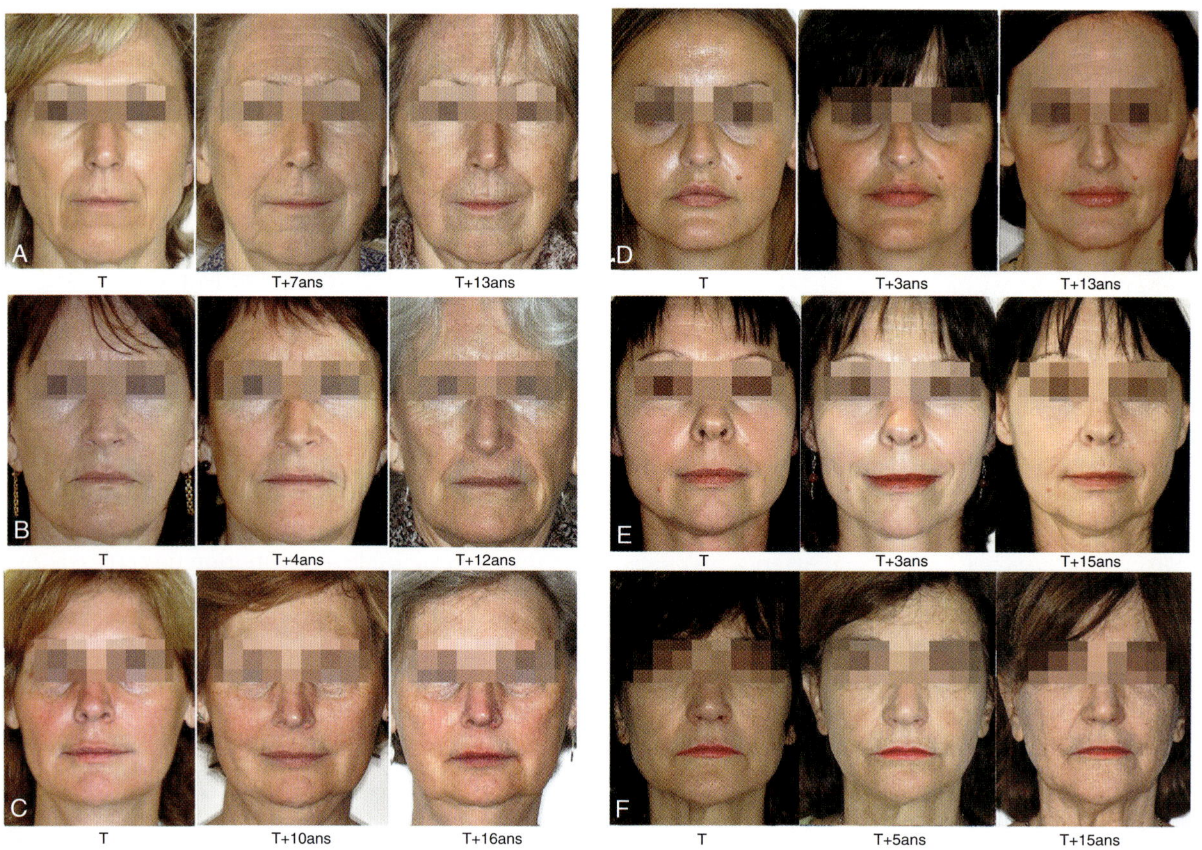

Figure 21.3

Vieillissement labial n'est pas synonyme de diminution de volume du vermillon.
Nos connaissances sur le vieillissement des lèvres sont en réalité encore trop parcellaires. En revanche, nous savons que celui des tissus mous, en général, obéit à deux mécanismes tissulaires : le relâchement des tissus de revêtement « de contenant » et la perte de volume du « contenu ». L'harmonie des traits se modifie progressivement sous leur effet, combiné à la fonction, à la gravité et au temps. Observons ces six patientes et les modifications. Il y a quatorze ans d'écart en moyenne entre la photo de gauche et celle de droite : les volumes des vermillons se sont-ils affinés ? distinguons les deux vermillons, qu'en est-il pour le vermillon inférieur ? Qu'en est-il du tiers inférieur de leur face ? Évidemment cette observation n'est une preuve de rien du tout ; toutefois, ces six cas nous permettent de nuancer : le vieillissement ce n'est pas systématique et surtout ce n'est pas que… une diminution de volume.

APPLICATION 7 **Qui a déjà observé un bourrelet sous le vermillon inférieur ?**

Ce que nous venons de relever concernant le vieillissement des lèvres — le relâchement cutané de la lèvre supérieure qui suspend le vermillon supérieur, l'effet de la pesanteur sur la masse de la lèvre, la diminution de l'exposition du vermillon supérieur qui s'invagine à l'intérieur de la cavité buccale dans le sens horaire, la masse du vermillon supérieur qui repose sur le vermillon mandibulaire et son enroulement vers l'extérieur — nous conduit à faire une observation inédite (jamais référencée à notre connaissance), celle d'un renflement sous le vermillon mandibulaire qui apparaît avec l'âge.

Ce sont ces épaississements ou bourrelets qu'il faut observer sur les patientes de la figure 21.4 dont l'âge moyen est 68 ans. Ce bourrelet est présent au repos et, comme le montre la patiente présentée figure 21.4, il disparaît lors du sourire.

Sur ces vues, les vermillons sont beaux, la mobilité des lèvres est bonne mais nous constatons un renflement imposant sous le vermillon mandibulaire... Notre œil étant à présent alerté, il nous sera dorénavant impossible de passer à côté de ce bourrelet.

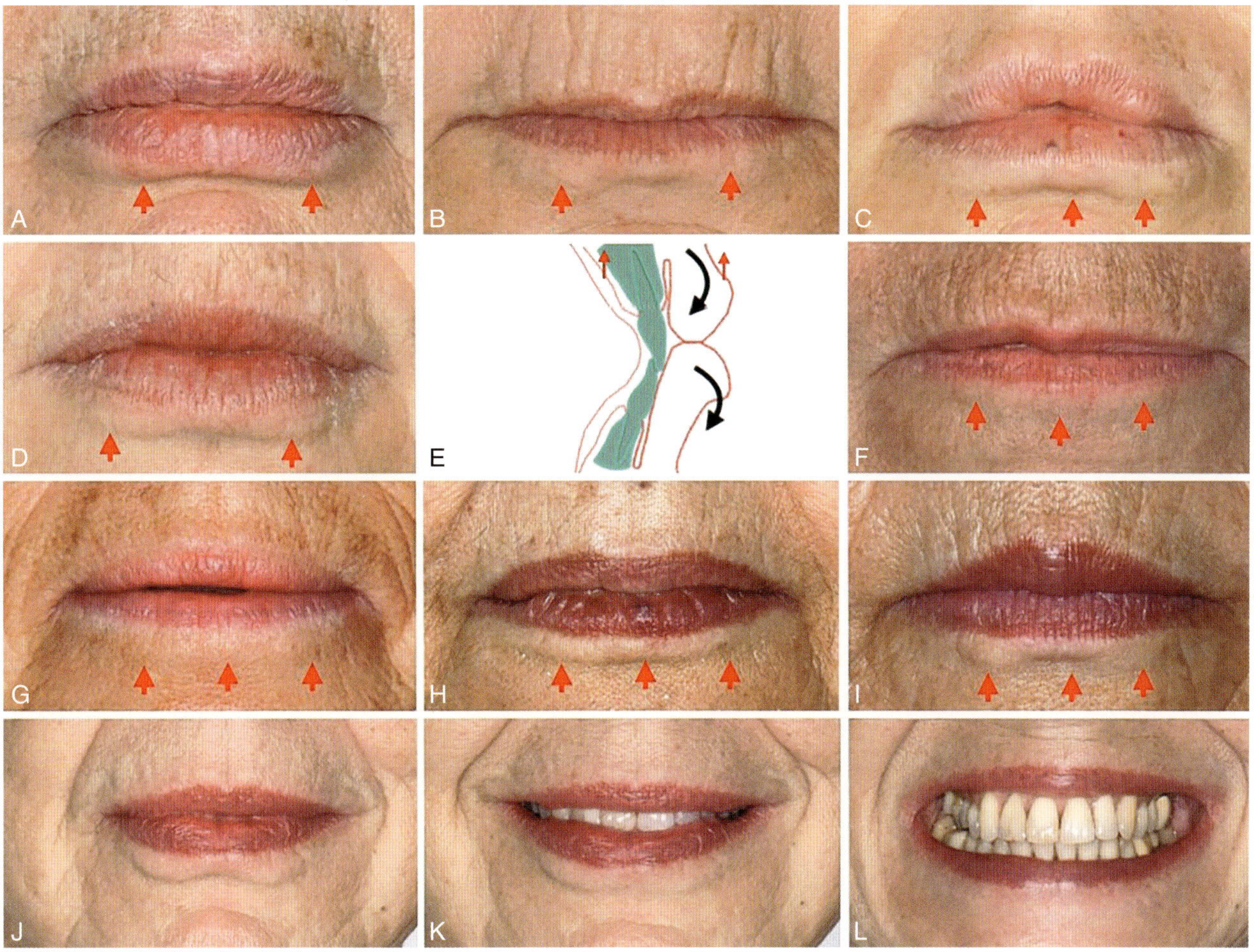

Figure 21.4

Habituons notre œil à observer ce renflement.

Sur la vue **E**, on observe que la diminution du tonus musculaire et la petite perte, ou migration, de la masse graisseuse génèrent un relâchement cutané de la lèvre supérieure, avec un effet de pesanteur sur la lèvre mandibulaire sur laquelle elle repose. Cela va dans le sens d'un enroulement à l'extérieur plutôt qu'à l'intérieur, et se traduit par un épaississement sous le vermillon mandibulaire. Les autres vues nous habituent à voir cet épaississement sous le vermillon inférieur qui corrobore notre hypothèse d'allongement de la lèvre supérieure blanche et du vermillon supérieur, qui s'enroule vers l'intérieur de la cavité buccal tout en reposant sur le vermillon inférieur. Les vues JK et L sont des vues de la meme patiente. La vue J permet d'observer un bourrelet particulièrement volumineux sous le vermillon mandibulaire au repos. Les vues K et L montrent sa diminution puis sa disparition à l'étirement de l'orbiculaire.

Références

[1] Muller C. Les lèvres : un élément du sourire sous-évalué. Réal Clinique 2019 ; 3 : 194–204.

[2] Fradéani M. Analyse esthétique. Éditions Quintessence International ; 2007. p. 352.

FICHE 22
Mobilité des lèvres et types de sourire

Trois groupes musculaires [1] participent au mouvement des lèvres lors du sourire en intervenant dans un ordre précis, de la position de repos à l'expression maximale du sourire (figure 22.1) :

- groupe 1 : les muscles élévateurs de l'angle de la bouche (la commissure) : le grand zygomatique, l'élévateur de l'angle, le risorius, l'orbiculaire de la bouche, le buccinateur ;
- groupe 2 : les muscles élévateurs de la lèvre supérieure : l'élévateur de la lèvre supérieure et de l'aile du nez, l'élévateur de la lèvre supérieure, le petit zygomatique ;
- groupe 3 : les muscles abaisseurs : le muscle abaisseur de la lèvre inférieure, le muscle abaisseur de la commissure, le mentonnier.

Cette décomposition selon l'engagement des trois groupes musculaires est une étape clé dans l'étude du sourire car elle permet d'iconographier de façon reproductible le mouvement des lèvres en contournant la consigne paradoxale : « Soyez spontané ! »

De nombreuses classifications du sourire existent. Celle de Rubin et Philips [2], particulièrement intéressante, définit ainsi trois types de sourire selon le recrutement musculaire : commissural, canin et complexe (figure 22.2).

En outre, comme l'illustre la figure 22.3, une fonction musculaire altérée impacte le sourire. Elle rassemble en effet des sourires asymétriques par recrutement asymétrique par rapport au plan sagittal médian d'un groupe musculaire (groupe 1 – élévateur des commissures sur les vues A, B, C ; groupe 3 – abaisseurs de la lèvre inférieure sur les vues D, E, F). Les vues G, H, I présentent un sourire particulier sans recrutement des élévateurs des commissures. Les commissures restent dirigées vers le bas. L'étiologie de cette hypofonction bilatérale est compliquée à mettre en évidence et probablement liée, dans ce cas, à des opérations esthétiques (injections et/ou lifting, etc.) [3].

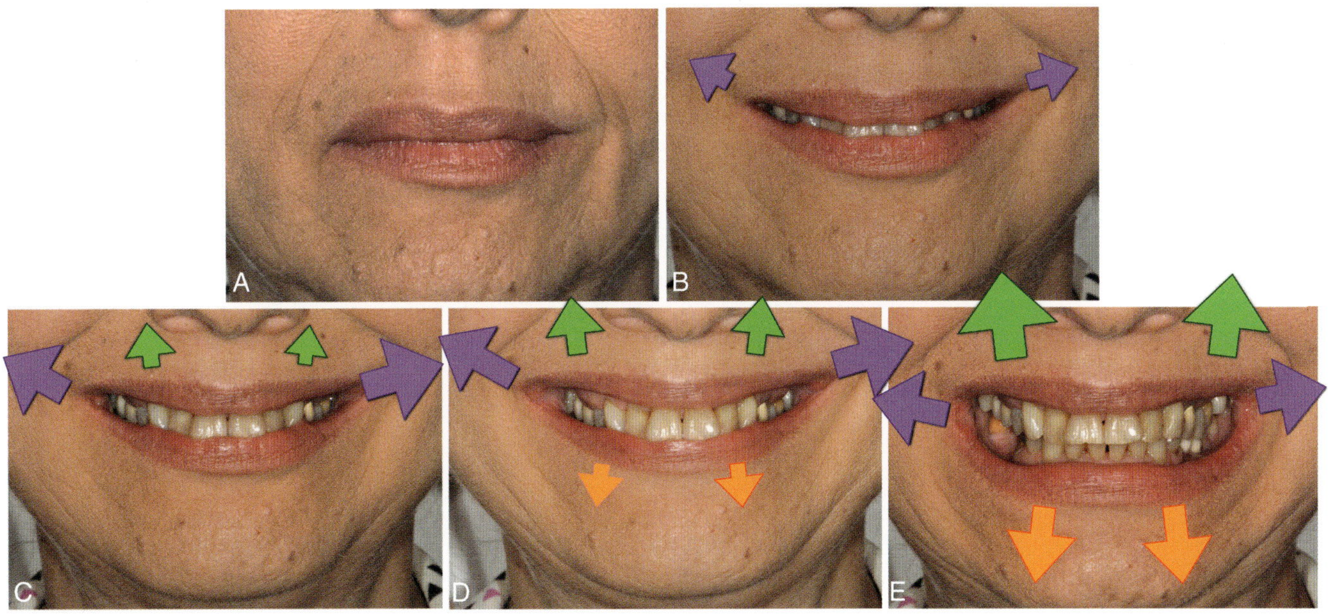

Figure 22.1

Séquençage du sourire en cinq temps selon les trois groupes musculaires engagés.
A. Le repos. **B.** Les commissures s'étirent vers l'arrière et le haut grâce aux élévateurs des angles de la bouche (groupe 1 – violet). Sur ce « petit sourire », les lèvres sont jointives, les dents sont peu ou pas visibles. **C.** La contraction des élévateurs de la lèvre supérieure (groupe 2 – vert) lui permet de s'élever. Dans la foulée, les ailes de nez montent, les plis naso-géniens s'approfondissent et les dents maxillaires sont découvertes. Les buccinateurs opèrent plus en profondeur et le milieu de la lèvre supérieure atteint le niveau de la ligne bicommissurale grâce aux élévateurs de la lèvre supérieure. **D.** Les abaisseurs de la lèvre inférieure sont nettement engagés (groupe 3 – orange), un « sourire franc » rendu possible par la détente de l'orbiculaire qui permet aux lèvres de s'étirer verticalement et horizontalement. **E.** « Sourire forcé » : l'exposition dentaire et gingivale est maximale grâce à la contraction (groupes 1, 2 et 3), tout comme la détente de l'orbiculaire.

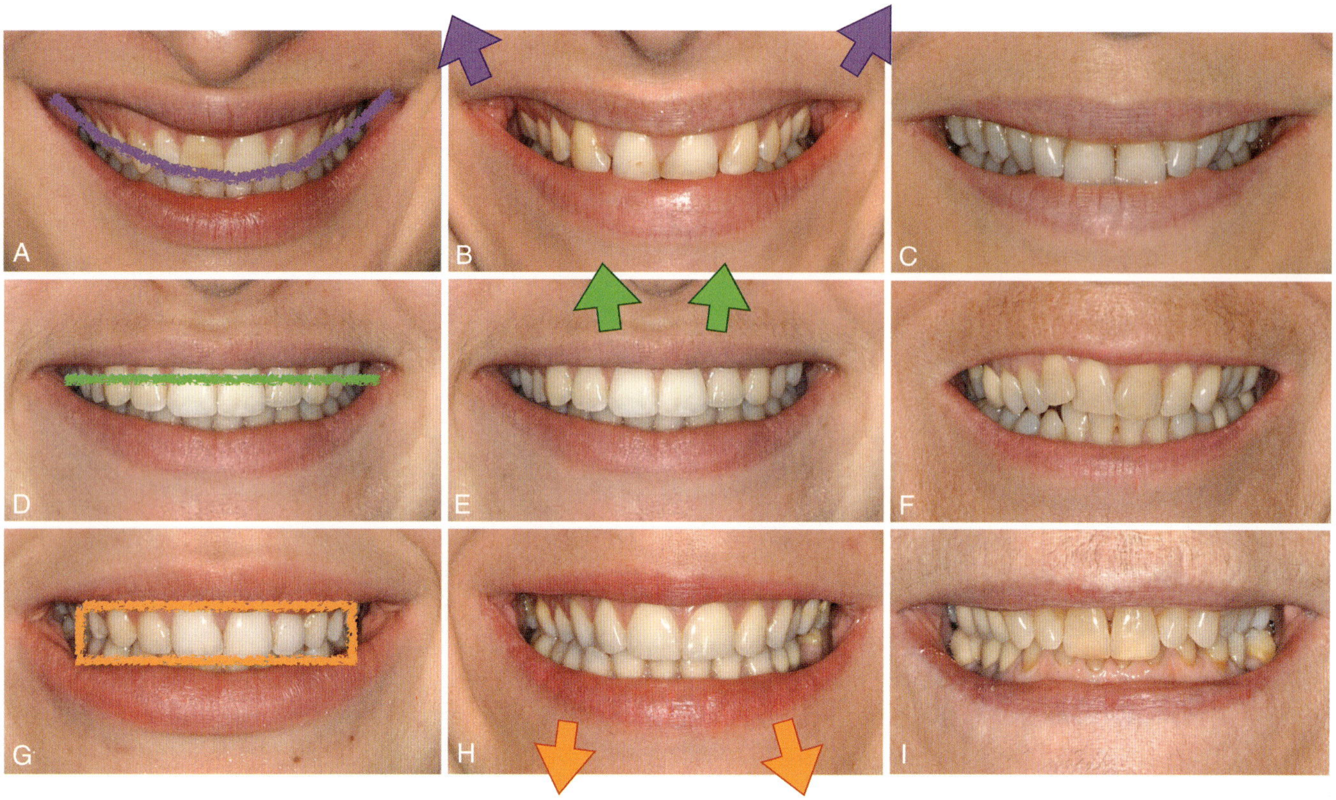

Figure 22.2

Les trois types de sourire selon Rubin et Philips [2].

Le *sourire commissural* (**A**, **B**, **C**) concerne plus de deux personnes sur trois. Les commissures sont étirées en arrière et en haut. Les muscles élévateurs de la commissure (groupe 1) ont une action dominante. La hauteur des commissures est supérieure à celle de la partie médiane de la lèvre supérieure. C'est lors de ce sourire que nous pouvons parler de forme en « aile de mouette » pour la lèvre supérieure par analogie avec celle de l'oiseau (l'aile n'est pas droite, elle est montante et comporte une brisure puis elle est légèrement descendante).

Le *sourire canin* (**D**, **E**, **F**), présent chez un peu moins d'un tiers de la population, se traduit par une action importante des élévateurs de la lèvre supérieure (groupe 2). Les canines sont exposées à la contraction. La hauteur des commissures est inférieure à la partie médiane de la lèvre supérieure. La ligne du sourire est plate voire concave vers le bas.

Avec le *sourire complexe ou carré* (**G**, **H**, **I**), qui se retrouve chez 2 à 3 % de la population seulement, les muscles élévateurs de l'angle de la bouche, de la lèvre supérieure, et les abaisseurs de la lèvre inférieure (groupe 3) agissent de façon précoce et simultanée, ce qui rend les dents mandibulaires très présentes.

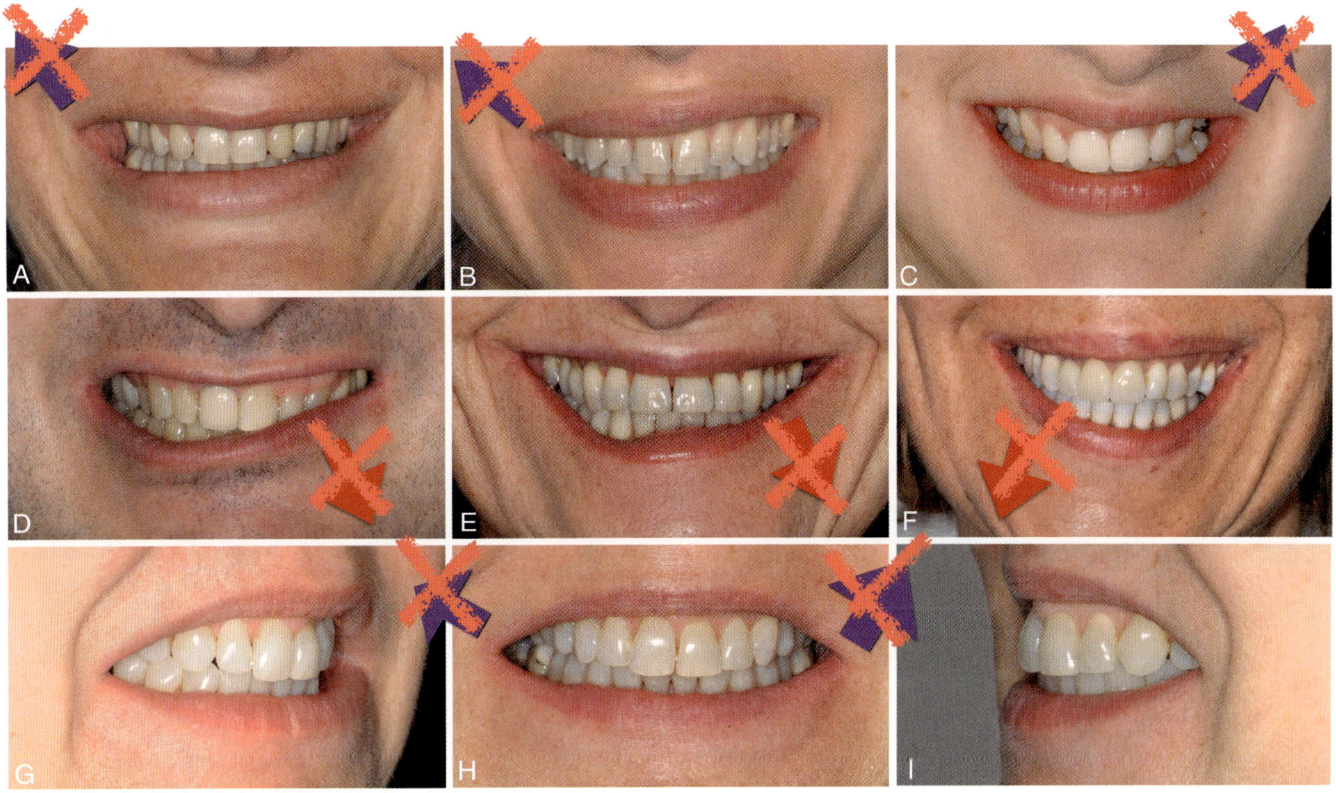

Figure 22.3

Habituons notre œil à observer des asymétries d'engagement musculaire labial.
Malgré des alignements dentaires corrects, ces patients ont un sourire perturbé du fait de l'asymétrie de recrutement des groupes musculaires labiaux. **A, B, C.** Le recrutement asymétrique des muscles du groupe 1 (élévateurs de l'angle de la bouche) limite l'élévation d'une commissure. **D, E, F.** La contraction unilatérale des abaisseurs de la lèvre inférieure (groupe 3) entraîne une exposition asymétrique des dents mandibulaires. **G, H, I.** Les muscles du groupe 1, en particulier, les élévateurs des commissures, ne sont pas recrutés, les dents sont découvertes et le sourire n'est pas harmonieux. Un air triste se dégage même des commissures dirigées vers le bas. Pourtant, la sangle auriculo-palpébrale est engagée et la patiente « rit » bien avec ses yeux, ce que ne traduit pas son sourire.

APPLICATION 8 **Le sourire gingival mandibulaire : le sourire du senior**

En 2007, M. Fradéani [4] décrivait le « sourire agréable » comme un sourire découvrant complètement les dents maxillaires et environ 1 mm de tissus gingivaux (sous-entendu maxillaire supérieur). La classification de Liebart [5] distingue quatre type de sourire en fonction de la hauteur de la ligne du sourire (contour inférieur du vermillon supérieur) et de l'exposition de la gencive maxillaire. Or, avec les années, les tissus mous se modifient anatomiquement et fonctionnellement : comme évoqué auparavant, la tonicité physiologique et l'élasticité de la lèvre supérieure et des muscles faciaux relevant la lèvre et les commissures baissent [6]. Résultats : lors du sourire ou de la phonation, l'exposition des dents supérieures est réduite et celle des dents mandibulaires, accentuée. L'esthétique est alors dominée par les plus petites dents, les incisives mandibulaires (Fiche 24 et Fiche 25). Cette double évolution est un signe et un facteur important du vieillissement d'un visage.

Le sourire du senior est complexe du fait de deux phénomènes concomitants :

- la diminution de l'engagement des releveurs de la lèvre supérieure et des commissures diminuant l'exposition des incisives maxillaires (exposition partielle et encore plus rare de la gencive maxillaire) ;
- l'engagement précoce des abaisseurs de la lèvre inférieure exposant les incisives mandibulaires voire la gencive mandibulaire : nous pouvons dès lors parler de sourire gingival mandibulaire, point qui n'est abordé dans aucun traité d'esthétique alors qu'il est relativement classique chez le senior.

La figure 22.4 présente le sourire gingival mandibulaire chez une patiente de 72 ans avec une bonne santé dentaire, qui, par ailleurs, n'expose ses incisives maxillaires que lors du sourire forcé.

APPLICATION 8 Le sourire gingival mandibulaire : le sourire du senior (suite)

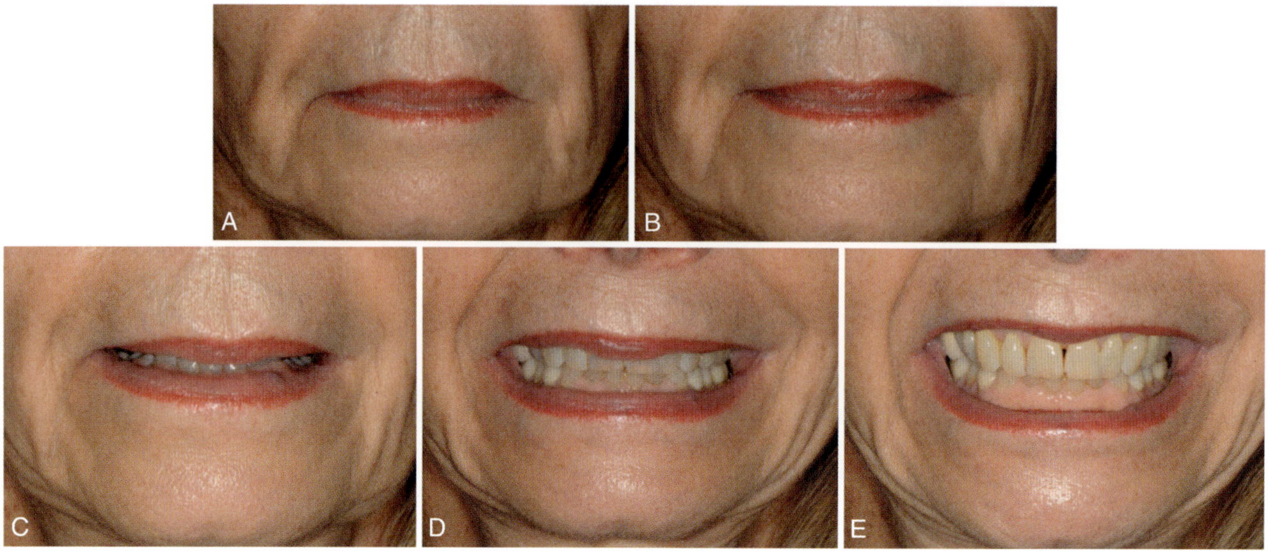

Figure 22.4

Le sourire gingival mandibulaire : le type 5 dans la classification de Liebart
Ces vues montrent l'importance des incisives mandibulaires dans l'esthétique du senior. Les consignes données sont respectivement : **A.** Le repos, expression neutre. **B.** « Remonter les commissures ». **C.** « Sourire en montrant les dents ». Seules les dents mandibulaires sont exposées. **D.** Le « sourire franc » met en évidence la prédominance des dents mandibulaires dans le sourire du senior. Les dents mandibulaires sont intégralement exposées, ainsi que les collets et uniquement les bords libres maxillaires. **E.** « Souriez jusqu'aux oreilles ». La patiente expose les incisives maxillaires et une large bande de gencives mandibulaires : nous pouvons parler de sourire gingival mandibulaire.

APPLICATION 9 Sachons reconnaître l'exceptionnel

La patiente de la figure 22.5 vient de terminer son temps orthodontique et c'est l'étape des photographies de fin de traitement. Comme elle respecte facilement et parfaitement les consignes données, prendre son sourire en photographie s'avère très facile. En lui faisant remarquer qu'elle a une excellente mobilité des lèvres et que ce qui est souvent très compliqué pour beaucoup de patients semble ne lui poser aucun problème, elle répond : « Je ne sais pas si cela a un rapport mais avec mes sœurs, on a toutes une grimace depuis toutes petites. » La figure suivante décompose ainsi les mouvements des lèvres en fonction du recrutement musculaire pendant ladite grimace et permet d'observer le recrutement non seulement asymétrique mais d'une amplitude exceptionnelle des groupes 2 et 3 (élévateurs de la lèvre supérieure et abaisseurs de la lèvre inférieure). Un observateur attentif notera l'absence d'engagement du groupe 1 (élévateur des commissures).

Lèvres à haut potentiel

Pour être un expert du sourire, nous devons avoir la capacité de reconnaître des lèvres exceptionnelles donc un sourire exceptionnel. La figure 22.6 présente une patiente âgée de 50 ans qui consulte en orthodontie. Sa demande concerne la correction d'un encombrement incisif mandibulaire dont l'évolution l'inquiète. Si notre œil se focalise sur ses dents maxillaires, nous allons observer des incisives latérales en ectopie vestibulaire et une linguo-version des secteurs latéraux et peut-être lui parler d'un sourire peu rempli et de nos possibilités d'harmonisation.

Un expert du sourire ne manquera pas de reconnaître des lèvres qui présentent la plupart des caractéristiques anatomiques qui font le secret de l'harmonie labiale : dessin des contours et du vermillon, sourire commissural et « ailes de mouette », conservation des volumes à l'étirement avec aplatissement en ruban. La patiente n'a aucune demande sur son sourire et elle est même parfaitement consciente de l'effet attractif qu'il produit. Lui parler de son sourire peu rempli ou « pauvre » pourrait de fait faire perdre sa crédibilité au praticien qui serait passé à côté de l'exception labiale.

APPLICATION 9 **Sachons reconnaître l'exceptionnel (suite)**

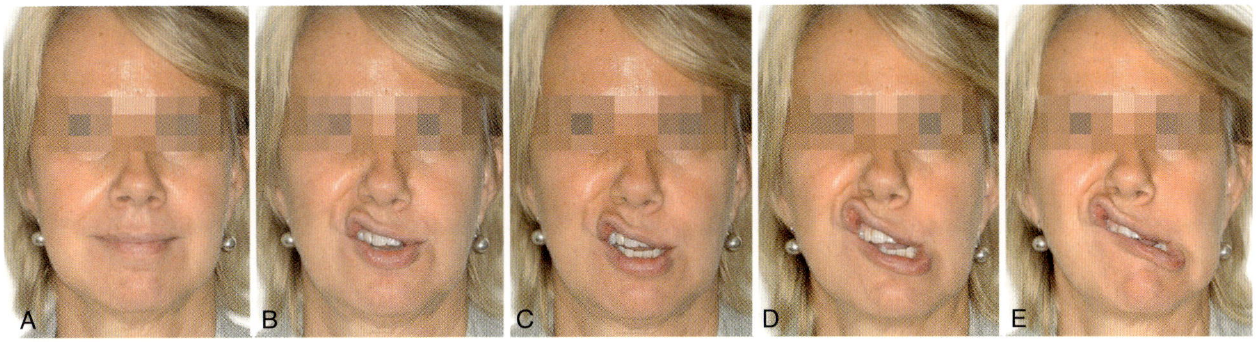

Figure 22.5

Nous avons encore beaucoup à apprendre sur la mobilité labiale !
Cette patiente âgée de 54 ans a une mobilité exceptionnelle en amplitude et un contrôle asymétrique des muscles labiaux. **A.** Repos. **B.** Petit zygomatique et releveur de la lèvre supérieure droits. **C.** Début d'engagement des abaisseurs et du releveur de la lèvre supérieure et de l'aile du nez (observez la narine droite), toujours de façon étonnamment asymétrique. **D.** La lèvre touche la narine droite ; les abaisseurs s'engagent à gauche. **E.** Amplitude maximale avec recrutement asymétrique de l'élévateur de la lèvre supérieure et de l'aile du nez, petit zygomatique, recrutement de l'abaisseur de la lèvre inférieure gauche. Notez qu'il n'y a, de fait, pas d'engagement du groupe des élévateurs des commissures et que la patiente est incapable (tout comme ses sœurs) d'inverser côté droit et gauche.

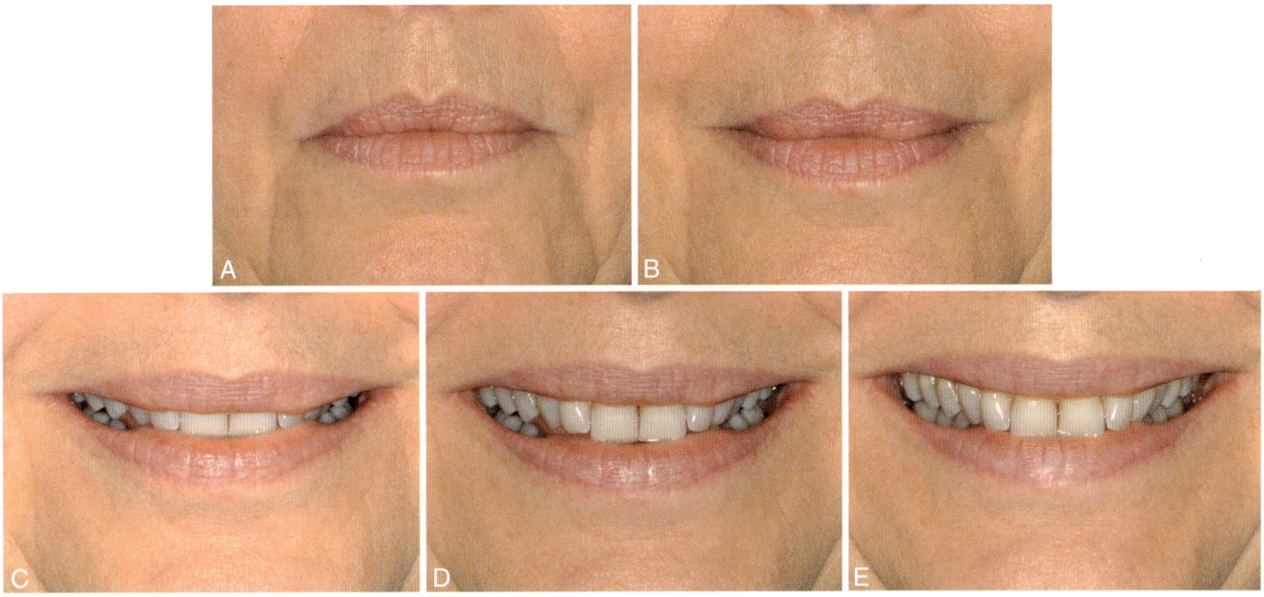

Figure 22.6

Lèvres à haut potentiel.
Cette patiente de 50 ans consulte pour un alignement incisif mandibulaire évolutif et n'a aucune demande sur son sourire. Nous devons pourtant être en mesure d'observer un arc de Cupidon particulièrement bien dessiné, associé à de jolies lèvres au repos et à un sourire gracieux. Des observations indépendantes de la tendance à la classe II 2 et de la linguo-version des secteurs latéraux.

Références

[1] Radlanski R, Wesker K. Atlas d'anatomie clinique de la face. Éditions Quintessence International ; 2016. p. 354.

[2] Philips E. The classification of smile patterns. J Can Dent Assoc 1999 ; 65 : 252–4.

[3] Muller C, Alouini O, Chouvin M. Objectif sourire : et si l'on s'intéressait aux lèvres ? Orthod Fr 2018 ; 89 : 21–40.

[4] Fradéani M. Analyse esthétique. Éditions Quintessence International ; 2007. p. 352.

[5] Liebart M-F, Fouque-Deruelle C, Santini A. Smile line and periodontium visibility. Perio 2004 ; 1(1) : 17–25.

[6] Desai S, Upadhyay M, Nanda R. Dynamic smile analysis : changes with age. Am J Orthod Dento-Facial Orthop 2009 ; 136(3) : 310–1.

FICHE 23
L'orthodontiste « labio-conscient » : hypofonction labiale et orthodontie vestibulaire

Prendre conscience de l'importance du facteur musculaire dans le sourire a permis de comprendre pourquoi la patiente de la figure 22.6 ne formulait aucune demande esthétique sur son sourire. A contrario il existe un scénario aussi fréquent dans lequel un défaut dentaire peut déclencher une habitude limitante (hypofonction labiale afin de ne pas exposer l'élément en cause). Face à ce constat quant aux conséquences sur le sourire d'une habitude masquant un défaut dentaire, nous avons émis et publié l'hypothèse [1] que coller du matériel orthodontique sur les faces vestibulaires s'accompagne d'une altération temporaire de recrutement de muscles labiaux, les patients cherchant à cacher le matériel ou à minimiser son exposition.

Dans ce contexte, privilégier du matériel collé sur les faces linguales devient très pertinent, en particulier chez les seniors qui, à l'instar du sportif accidenté, auront plus de mal à recouvrer leur potentiel musculaire — comme pour tout autre muscle du corps, plus nous avançons en âge, plus la récupération après une immobilisation (plâtre, blessure…) est longue.

La figure 23.1 présente le cas d'une patiente appareillée en vestibulaire ayant consulté pour un second avis orthodontique. Elle souhaite que le matériel collé en vestibulaire soit modifié en position linguale. Cette illustration propose d'observer ses lèvres en réponse à la consigne habituelle « souriez jusqu'aux oreilles » pour attirer notre attention sur l'éventualité d'une dysfonction labiale.

La patiente présentée en figure 23.2 émet une demande forte à propos de ses troubles dentaires. Elle présente une agénésie bilatérale 12 et 22. Le diastème s'est comblé à sa gauche par mésialisation de 23. Un espace de 4 mm persiste à sa droite.

Sur la vue A, nous pouvons observer la difficulté de cette patiente âgée de 46 ans à recruter les muscles élévateurs des commissures lors de la consigne « souriez jusqu'aux oreilles ». Cette hypofonction musculaire serait à corréler avec l'édentement et une habitude masquante qui se développe chez tout patient présentant un défaut dentaire antérieur. Les autres vues de la figure 23.2 montrent la normalisation physiologique de cette zone au fur et à mesure de l'avancée du projet orthoprothétique.

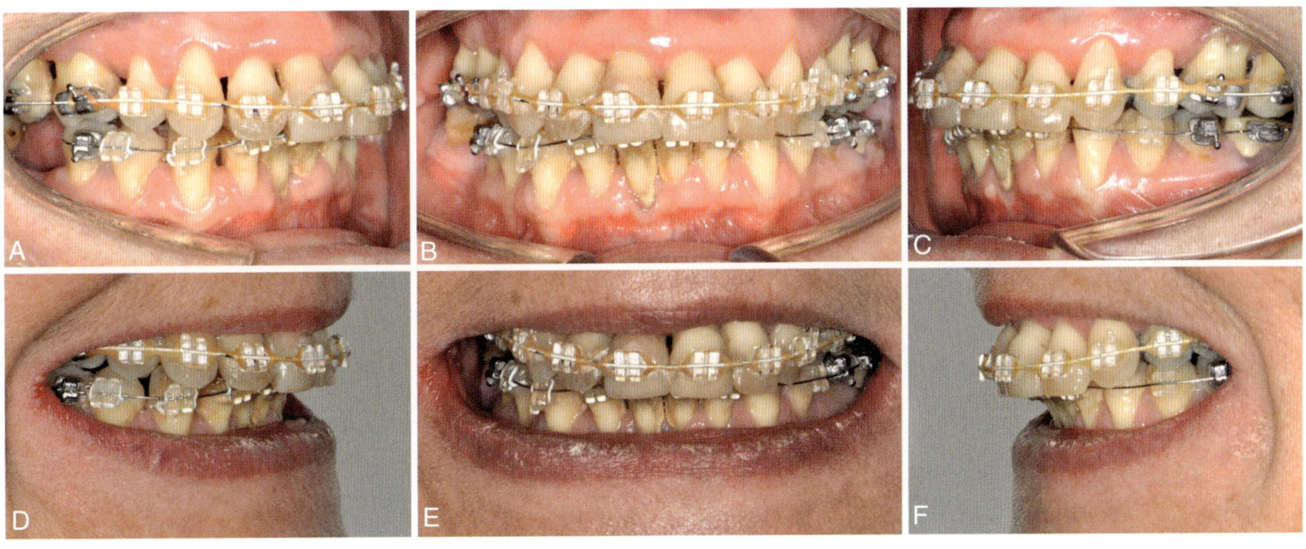

Figure 23.1

Sourire et orthodontie vestibulaire.

Les vues **A**, **B**, **C** sont des vues inter-arcades d'une patiente consultant pour un avis au sujet d'un appareil lingual, elle est en cours de projet orthodontique avec du matériel vestibulaire. **D**, **E**, **F**. La réponse à la consigne « souriez jusqu'aux oreilles » permet d'observer la dysfonction labiale et de révéler les difficultés rencontrées : les commissures tombent au repos, la fonction des élévateurs des angles de la bouche est perturbée avec un recrutement des abaisseurs de la lèvre inférieure maximum. Quand on a déjà observé la fonte musculaire d'un mollet après 6 semaines d'immobilisation d'une jambe, on ne peut que s'inquiéter des effets d'une ou deux voire trois années à hypofonctionner pour cacher ses attaches vestibulaires. Nous proposons de surveiller ces potentielles modifications du sourire chez les adultes équipés d'appareils orthodontiques visibles grâce à une prise en charge par un(e) kinésithérapeute mais surtout de privilégier systématiquement du matériel collé sur les faces linguales.

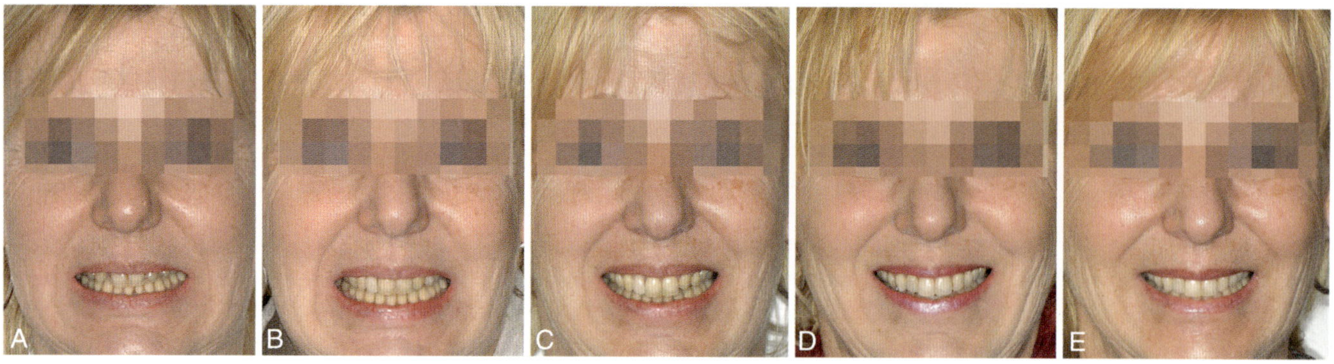

Figure 23.2

Normalisation de la fonction labiale au cours du projet orthoprothétique.
A. Première consultation, cette patiente présente une agénésie de 12 et 22. 23 est au contact de 21 et on mesure 4 mm de diastème 12. Observez la dysfonction labiale (difficulté de recruter les élévateurs des commissures et engagement précoce des abaisseurs). **B.** Pendant le temps d'orthodontie linguale, avec une facette 12 collée sur le matériel orthodontique lingual. **C.** À la fin du temps d'orthodontie. **D.** Après éclaircissement. **E.** Après la pause du bridge cantilever 12 et d'un composite 23 par le Dr Thébaut-Algrin. Les commissures remontent (recrutement des élévateurs des commissures) et les incisives mandibulaires n'apparaissent plus.

Cas clinique 8

Un simple conseil

Il suffit parfois de partager nos connaissances sur le rôle des lèvres dans le sourire pour impulser un changement et une amélioration importante. C'est par exemple le cas de cette patiente de 51 ans, scientifique, évoluant dans un milieu plutôt masculin où sourire n'est pas un gage de sérieux — devons-nous faire l'hypothèse d'une hypofonction socioprofessionnelle ? À l'issue du temps d'orthodontie, il a en effet suffi d'une discussion sur le sourire, le rôle des élévateurs des commissures, l'engagement des abaisseurs pour qu'au rendez-vous suivant, cette femme sourie de façon bien plus harmonieuse (figure 23.3).

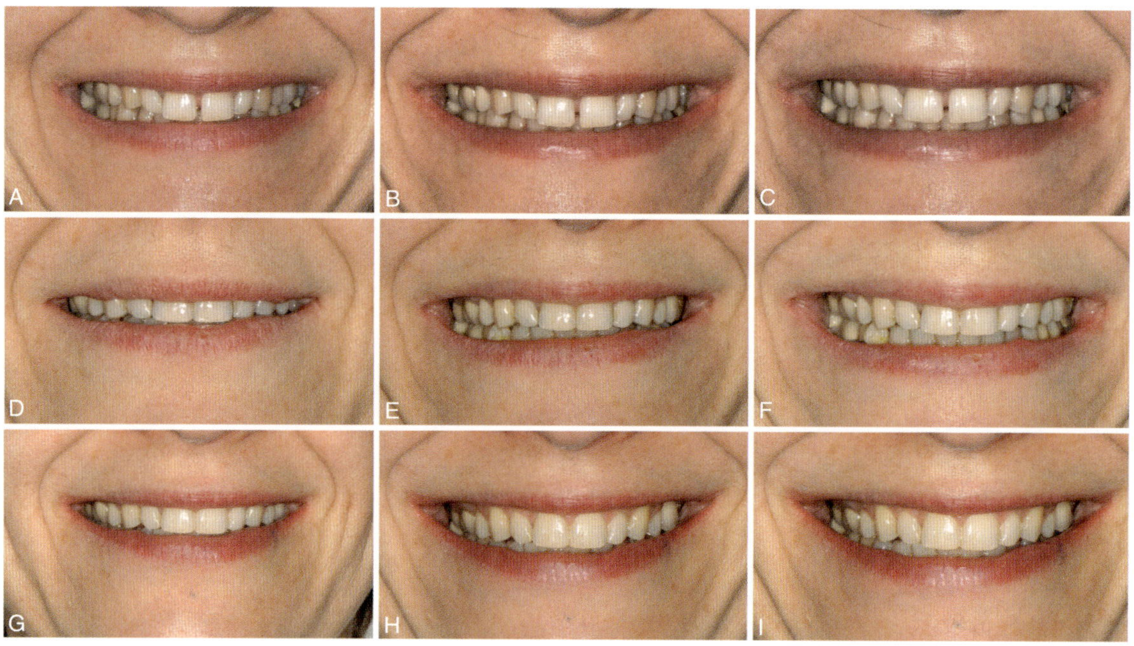

Figure 23.3

« Maintenant, souriez jusqu'aux oreilles ! »
A, B, C. Avant le traitement orthodontique. **D, E, F.** Après le traitement orthodontique, mise en évidence du bénéfice esthétique de la fermeture du diastème médian. **G, H, I.** Après un conseil sur le sourire commissural et l'impact inesthétique de l'engagement précoce des abaisseurs, mise en évidence de l'harmonisation du sourire qui relativise l'impact du temps orthodontique.

Conclusion des fiches consacrées aux lèvres

Force est de constater que les critères dentaires et gingivaux ne suffisent plus à définir un « beau sourire ». En tant qu'experts du sourire, nous nous devons d'intégrer les lèvres à notre réflexion et à notre intervention. La demande de nos patients adultes et a fortiori des seniors doit s'aborder en connaissance de cause et susciter, de notre part, une analyse détaillée des lèvres, au repos et en fonction. En prendre conscience incite à leur proposer un appareillage orthodontique collé sur les faces linguales des incisives mandibulaires, contrairement à l'idée reçue qu'à la mandibule, les appareils orthodontiques vestibulaires sont invisibles (ce qui est effectivement le cas chez l'adolescent).

Par ailleurs, l'harmonie dentaire et celle des tissus mous étant indispensables au beau sourire, une prise en charge pluridisciplinaire est souvent nécessaire. Les premières collaborations avec des kinésithérapeutes nous invitent à l'optimisme. Il est important pour notre profession de s'y intéresser, quitte à revenir aux fondamentaux de l'anatomie, pour pallier les approximations de la médecine dite esthétique des lèvres.

Référence

[1] Muller C. Les lèvres : un élément du sourire sous-évalué. Réal Clinique 2019 ; 3 : 194–204.

FICHE 24
Modification des tissus mous : importance esthétique des incisives mandibulaires du senior

La visibilité des incisives maxillaires lors du sourire est un critère esthétique majeur et prépondérant chez l'adulte jeune. Au fil du temps, les tissus mous se modifient anatomiquement mais aussi fonctionnellement, ce qui diminue l'exposition des dents supérieures et accentue celle des dents mandibulaires.

Résultats : lors du sourire ou de la phonation, l'exposition des dents supérieures est réduite et celle des dents mandibulaires accentuée avec l'âge. En 1979, Cade [1] publiait que le rôle des incisives mandibulaires dans l'esthétique des patients de 60 ans et plus est le même que celui des incisives maxillaires chez les jeunes de moins de 30 ans. L'esthétique du senior est dominée par les plus petites dents, les incisives mandibulaires. Cette double évolution est un signe et un facteur important du vieillissement d'un visage.

La figure 24.1 illustre l'impact de la modification des tissus mous sur l'importance des incisives mandibulaires : diminution de l'exposition des incisives maxillaires lors du sourire et de la phonation, et apparition des incisives mandibulaires avec le vieillissement. Les vues supérieures montrent l'évolution avec l'âge de l'exposition mandibulaire sur les sourires et les vues inférieures lors de la phonation (prononciation du « A » en prononçant le prénom « Emma ») [2]. La patiente de 20 ans n'expose que ses incisives maxillaires. Celle de 50 ans montre la moitié de la hauteur des couronnes cliniques des incisives maxillaires lors du sourire et la moitié des incisives mandibulaires lors de la phonation. Quant à la patiente de 70 ans, elle expose toutes les dents mandibulaires et une partie de la gencive mandibulaire.

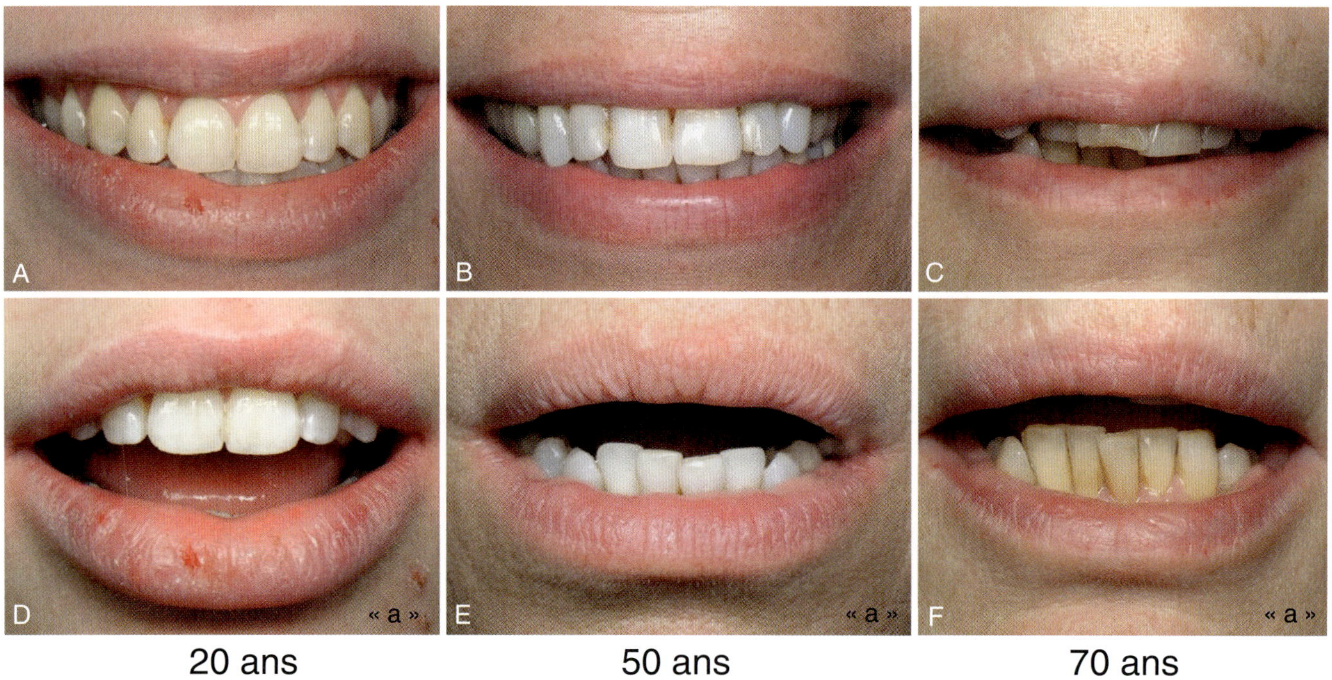

Figure 24.1

Voici trois sourires **A**, **B** et **C** illustrant qu'avec l'âge, l'exposition des incisives maxillaires diminue graduellement et que ce phénomène est accompagné d'une augmentation de la visibilité des incisives mandibulaires. La large exposition des dents supérieures est un critère favorable pour un beau sourire. À l'inverse, un sourire exposant les dents inférieures est un sourire vieillissant. Les vues **E**, **F** et **G** montrent que la phonation est concernée par cette évolution dans le temps.

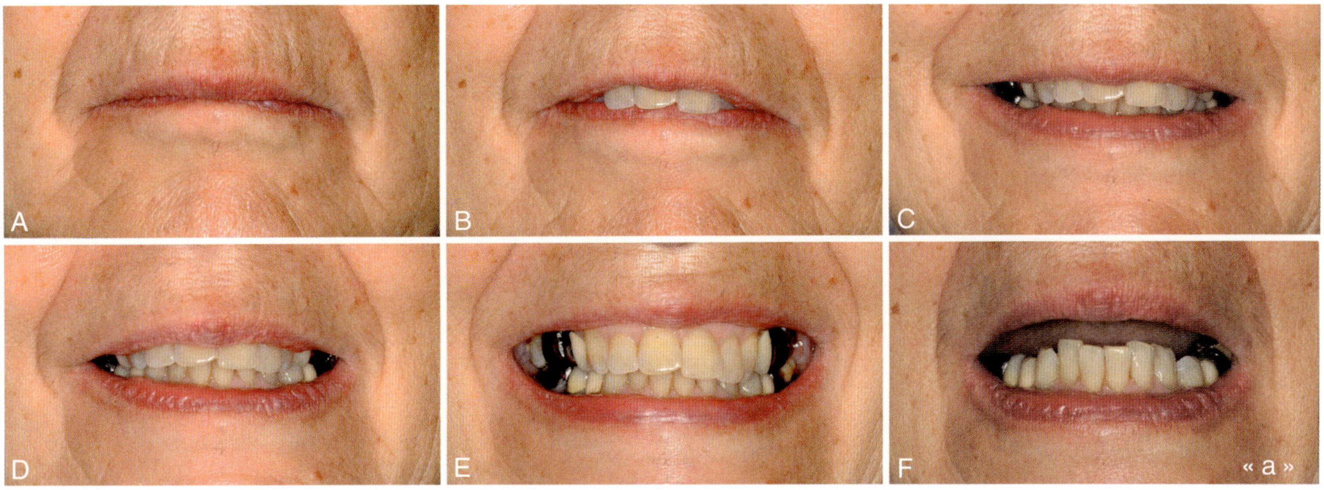

Figure 24.2

Plus le sujet est âgé, plus il découvre ses dents mandibulaires. Exposer les dents mandibulaires, lors du sourire ou de la phonation, est un signe de vieillissement. La principale caractéristique de l'esthétique du senior est que les incisives mandibulaires participent au moins autant que les maxillaires à l'esthétique faciale. Cela se traduit concrètement par une demande inédite relative aux incisives mandibulaires. **F.** Prise de vue sur le « A » du prénom Emma que l'on demande au patient de prononcer.

Par ailleurs, le senior présente souvent des malpositions des incisives mandibulaires liées au vieillissement (voir le chapitre 6 consacré au vieillissement des arcades dentaires). La demande concernant les corrections orthodontiques mandibulaires est d'autant plus importante à traiter que, si l'on peut cacher des dents disgracieuses quand on sourit, le faire en parlant est nettement plus difficile [3]. Le développement des smartphones via lesquels de plus en plus de personnes peuvent se filmer et, surtout, se voir parler, a d'ailleurs largement contribué à les sensibiliser à l'impact esthétique du vieillissement sur la phonation [4].

La figure 24.2 illustre l'importance de l'exposition des incisives mandibulaires d'une patiente âgée de 70 ans. Ce constat fort fait office d'indication pour conseiller systématiquement aux seniors un appareillage orthodontique collé sur les faces linguales des incisives mandibulaires, ou éventuellement mixte, c'est-à-dire vestibulaire à l'arcade maxillaire et linguale à la mandibule. C'est là une nouvelle différence par rapport traitements mixtes proposés aux adolescents (matériel lingual maxillaire et vestibulaire inférieur), car leurs dents mandibulaires sont invisibles lors du sourire ou de la phonation.

Références

[1] Cade RE. The role of the mandibular anterior teeth in complete denture esthetics. J Prosthet Dent 1979 ; 42(4) : 368–70.

[2] Zachrisson B, Nanda R. Esthetics in tooth display and smile design. In : Biomechanics and esthetic strategies in clinical orthtdontics. St. Louis : Elsevier, Saunders ; 2005. p. 110–30.

[3] Muller C, Canal P. Particularités du traitement orthodontique du patient de plus de cinquante ans. Rev Orthop Dento Faciale 2020 ; 54 : 73–84.

[4] Muller C. Exposition des incisives mandibulaires chez le senior : applications orthodontiques. Rev Orthop Dento Faciale 2013 ; 47 : 29–39.

FICHE 25
« Emma » : le test phonétique du senior

Les tests phonétiques « M », « F » et « S » sont couramment utilisés pour le diagnostic en dentisterie car ils aident à définir la longueur et la position des dents prothétiques maxillaires [1]. Chez les seniors, ils ne suffisent toutefois pas à observer la participation des incisives mandibulaires car elles sont invisibles sur le « F » et le « S ». La figure 25.1 montre les résultats de tests phonétiques réalisés par une patiente de 70 ans (et une patiente âgée de 40 ans en référence).

La vue E de la figure 25.1 confirme l'importante participation des incisives mandibulaires sur le son « A ». C'est le

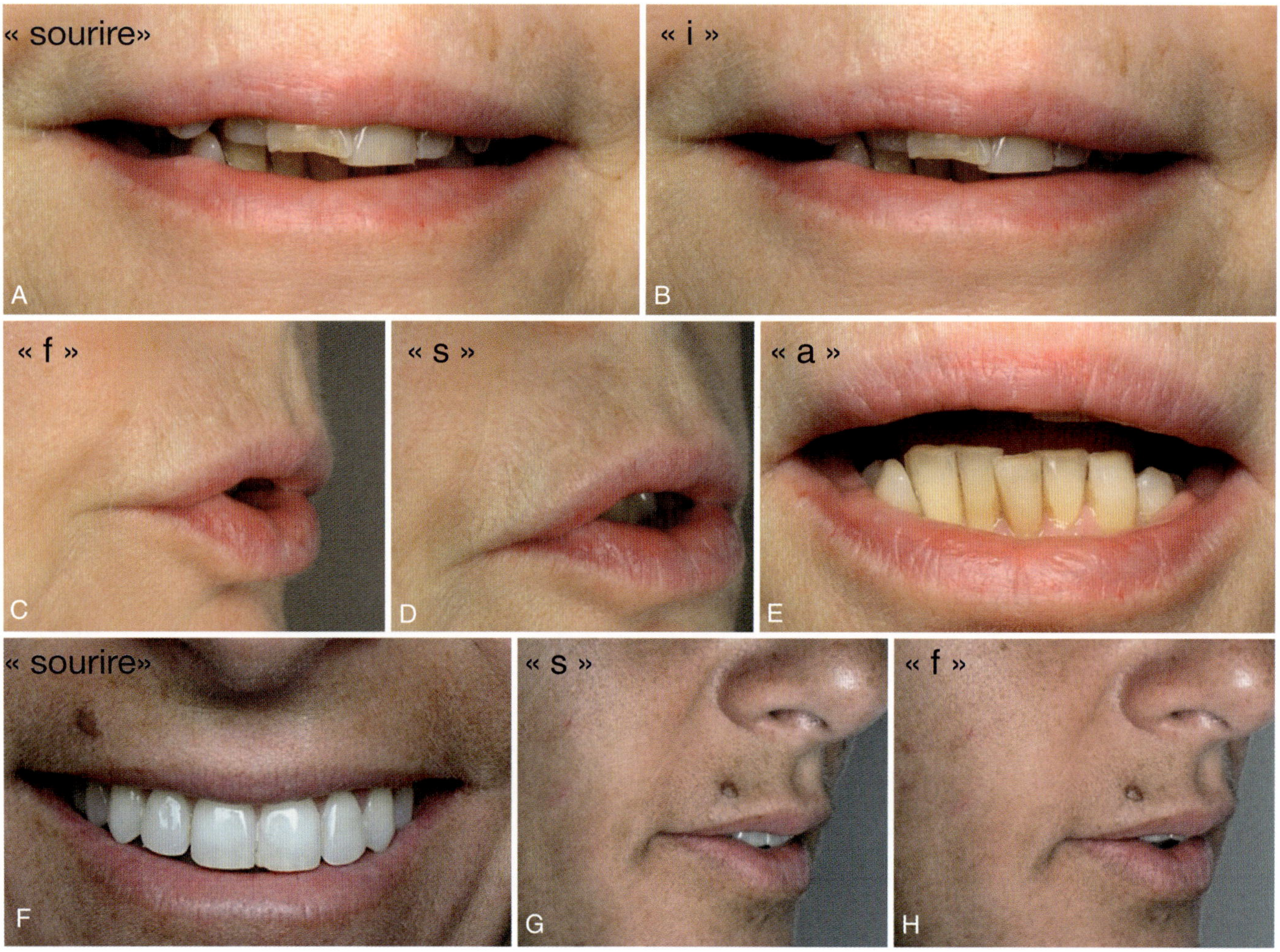

Figure 25.1

Exposition dentaire et tests phonétiques.
Les tests phonétiques classiques « F » et « S » ne sont plus aussi pertinents auprès des seniors car ils ne permettent plus d'apprécier la participation des incisives mandibulaires, alors invisibles. Les vues **A** et **B** montrent l'exposition discrète des dents maxillaires lors du sourire et du « « i ». **C.** « F » : la longueur de l'incisive supérieure est considérée comme normale quand elle effleure la ligne vermillon inférieure dans le sens vertical et antéropostérieur. Nous ne voyons pas les dents mandibulaires. **D.** « S » : mouvement mandibulaire, légère ouverture pour le passage d'une bande d'air large et plate pour les sifflantes. Nous voyons peu ou pas les dents mandibulaires. **E.** « A » : les couronnes cliniques du groupe incisivo-canin apparaissent intégralement. Les vues **F**, **G** et **H** permettent la comparaison avec une patiente âgée de 40 ans qui remplit les critères théoriques quant à l'exposition des incisives maxillaires lors du sourire et leurs rapports avec la lèvre inférieure pendant la phonation.

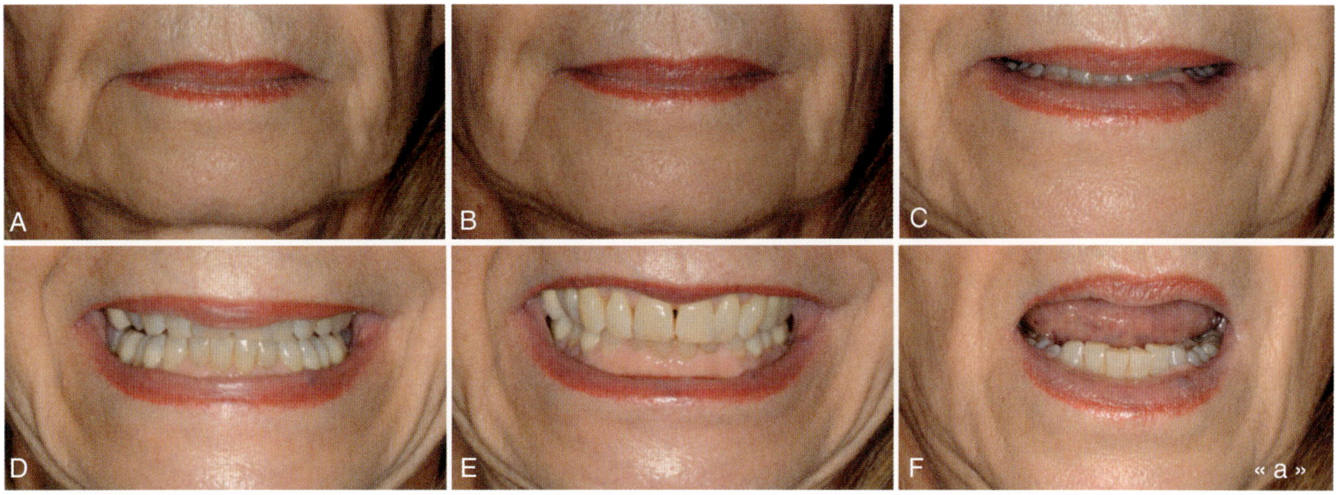

Figure 25.2

La vue F déclenchée sur le « A » d'Emma complète la série des sourires.
Cette patiente âgée de 70 ans présente des vermillons bien dessinés et une bonne mobilité labiale. Le point à remarquer est l'engagement précoce des abaissements de la lèvre inférieure et l'exposition gingivale mandibulaire (voir Fiche 22). La vue **F** complète la documentation à l'échelle du sourire en montrant l'exposition de ses incisives mandibulaires lors de la phonation, son motif de consultation.

test phonétique qui apporte le plus d'informations chez le senior. Pour photographier et ainsi fixer cette participation des dents mandibulaires, il nous suffit de demander à nos patients de prononcer le prénom « Emma-Emma-Emma » et de déclencher à l'émission du son « A » [2]. C'est une bonne et simple habitude à prendre qui nous apporte de précieuses informations.

La figure 25.2 présente une patiente dont le motif de consultation est esthétique et concerne les malpositions incisives mandibulaires. Seule la vue F est pertinente pour documenter sa demande.

La figure 25.3 montre trois exemples cliniques de cette demande des seniors sur les incisives mandibulaires. Avec le développement des caméras, des possibilités de vidéos, de zoom, etc., cette demande est de plus en plus fréquente : « Je me suis vu(e) à l'écran. » Cette demande est encore plus forte quand la personne réalise qu'elle pourrait limiter son sourire et ne pas exposer ses dents maxillaires mais qu'en revanche c'est beaucoup plus difficile de se contrôler et de dissimuler ses dents mandibulaires en parlant [3].

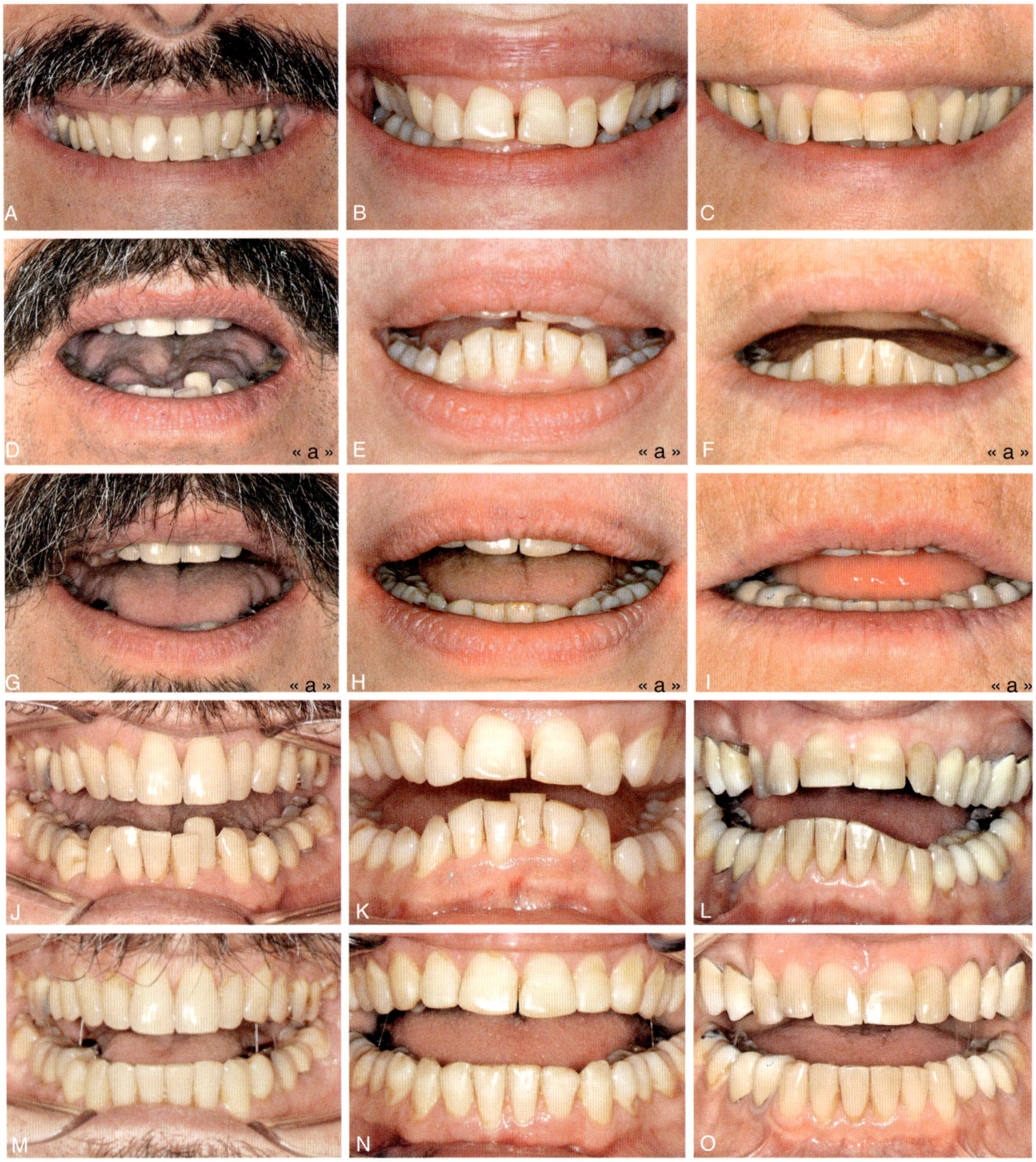

Figure 25.3

Cas cliniques.
Sur les vues de gauche, il s'agit d'un homme de 60 ans dont la demande esthétique qui intéresse les incisives mandibulaires exposées lors de la phonation est spécifique du senior. Sur les vues centrales : une femme de 50 ans inquiète du caractère évolutif de l'égression incisive mandibulaire : « On m'a dit que j'allais perdre mes dents. » Sur les vues de droite : une femme de 63 ans consulte au sujet de l'évolution des incisives maxillaires et mandibulaires. Les vues **A**, **B**, **C** montrent leur sourire. Seules les incisives maxillaires y participent. Les vues **D**, **E**, **F** présentent l'exposition exclusive des incisives mandibulaires lors de la phonation sur le « A » d'Emma : le handicap esthétique est sévère. Les vues **G**, **H**, **I** illustrent le bénéfice esthétique lié au nivellement du secteur antérieur mandibulaire lors de la phonation, toujours sur le « A » d'Emma. Observons, outre la reproductibilité étonnante de la position labiale, l'effet rajeunissant de la correction orthodontique : correction de malpositions pour le premier patient ; suppression de l'exposition gingivale mandibulaire de la deuxième patiente ; nivellement vertical pour la troisième patiente. Les vues **J**, **K**, **L**, **M**, **N** et **O** présentent les vues endobuccales bouche ouverte avec écarteurs avant et après correction orthodontique mandibulaire. Elles montrent la nécessité de suivre spécifiquement et simplement le secteur incisivo-canin mandibulaire pour documenter le nivellement de l'arcade mandibulaire, car elles révèlent un point clé du succès du projet orthodontique du senior qui n'apparaît pas sur les vues conventionnelles. Ces vues ont une valeur diagnostique mais permettent aussi de fixer des objectifs et de constater qu'ils sont bien atteints, d'où la satisfaction du patient (et de son entourage) et du praticien qui aura su entendre cette demande inédite [4].

Références

[1] Fradéani M. Analyse esthétique. Éditions Quintessence International ; 2007. p. 352.

[2] Muller C. Exposition des incisives mandibulaires chez le senior : applications orthodontiques. Rev Orthop Dento Faciale 2013 ; 47 : 29–39.

[3] Muller C. Malpositions incisives mandibulaires de l'adulte : réponse orthodontique. Rev Odonto Stomat 2011 ; 40 : 261–79.

[4] Muller C. Orthodontie linguale après 50 ans : enjeux et perspectives. In : Orthodontie linguale. Canal P, et al. Elsevier Masson ; 2016. p. 219–43.

Chapitre 6

Vieillissement des arcades dentaires

PLAN DU CHAPITRE

FICHE 26
Vieillissement des arcades dentaires

Deux composantes dentaires : migrations et usures

Le traitement de l'adulte, et a fortiori du senior, suppose de connaître le phénomène physiologique qu'est le vieillissement des arcades dentaires. Cela nous permettra de différencier une situation pathologique d'une situation physiologique (voir Fiche 3), d'adapter notre prise en charge thérapeutique et d'ajuster notre discours au patient quant à la stabilité dans le temps des résultats obtenus après traitement.

Les dents (leur anatomie et leurs variations) subissent des altérations (chimiques, physiques, biologiques) tout comme le support de chaque unité dentaire, le parodonte. La quantité d'os alvéolaire et sa santé diminuent avec l'âge, les maladies inflammatoires et infectieuses. Enfin, les masses musculaires linguale, labiales et jugales exercent des sollicitations dynamiques sur les arcades dentaires lors des fonctions. La position des dents n'est qu'une conséquence de la façon dont les différents composants de ce système fonctionnent ensemble. Nous savons que chez le senior, les caractéristiques anatomiques et parodontales (la capacité de résistance propre) vont faire évoluer les arcades dentaires en s'adaptant à la faiblesse d'un ou de plusieurs des éléments pour que les activités fonctionnelles soient maintenues [1] — la permanence de la mastication et de la déglutition malgré les altérations dentaires, articulaires et musculaires.

Il y a deux voies de réaction face aux forces subies par le couple dentaire : la migration ou l'usure. En pratique, pour chaque couple dentaire engagé dans un contact, c'est le potentiel d'adaptation tissulaire qui fixe, pour chaque dent, la limite de son adaptation aux sollicitations dynamiques. À l'action occlusale et musculaire (labio-linguo-jugale) s'oppose la réaction parodontale dans le cadre d'une charge ou d'une surcharge. Nous observons, au niveau des arcades dentaires, une usure coronaire, une migration dentaire ou, le plus souvent, une combinaison des deux [2].

Ces migrations dentaires (ou compensations dento-alvéolaires) vers une zone de moindre résistance s'observent dans tous les sens de l'espace. Elles dépendent de l'occlusion et peuvent être modifiées voire aggravées par un contexte dysfonctionnel (déséquilibre labio-jugo-lingual), parafonctionnel et/ou pathologique (maladie parodontale).

Et si la signature de la Société française d'orthodontie est « Un sourire pour la vie », l'analyse de la situation clinique de la patiente présentée figure 26.1 vient pourtant tordre le cou à la croyance que notre « gold standard », l'occlusion de classe I, ne vieillira pas dans le temps et montre son évolution antérieure (migrations et usures). Les vues après 12 ans montrent aussi que le temps orthodontique peut permettre de ralentir ce vieillissement.

Savoir reconnaître ces signes de vieillissement dentaire (apprendre à visualiser les migrations compensatrices et les usures dentaires) nous aidera à plusieurs titres : pour le diagnostic, pour fixer des objectifs de traitement (avec un meilleur compromis entre la demande et les possibilités techniques) et des moyens (par exemple, résoudre l'encombrement grâce à de la réduction amélaire proximale plutôt qu'une avulsion), pour le maintien d'une bonne fonction en fin de traitement et, enfin, pour informer le patient quant à l'évolution normale de sa dentition et lui permettre d'aborder le vieillissement de son occlusion avec plus de sérénité (voir Fiche 42).

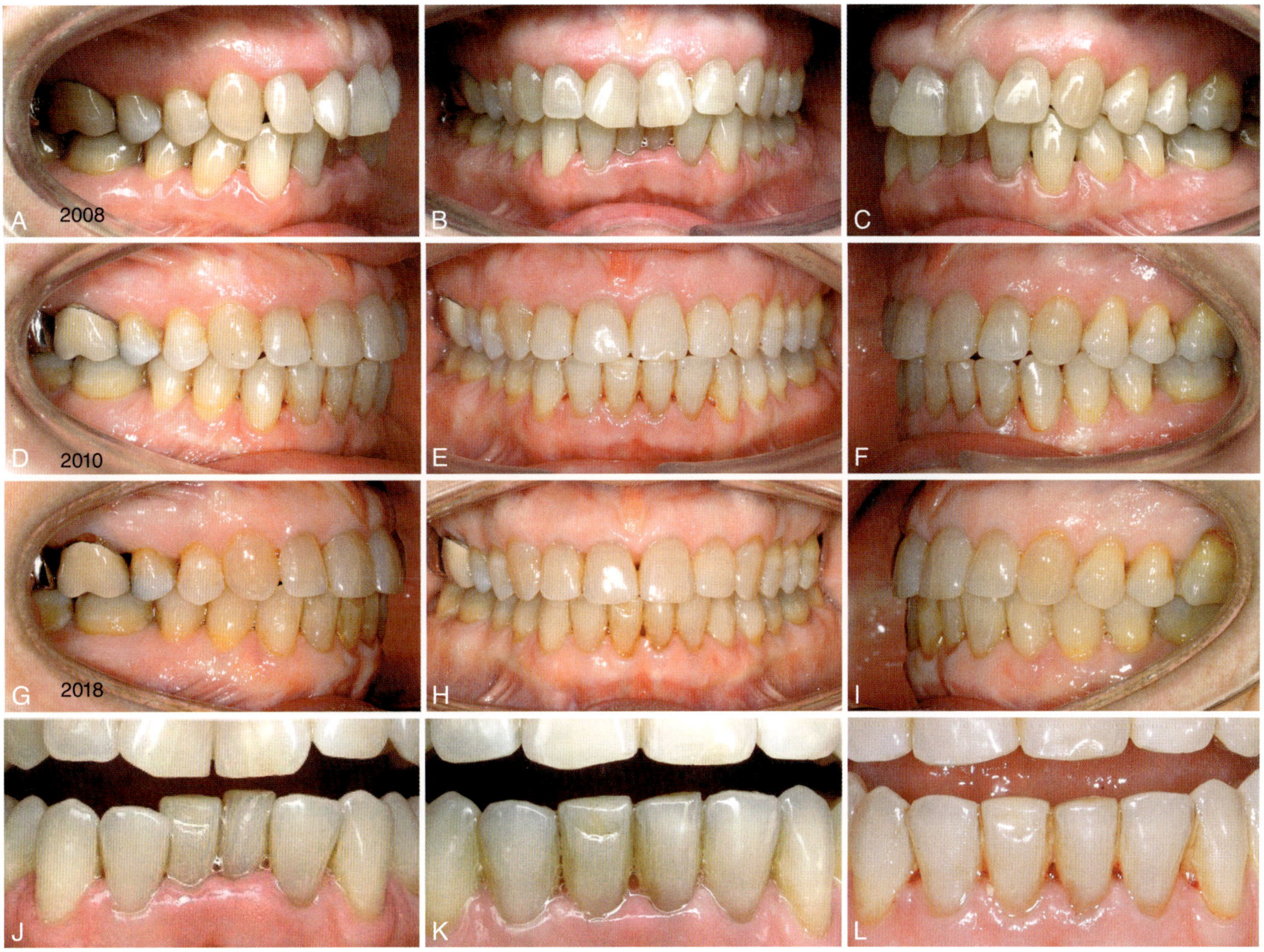

Figure 26.1

Cette figure montre l'évolution antérieure d'une occlusion de classe I molaire bilatérale.
A, B, C. Cette patiente âgée de 57 ans présente des malpositions antérieures, une gencive adhérente aux fibres denses et, d'une façon générale, des tissus de soutien résistants et sains. Dans son cas, le vieillissement des arcades dentaires se décompose en migrations (malpositions antérieures : 11 et 21 sont positionnées « en tuiles faîtières inversées », malpositions mandibulaires avec 31 et 41 en ectopie linguale) associées à la composante usure (physiologique des bords libres incisifs mais pathologique en termes de localisation : encoche face vestibulaire de 41 et pan mésial du bord libre de 11). **D, E, F.** Le temps orthodontique a corrigé les malpositions et mis en place des contentions collées de 3 à 3. Les vues **G, H, I** montrent la stabilité à T + 8 ans. La patiente est âgée de 65 ans. Les vues **J, K, L** documentent l'alignement incisif mandibulaire, la normalisation gingivale et les recontourages des bords libres. Autant à 57 ans (avant l'orthodontie) son inquiétude était légitime sur l'avenir de ses arcades dentaires (migration et usures incisives), autant à 65 ans les phénomènes évolutifs ont été maîtrisés et *on peut dire qu'elle a de belles arcades dentaires*.

Références

[1] Laluque J-F, Brocard D, d'Incau E. Usure et compensations dento-alvéolaires. Réal Clinic 2018 ; 29 : 91–9.

[2] Vailati F, Belser U. 3 STEPS – Additive prosthodontics. Éditions P. Sammaritano ; 2022. p. 483.

FICHE 27
Migrations ou compensations dento-alvéolaires

Les arcades dentaires sont en interrelation via les couples de dents antagonistes et leur contact lors des fonctions de calage (déglutition) et de broyage (mastication). Durant toute la vie, elles se comportent comme un « joint entre les bases osseuses », recherchant le contact pour préserver ces fonctions vitales. Elles vont naturellement subir des forces physiologiques et/ou pathologiques, qui vont déterminer la façon dont ce joint va évoluer. La réaction à ces forces dépendra alors de la capacité de résistance de chaque unité dentaire (relation occlusale correcte ou malocclusion), ainsi que de la qualité et de la santé de son parodonte [1].

Cette évolution est physiologique si une occlusion fonctionnelle est maintenue tout au cours de la vie et, par-delà, si les fonctions manducatrices restent efficientes. Elle est pathologique si la fonction est entravée (par exemple, par une morsure palatine qui va périodiquement limiter la mastication en raison de douleurs liées au traumatisme) mais aussi dans tous les cas où la fonction se maintient aux dépens des organes qui composent le système manducateur (par exemple, à la suite d'une fracture coronaire ou une perte dentaire).

En cas d'édentation, de maladie parodontale, de dysfonctions ou parafonctions et d'usure pathologique, les arcades dentaires subissent des compensations dento-alvéolaires « non harmonieuses » avec des mouvements dans les trois dimensions de l'espace [2] :

- mouvement sagittal : la dérive mésiale se traduit, selon les masses musculaires, par des formes variables : encombrements dentaires (hypertonie labiale, linguale) ou apparition d'espaces (hypertonie linguale, résistance labiale) ;
- mouvement vertical : l'éruption continue, toute la vie, est permise ou pas par les contacts occlusaux et les phénomènes d'usure ;
- mouvement transversal : la linguo-version des secteurs latéraux est fonction de l'équilibre entre les masses musculaires (jugales cette fois, et de la langue).

Il faut en outre avoir conscience que les valeurs de « normalité » servant, par exemple, aux calculs de la dysharmonie dento-maxillaire, ne tiennent pas compte de l'âge civil. Ainsi, chez le senior, il est important de ne pas confondre malpositions antérieures (vieillissement antéropostérieur) et dysharmonie dento-maxillaire, courbe de Spee et égression des incisives mandibulaires (compensation dento-alvéolaire ou vieillissement vertical), ou encore dysharmonie transversale et linguo-version des secteurs latéraux (compensation dento-alvéolaire dans le plan frontal).

L'application clinique est majeure pour la prise en charge de ces patients. Les figures 27.1 et 27.2 présentent un cas remarquable car il met en évidence le phénomène de dérive mésiale sur une occlusion de classe I. En effet, les facettes vestibulaires sur 41 sont les séquelles des frottements dento-dentaires *intra*-arcades avant les migrations dentaires antérieures (patiente âgée de 65 ans).

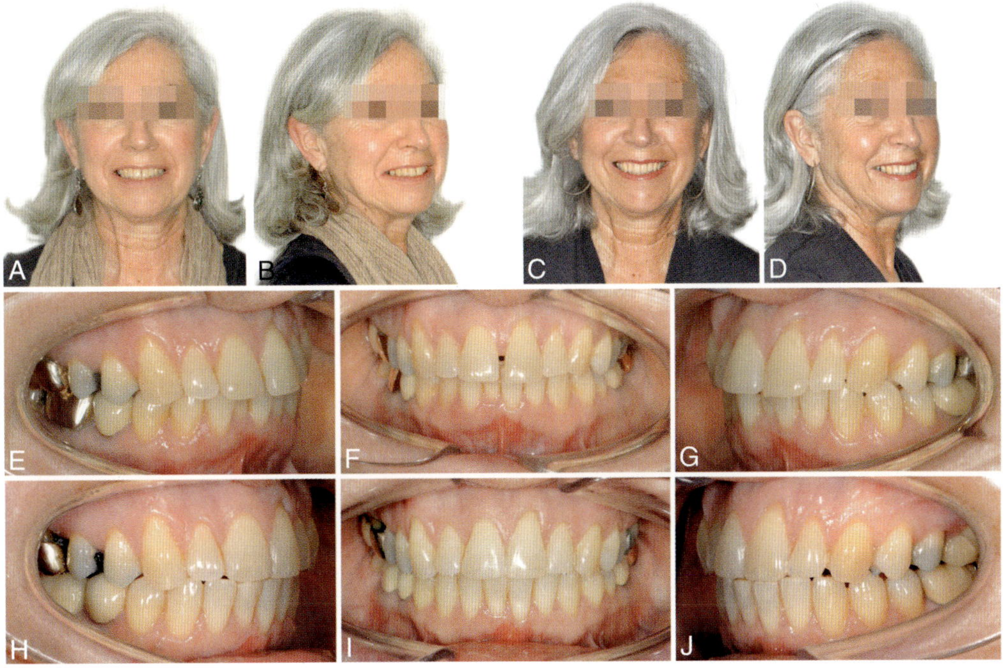

Figure 27.1

Les arcades dentaires en classe 1 vieillissent aussi.
Le vieillissement des arcades dentaires est une combinaison des migrations dentaires (apparition ou aggravation d'un encombrement, ouverture de diastèmes…) et d'usures dentaires. Cette combinaison dépend de l'occlusion (éventuel décalage des bases osseuses et/ou des procès alvéolaires) et peut être modifiée ou aggravée par un contexte dysfonctionnel (déséquilibre labio-linguo-jugal), parafonctionnel et pathologique (maladie parodontale). C'est pourquoi les arcades dentaires en classe I vieillissent aussi. La patiente **A**, **B**, **E**, **F**, **G** âgée de 65 ans est en classe I dentaire. Les vues **C**, **D**, **H**, **I**, **J** montrent la fin du temps d'orthodontie. Ces vues orthodontiques classiques ne sont pas suffisantes pour documenter la prise en charge subtile de nos aînés et notamment leur demande concernant les incisives mandibulaires.

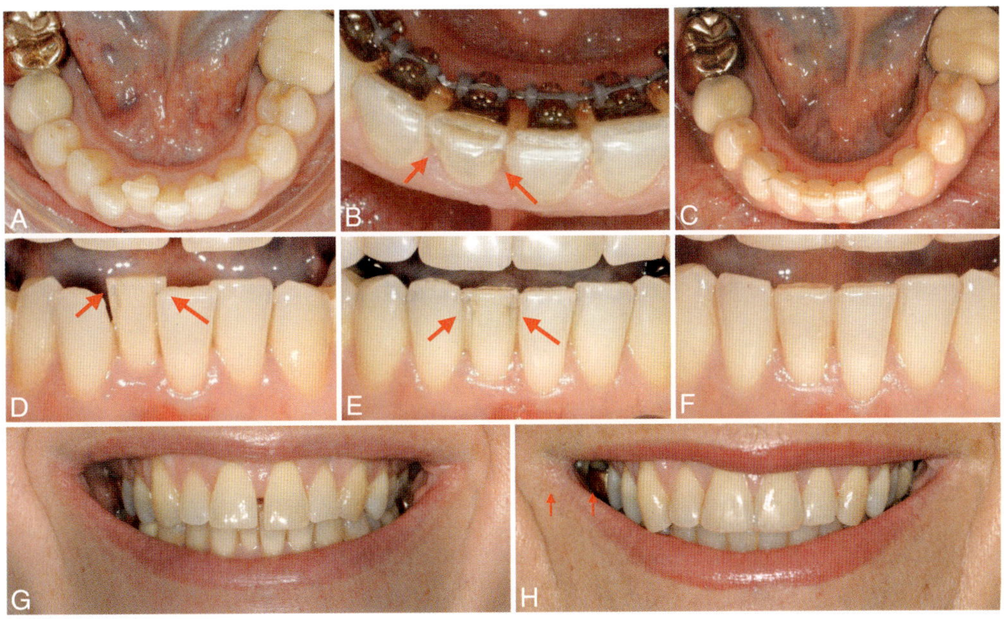

Figure 27.2

Focus sur les incisives mandibulaires..
La vue **A** montre l'ectopie linguale de 41. **B.** Alignement de 41 avec le matériel en place. **C.** Contention collée de 3-3. Les vues **D** et **E** bouche ouverte permettent d'observer les usures proximales de la couronne de 41 témoins d'une période où les contacts interdentaires proximaux intra-arcades existaient. Les encoches amélaires proximales (flèches rouges) signent l'évolution des malpositions (la dérive mésiale). La vue **F** montre le bénéfice esthétique après réalisation de deux composites vestibulaires compensant la perte de substance par attrition intra-arcade. Les vues **G**, **H** montrent le bénéfice à l'échelle du sourire.

Cas clinique 9

Au cours du vieillissement des arcades dentaires, nous observons une dérive mésiale des dents postérieures ainsi qu'une rotation postérieure des dents antérieures. L'origine de cette dérive ne semble pas totalement élucidée ; elle serait liée à la composante antérieure des forces masticatoires. Ces phénomènes aboutissent à une diminution de la longueur et du périmètre d'arcade. Cette diminution pourrait expliquer l'apparition ou l'aggravation de l'encombrement incisif relevé au cours du vieillissement. Cette évolution ne fait plus débat et cet encombrement est constamment abordé dans la littérature chez des populations non traitées orthodontiquement [3]. Son aggravation touche plus sévèrement la mandibule que le maxillaire [4]. L'orthodontie permet de résoudre ces malpositions et de stabiliser la correction à l'aide d'une contention. La figure 27.3 présente une patiente âgée de 76 ans d'âge qui a consulté au sujet de ses malpositions mandibulaires évolutives. Son occlusion est de classe I avec une dérive mésiale mandibulaire plus sévère qu'à l'arcade maxillaire.

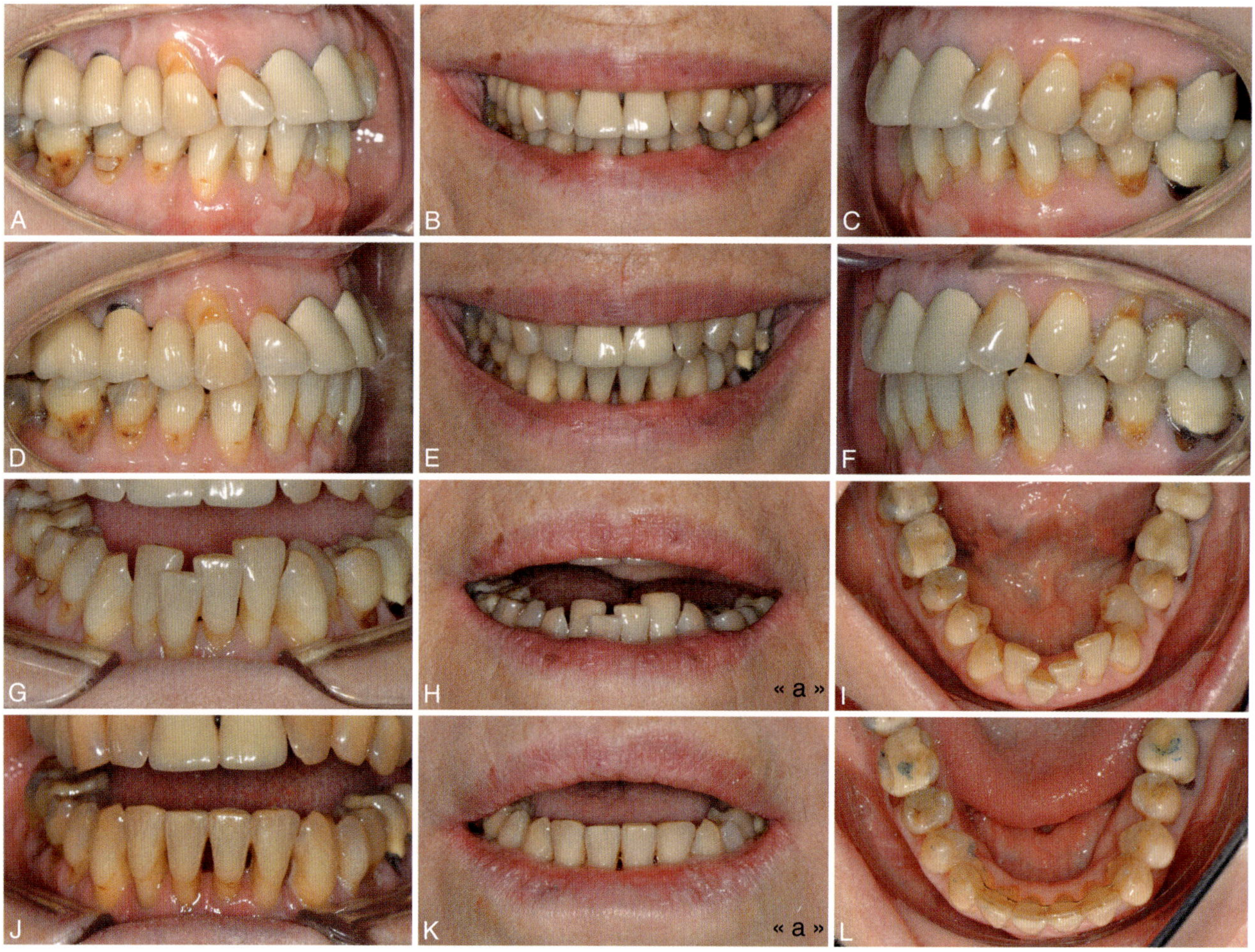

Figure 27.3

Dysharmonie dento-maxillaire ou dérive mésiale ?

Cette patiente **A**, **B**, **C** et **G**, **H**, **I** âgée de 67 ans n'a pas de demande esthétique concernant son sourire mais souhaite stopper l'évolution des malpositions mandibulaires. Un temps orthodontique va niveler l'arcade mandibulaire et surtout permettre la réalisation d'une contention collée permanente. Les vues **H** et **K** montrent l'exposition dentaire lors de la phonation. Les vues occlusales **I** et **L** montrent la modification de la forme de l'arcade. C'est l'occasion d'insister sur le respect de l'occlusion qui n'a pas été modifiée (vues **D** et **F**) mais aussi sur l'importance de faire un diagnostic différentiel entre vieillissement et dysharmonie dento-maxillaire (conceptualisée pour les adolescents). Le diagnostic (vieillissement), les objectifs et les moyens (remodelage amélaire, voir Fiche 5) mis en œuvre ici sont différents.

Références

[1] D'Incau E, Rouzé l'Alzit F, Decaup P-H, Soenen A. Vieillissement de l'occlusion. Rev Ortho Dento Faciale 2020 ; 54 : 57–71.

[2] Laluque J-F, Brocard D, d'Incau E. Usure et compensations dento-alvéolaires. Réal Clinic 2018 ; 29 : 91–9.

[3] Harris EF. A longitudinal study of arch size and form in untreated adults. Am J Orthod Dentofacial Orthop 1997 ; 111(4) : 419–27.

[4] Bishara SE, Jakobsen JR, Treder J, Nowak A. Arch length changes from 6 weeks to 45 years. Angle Orthod 1998 ; 68(1) : 69–74.

FICHE 28
Dimension verticale : égression

Toutes les études réalisées sur des personnes n'ayant pas été traitées orthodontiquement montrent que la hauteur des couronnes cliniques augmente au cours du vieillissement. La figure 12.1 résume ainsi l'évolution de la couronne clinique, fruit d'une combinaison d'éruption continue passive, de la cinétique de l'usure occlusale et de la migration gingivale apicale. Si cette usure est physiologique, alors tout progresse harmonieusement. L'idée que l'usure entraîne forcément une perte de dimension verticale est fausse [1]. L'observation, dans les années 2000, des premiers cas d'implantation « ankylose d'une racine artificielle » et du décalage avec les dents voisines dans le temps, a mis en évidence ce potentiel vertical et nous a fait comprendre que cette compensation dento-alvéolaire pouvait être sectorisée sans fermeture du compas mandibulaire. Il arrive que ce schéma physiologique se modifie en présence de pathologies et la figure 28.1 montre sur un patient de 55 ans une situation clinique de vieillissement pathologique des arcades dentaires : désordres et migrations verticales des secteurs cuspidés supérieurs dans les sites édentés mandibulaires avec perte de fonction [2] — s'il n'y a plus de couple de dents antagonistes, il n'y a plus de fonction de calage mandibulaire ni de broyage du bol alimentaire. La figure 28.2 montre une migration verticale d'un secteur incisif maxillaire et la normalisation orthodontique du guide antérieur (cas traité par le Dr L. Delsol).

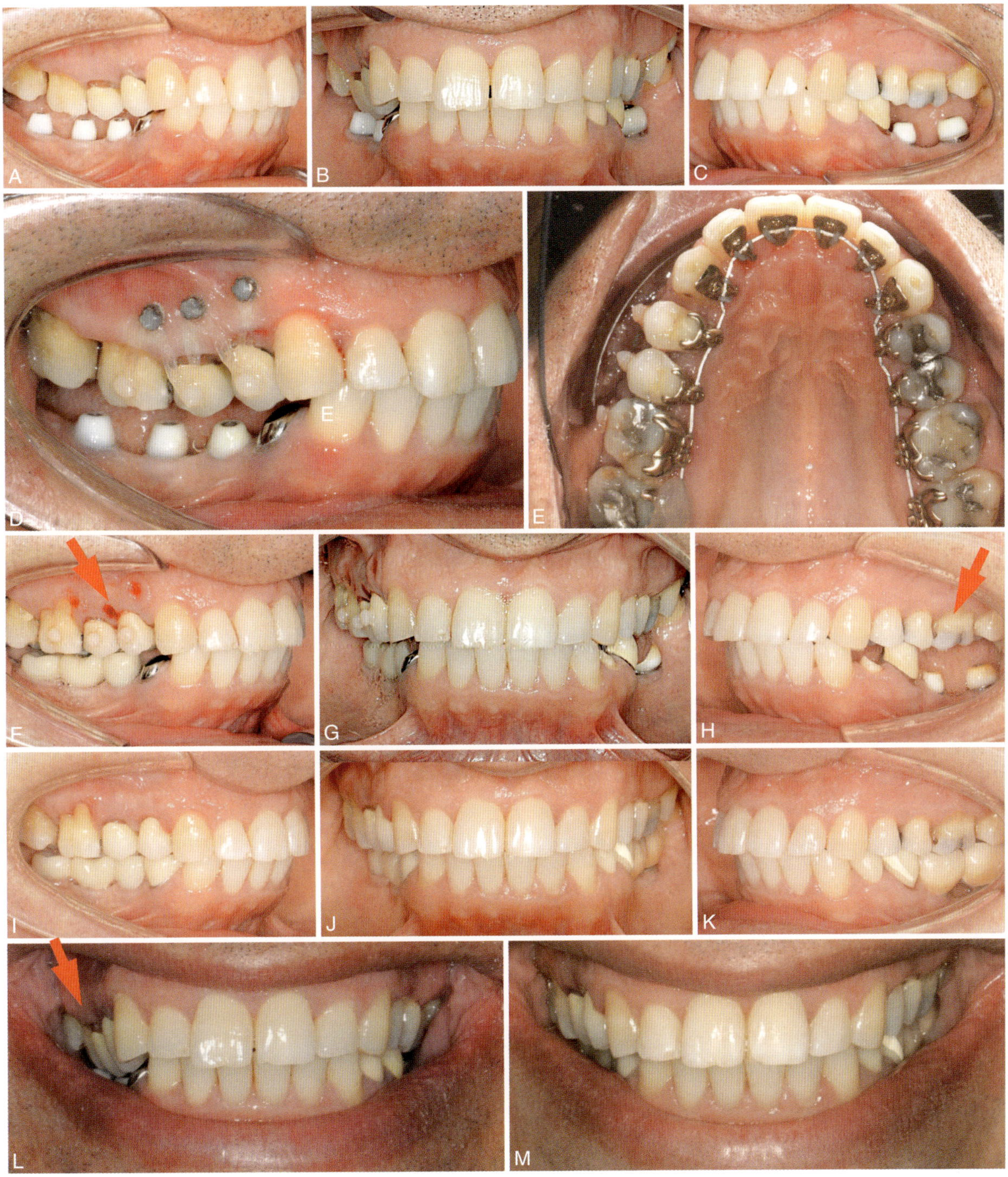

Figure 28.1

Éruption continue des molaires non fonctionnelles (édentement non compensé).
Ce patient (55 ans) consulte sur recommandation de son dentiste (Dr F. Trévelo). **A**, **B**, **C** montrent une situation prothétiquement ingérable. Faute de coordination des intervenants d'un précédent projet, le temps implantaire a précédé la réflexion prothétique. Il est impossible de réaliser les couronnes sur les implants posés étant donné l'égression des blocs postérieurs maxillaires. **D** et **E** montrent le matériel orthodontique utilisé lors d'un temps mono-maxillaire de nivellement de l'arcade maxillaire : appareillage lingual Incognito® + trois minivis en vestibulaire secteur 1 (Dr D. Nisand). **F**, **G**, **H.** Fin du temps orthodontique, dépose du matériel lingual et des vis. Notez en **H** qu'il n'y a pas eu de minivis secteur 2 et que le nivellement de 26 a été obtenu grâce aux informations contenues dans l'appareil orthodontique. Les vues **I**, **J**, **K** montrent le premier jeu de couronnes provisoires scellées sur 34 35 et 44, couronnes transvissées sur les implants secteur 3. À ce stade, nous avons déjà changé de dimension : fonctionnelle avec un retour à la mastication unilatérale alternée et biologique avec un calage postérieur retrouvé. Sur la comparaison des sourires avant (**L**) et après (**M**), nous pouvons observer l'amplitude du mouvement à sa droite comme à sa gauche. Ainsi que l'effet de la correction orthodontique sur son sourire, notamment sa symétrisation dans le plan frontal. Les bénéfices sont aussi esthétiques, grâce à son sourire qui expose jusqu'aux deuxièmes molaires.

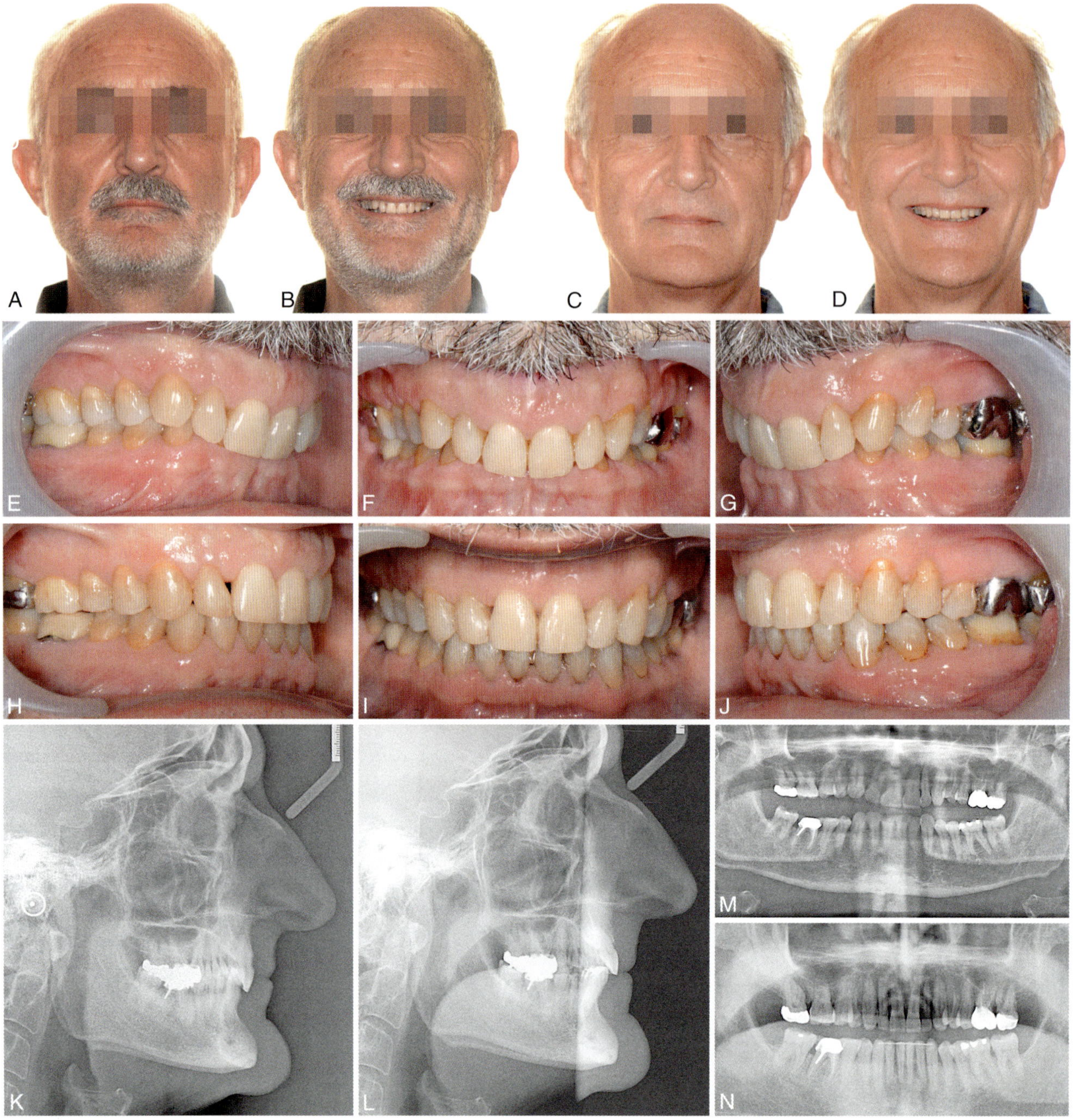

Figure 28.2

Éruption continue d'incisives non fonctionnelles.

A, B, E, F, G. Patient de 65 ans présentant une supraclusion totale d'origine maxillaire (égression du bloc antérieur maxillaire) avec altération du guide incisif et usure dentaire des faces palatines maxillaires et fracture des rebords incisifs mandibulaires. Le traitement orthodontique **H, I, J** consiste à lever les compensations de classe II antérieure et transversale afin de corriger la classe II dentaire et de retrouver un guide incisif fonctionnel [3]. La correction de la supraclusion a pu se faire par l'expression du torque radiculo-palatin sur le bloc incisif maxillaire (**K, L**). L'obtention de la classe I dentaire a été réalisée par l'intermédiaire de tractions élastiques intermaxillaires de classe II. (Dr L. Delsol).

Références

[1] Lasserre J-F. Fusion : Les fondamentaux. Éditions Quintessence International ; 2021. p. 315.

[2] Orthlieb J-D, Rebibo M, Mantout B. La dimension verticale d'occclusion en prothèse fixée. Cah Prothèse 2002 ; 120 : 67–79.

[3] Philippe J. La supraclusion et ses traitements. Éditions SID ; 1995. p. 94.

FICHE 29
Dimension transversale : linguo-version coronaire

Concernant le secteur antérieur, nous avons l'habitude de considérer l'équilibre musculaire entre les masses labiales et linguale.

Pour les secteurs latéraux, la masse musculaire externe est jugale (labiale pour les secteurs antérieurs). Avec la ptose de la langue et du plancher décrite avec l'avancée en âge (Fiche 33), la donne change et l'équilibre des forces en faveur des joues (pressions fonctionnelles centripètes) explique la linguo-version des couronnes dentaires prémolo-molaires avec le temps [1]. On dit alors que « le sourire s'appauvrit ». Que se passe-t-il pour les racines si les couronnes s'inclinent (se torquent en lingual ou se palato-versent) ? Les racines et les apex se vestibulo-versent, ce qui peut faire apparaître des dénudations radiculaires. Ainsi, chez les seniors, nous pouvons observer des anomalies parodontales ou défauts architecturaux sans toutefois déceler de « maladie » parodontale. De même, dans la zone canine, la diminution significative de la largeur inter-canine plus prononcée à l'arcade mandibulaire ne fait plus débat. Les orthodontistes ont l'habitude d'utiliser la mesure de la distance inter-canine. Cette valeur se mesure à la mandibule entre les deux pointes canines. Nos connaissances sur l'usure dentaire et sur la linguo-version coronaire permettent de remettre en question la fiabilité de cette référence chez le senior.

Ainsi, la linguo-version des secteurs latéraux chez les seniors n'est-elle pas forcément un signe de dysharmonie dento-maxillaire mais peut être celui du vieillissement : des compensations dento-alvéolaires transversales qui accompagnent la ptose de la langue. Il est aisé de poser un mauvais diagnostic de dysharmonie dento-maxillaire ou même de maladie parodontale en cas de défaut « architectural ». En général ces diagnostics erronés entraînent une proposition chirurgicale d'expansion maxillaire ou d'extractions dentaires et force est de constater que les consultations pour un second avis sont alors fréquentes. La figure 29.1 montre le bénéfice sur le « remplissage du sourire »

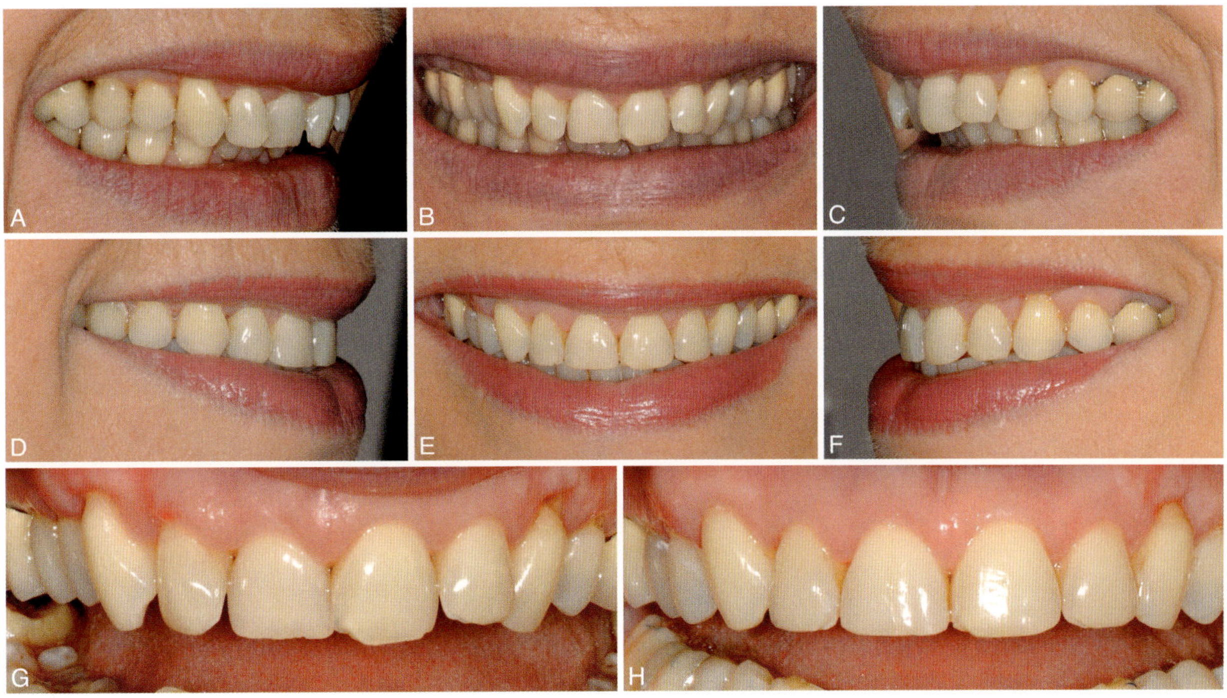

Figure 29.1

Décompensation orthodontique transversale.

Cette figure permet de comparer le sourire avant (**A**, **B**, **C**) et après temps orthodontique (**D**, **E**, **F**) d'une patiente âgée de 62 ans qui présente une classe II 1 dentaire et squelettique par rétrognathie mandibulaire. Les malpositions antérieures et la linguo-version des secteurs latéraux sont des compensations dento-alvéolaires de la dysharmonie entre les deux maxillaires. Les vues **D**, **E**, **F** sont le résultat d'un projet de nivellement des arcades (décompensation dento-alvéolaire puis allongement mandibulaire chirurgical ; Dr D. Deffrennes). Il est intéressant d'observer l'impact esthétique de la correction des malpositions et du remplissage du sourire par le contrôle du troisième ordre des secteurs latéraux (respect parodontal). Par ailleurs, la comparaison des vues **G** (avant) et **H** (après) illustre parfaitement des points spécifiques aux seniors : modification des formes coronaires et gestion des usures (Fiche 6 et Fiche 7). Observer la symétrisation des couronnes cliniques de 11 et 21 et le recontourage des bords libres régularisant 11 et atténuant le défaut 21 sans toutefois l'éliminer complètement.

de la gestion orthodontique du torque des secteurs latéraux. Le cas clinique des figures 29.2 et 29.3 présente une patiente ayant des désordres architecturaux parodontaux (expositions radiculaires) mais pas de « maladie » parodontale.

Le cas présenté figures 29.2 et 29.3 illustre l'importance du contrôle du troisième ordre chez le senior [2]. Nous constatons un affaiblissement du parodonte superficiel chez cette patiente de 50 ans. Le bilan *long-cone* montre une bonne santé du parodonte profond. La réponse aux forces physiologiques (appliquées lors des fonctions de l'appareil manducateur) sur ce type d'architecture dento-parodontal entraîne une diminution du périmètre d'arcade par encombrement et linguo-version coronaire. Les dénudations radiculaires sont un symptôme du mouvement radiculaire externe qui accompagne celui, interne, des couronnes et non celui d'une maladie parodontale. L'objectif du temps orthodontique sera d'aligner les couronnes dentaires grâce à du remodelage proximal. Le périmètre de l'arcade va être augmenté au niveau des pointes cuspidiennes et des bords libres mais en aucun cas des collets.

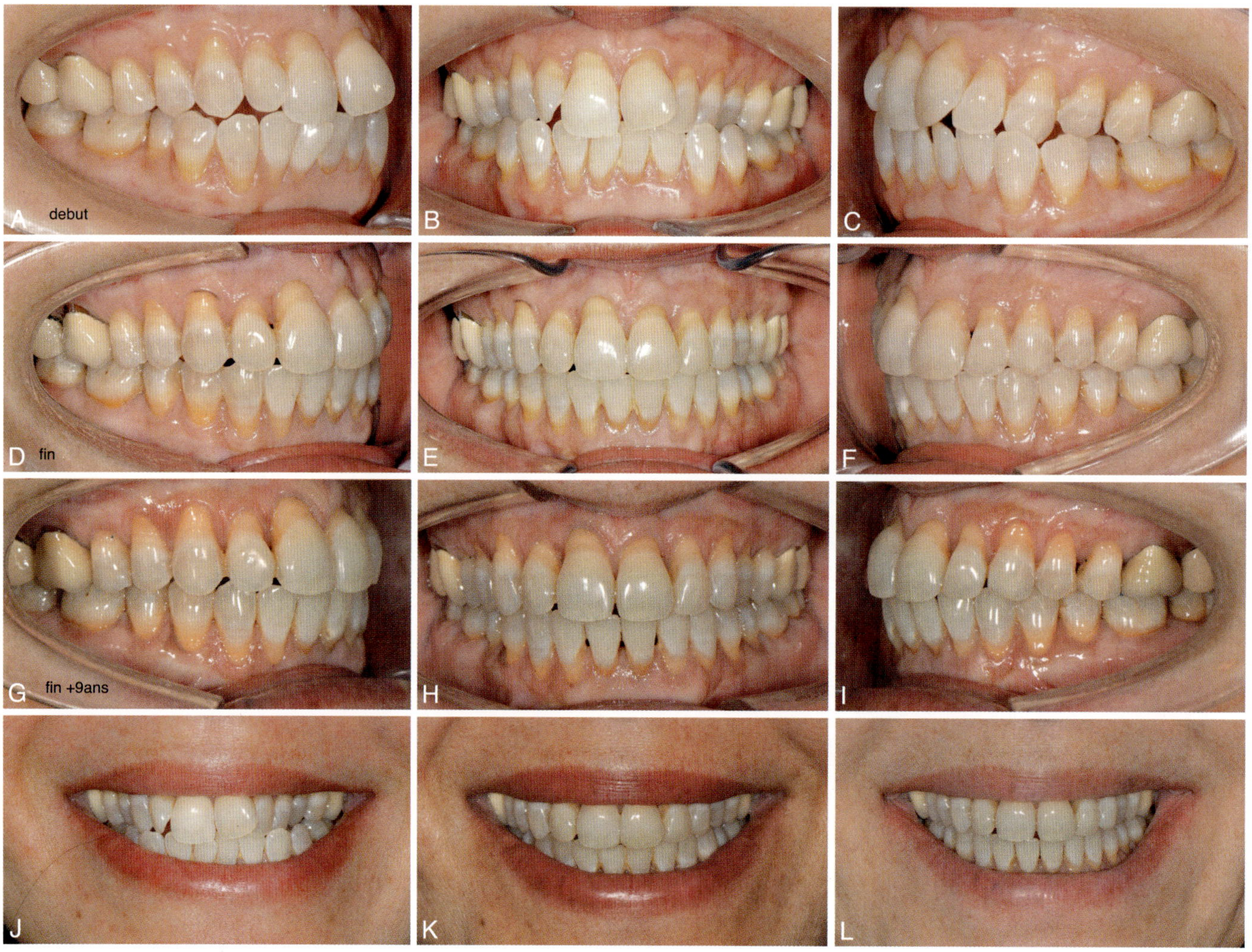

Figure 29.2

Défaut d'architecture dento-parodontale mais pas de « maladie » parodontale.
Les vues **A**, **B**, **C** montrent un affaiblissement du parodonte superficiel de cette patiente âgée de 50 ans. Le périmètre de l'arcade va être augmenté au niveau des pointes cuspidiennes et des bords libres mais pas des collets, ce qui apparaît clairement sur les vues de fin d'orthodontie (contention en place). **D**, **E**, **F**. C'est bien un mouvement de torque radiculaire au niveau des secteurs latéraux qui va rentrer les apex dans les maxillaires. **G**, **H**, **I**. Huit ans après la dépose du matériel orthodontique, ces vues montrent la stabilité du mouvement orthodontique d'une part mais aussi de la santé parodontale mais aussi la santé parodontale. **J**, **K**, **L** montrent le remplissage du sourire entre avant (**J**) et fin (**K**) d'orthodontie. **G**, **H**, **I** Vues à 9 ans de recul après la fin du temps orthodontique.

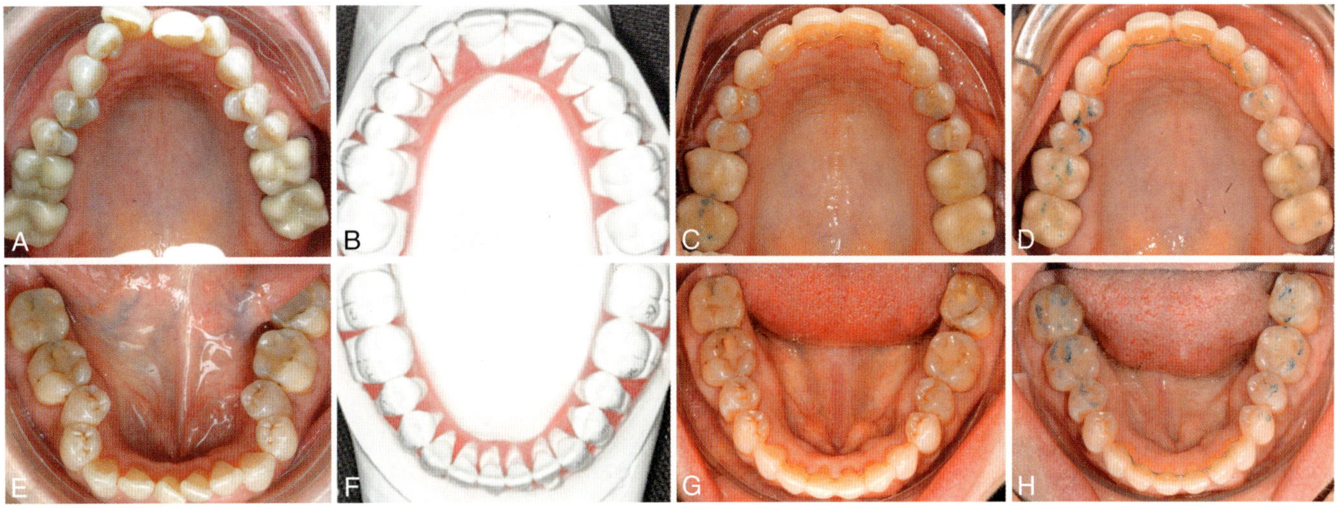

Figure 29.3

Neuf années de recul sur la nouvelle forme d'arcade.
Les vues intra-arcades permettent d'observer la correspondance entre le résultat et le set up. **A** et **E** sont les vues avant, **E** et **F** le set up, **C** et **G** la fin du temps orthodontique : la forme d'arcade est maîtrisée et correspond au set up. **D** et **H** sont des vues 9 ans après la dépose du matériel orthodontique. Elles valident cette option.

Références

[1] Sinclair PM, Little RM. Maturation of untreated normal occlusions. Am J Orthod 1983 ; 83 : 114–23.

[2] Muller Ch. Orthodontie linguale après 50 ans : enjeux et perspectives. In : Orthodontie linguale. Canal P, et al. Elsevier Masson ; 2016. p. 219–43.

FICHE 30
La classe II 1 avance masquée !

Les fiches précédentes ont décomposé les compensations dento-alvéolaires dans les trois sens de l'espace. À présent, nous allons nous intéresser à l'expression de ces compensations dento-alvéolaires dans le temps. Les schémas suivants constituent un début de réflexion sur les voies possibles de vieillissement d'une malocclusion de classe II 1 dentaire sur des bases squelettiques de classe II par rétrognathie mandibulaire. Leur originalité est d'intégrer sur un même schéma (ce qui n'est pas juste le plan anatomique) les articulations et les compensations dento-alvéolaires, mais aussi d'observer simultanément le plan sagittal, horizontal et le plan frontal.

La figure 30.1 illustre donc un décalage de classe II par rétrognathie mandibulaire. Il s'agira de la situation de départ (A) à partir de laquelle on proposera trois différentes évolutions (B, C et D). Le déficit mandibulaire est en rouge, l'arcade maxillaire en gris. Les carrés représentent les premières molaires. Sur la vue sagittale (A1), on observe le décalage des bases squelettiques (le maxillaire supérieur bien positionné est en gris, la mandibule pathologique est en rouge) et la position du condyle/base du crâne. Les incisives (le surplomb) et les molaires (la classe d'Angle). Le plan horizontal (A2) montre les rapports transversaux des maxillaires, des molaires et le surplomb incisif. La vue frontale (A3) permet d'observer le centrage de la mandibule suspendue à la base du crâne par les deux articulations temporo-mandibulaires (ATM) et les rapports molaires transversaux.

Les figures 30.2 à 30.4 sont une proposition de classification des trois voies possibles : propulsion (B), morsure palatine (C) et la classe II subdivision de confort (D).

Propulsion B (figure 30.2)

La propulsion (figures 30.1 et 30.2) désigne les cas où le patient ou la patiente positionne sa mandibule en avant la plupart du temps. C'est une action particulière qui nécessite de coordonner une commande articulaire et musculaire et une commande dentaire occlusale différente. Le système fonctionne bien dès lors que le patient a une bonne capacité d'adaptation et que les ATM le supportent. Il y aura alors assez peu d'effet dentaire.

Comme le montre la figure 30.2, la situation est celle d'une pseudo-classe I où le seul stress est au niveau articulaire (propulsion de la tête condylienne). Cette propulsion mandibulaire peut passer inaperçue (si les articulations le supportent) jusqu'à ce que survienne un événement déstabilisant. Or, la probabilité d'un tel évènement est bien plus élevée chez un senior que chez un jeune adulte : plus nous avançons en âge, plus ce système est fragile. Voici deux exemples de situations pouvant le déséquilibrer.

Exemples

Exemple 1

Une mise en place anodine d'une couronne prothétique peut occasionner une symptomatologie bruyante sur un système vieillissant globalement moins adaptable. C'est la situation courante du

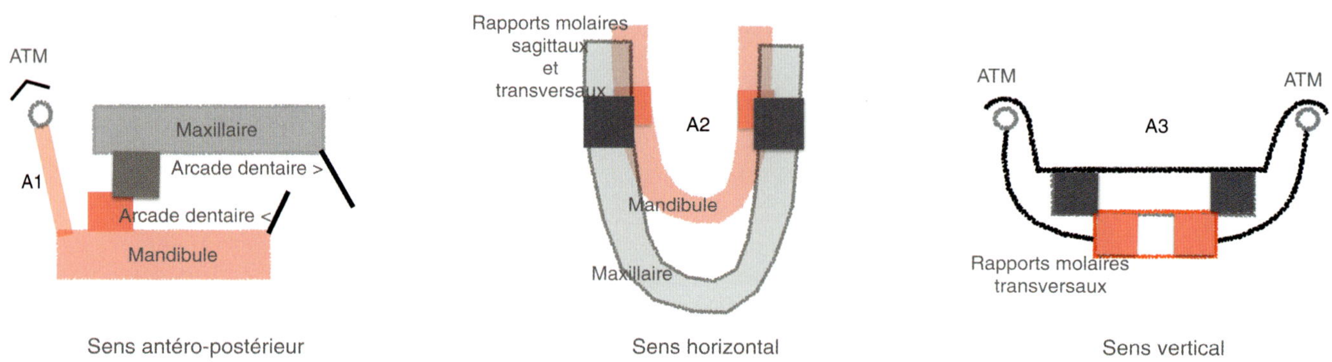

Figure 30.1

Classe II 1 par rétrognathie mandibulaire.
Ces trois schémas présentent les éléments anatomiques squelettiques et dentaires dans un cas de classe II 1 dentaire sur des bases squelettiques de classe II par rétrognathie mandibulaire. En gris, sur l'arcade maxillaire, la première molaire et l'incisive centrale sont dessinées. En rouge figure la mandibule suspendue à la base du crâne par le condyle. **A1** : la vue sagittale montre les rapports antéropostérieurs de classe II de Balard ; le maxillaire est bien positionné et la mandibule est en retrait ; les molaires sont en classe II d'Angle, un surplomb incisif. **A2** : la coupe horizontale illustre l'impact de la dysharmonie sur le sens transversal le maxillaire circonscrit la mandibule et les molaires sont en classe II d'Angle. **A3** : la coupe frontale met en évidence le centrage de la mandibule et la dysharmonie transversale au niveau des molaires et le centrage des condyles dans les cavités glénoïdes.

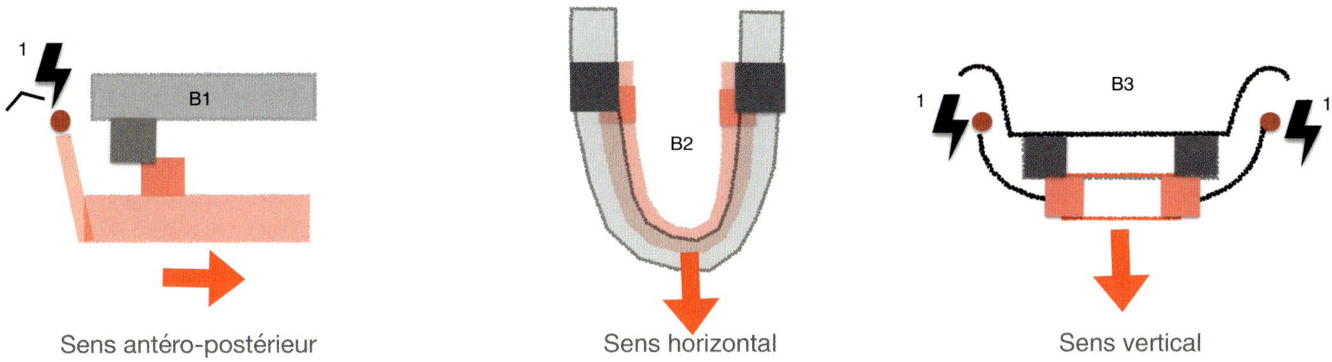

Figure 30.2

Propulsion mandibulaire.

Le patient propulse en permanence, il est confortable en position mandibulaire antérieure « *sunday bite* ». En **B1**, on observe que les arcades dentaires s'emboîtent, classe I molaire, pas de surplomb incisif. Le stress est au niveau articulaire avec la position antérieure du condyle mandibulaire. **B2** : les arcades sont coordonnées. **B3** met en évidence le stress au niveau des deux ATM.

patient qui se plaint après « la pose de sa couronne », ce que ne comprend pas le dentiste. La nouvelle restauration coronaire contraint le patient dans une position particulière lui faisant perdre ses réflexes posturaux adaptatifs. S'ensuivent des fractures récidivantes de restaurations « parfaitement » ajustées en OIM mais en prématurité pour toutes les autres positions entre OIM et RC.

Exemple 2

En orthodontie, la classe II est passée inaperçue. Sur cette erreur initiale de diagnostic, un projet d'alignement antérieur mineur est mis en place. Le port de gouttières va alors désengrener le patient qui perd son occlusion sans comprendre pourquoi.

Morsure palatine C (figure 30.3)

La mandibule fonctionne en arrière du maxillaire, les dents vont rechercher des contacts (éruption continue) : les incisives mandibulaires s'égressent jusqu'à la morsure palatine et les molaires maxillaires non engrenées dans le plan frontal vont subir la pression jugale dans un mouvement de linguo-version coronaire jusqu'à atteindre un meilleur calage avec leur antagoniste. L'arcade maxillaire devient plus étroite. La linguo-version coronaire des couronnes cuspidées s'accompagne d'une vestibulo-version radiculaire qui donne elle-même lieu à une récession gingivale avec exposition radiculaire (sans participation microbienne). Au niveau des contacts dentaires : apparition de facettes d'usures caractéristiques sur les versants vestibulaires des cuspides vestibulaires mandibulaires notamment.

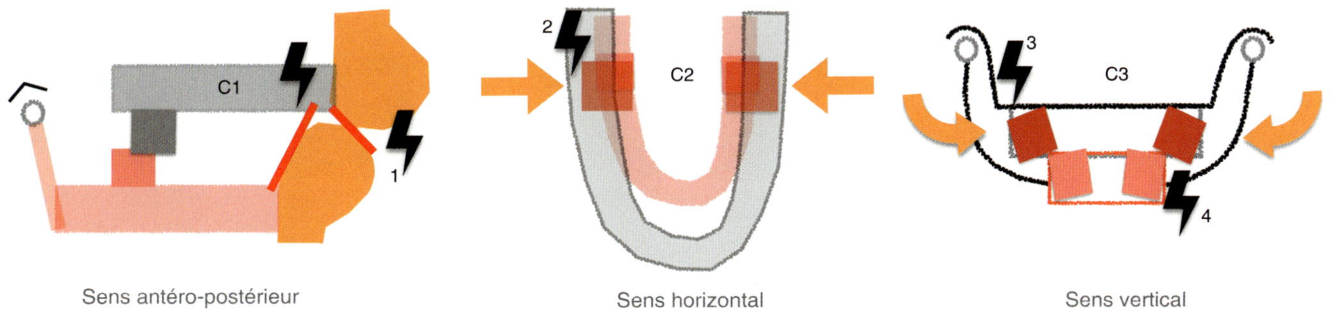

Figure 30.3

Morsure palatine.

Cette figure montre les compensations dento-alvéolaires après des années de fonctionnement d'une classe II squelettique par rétrognatie mandibulaire. **C1** : le guide antérieur est perturbé par l'égression des incisives mandibulaires vers la morsure palatine (1). Les lèvres sont schématisées en orange. En cas d'interposition labiale, les incisives maxillaires se versent (apparitions de diastèmes). **C2** : les couronnes des molaires se linguo-versent sous l'effet du déséquilibre labio-lingual. Les apex se vestibulo-versent. C'est le stress parodontal (2 et 3) avec exposition radiculaire. **C3** met en évidence les contacts interdentaires avec des rapports cuspides-cuspides et des facettes d'usures caractéristiques à rechercher notamment sur les cuspides vestibulaires mandibulaires (4).

Classe II, subdivision de confort D (figure 30.4)

Une occlusion de confort en latéralité permet au patient de trouver un maximum de contact du côté dévié. L'occlusion de classe II est aggravée du côté de la latéralité et diminuée de l'autre. Avec le temps, les compensations dento-alvéolaires vont systématiser en la facilitant cette position. Cette asymétrie de fonctionnement se retrouve aussi au niveau musculaire et articulaire avec des claquements méniscaux, des douleurs du côté dévié plus ou moins problématiques et différentes myalgies de la tête et du cou (asymétrie et asynchronie de la contraction des élévateurs).

Cette configuration est importante à diagnostiquer car le nivellement orthodontique des arcades dentaires s'accompagne d'un recentrage mandibulaire. Dans beaucoup de cas, le bénéfice est la diminution de la symptomatologie articulaire, ce qui est un bon début mais ne prend pas en compte le décalage antéropostérieur.

D'autre part, en cas de confusion avec une classe II subdivision (au sens strict et non plus postural), des propositions d'une extraction asymétrique d'une prémolaire maxillaire sont parfois faites, ce qui n'est pas une réponse appropriée au défaut de calage et de centrage.

Il est prévu de développer cette partie dans les versions futures de cet ouvrage. En attendant, notre conseil à un(e) jeune orthodontiste est de retenir le caractère évolutif de la classe II 1 par rétrognathie et que parfois avec le temps elle avance masquée d'où l'importance de rechercher lors de l'examen clinique un ajustement mandibulaire (un dérapage) au voisinage de l'OIM.

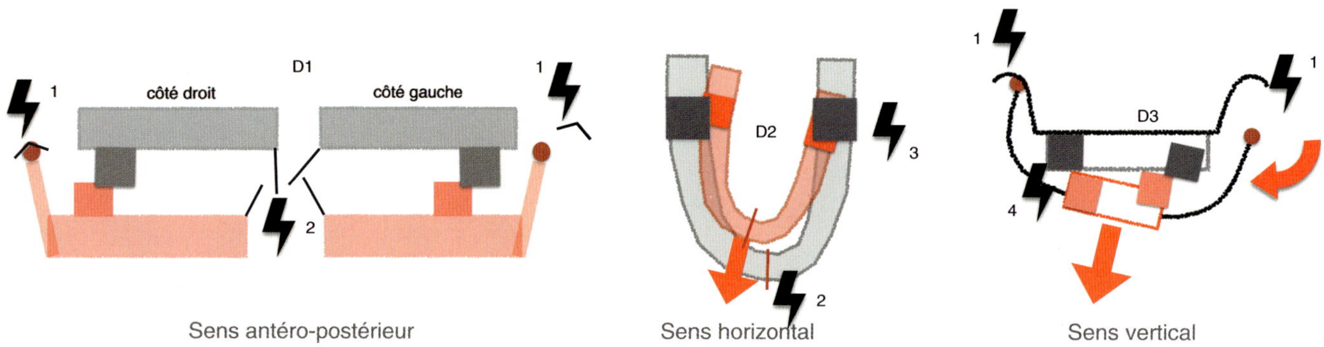

Figure 30.4

Classe II subdivision de confort.
Cette figure montre l'asymétrie de la position mandibulaire et ses complications locorégionales. Le stress articulaire résulte d'une compression du côté dévié et un étirement de l'autre (1). **D2** met en évidence le décalage des milieux inter-incisifs et l'asymétrie de la classe II molaire. En vue frontale **D3**, le torque différentiel des secteurs cuspidés est à repérer et entraîne dans les formes sévères une répercussion sur le sens vertical et une bascule du plan d'occlusion.

Cas clinique 10

Cette patiente de 63 ans présente une classe II 1 sévère, un bilan dentaire incomplet (édentement récent 14) et de nombreuses restaurations coronaires périphériques en céramique (17, 16, 15, 23, 24, 25, 26, 27, 36, 35, 44 et 45). Elle nous confie avoir été complexée par son sourire toute sa vie mais aujourd'hui elle s'inquiète du caractère évolutif. En effet, à présent, la lèvre inférieure s'interpose régulièrement entre les incisives. La figure 30.5 montre une égression du secteur incisif mandibulaire. Le cas est spectaculaire. Elle est dans la configuration de la figure 30.3 d'un vieillissement d'une classe II par compensations dento-alvéolaires dans les trois sens de l'espace. Notre diagnostic doit tenir compte de son âge, en particulier de son vieillissement à partir d'une classe II par combinaison de compensations dento-alvéolaires et d'usures coronaires. Nous avons appris à dissocier ces points pour fixer les objectifs thérapeutiques. Le cas s'avère alors moins sévère qu'il n'y paraît.

La décompensation peut être obtenue grâce aux informations contenues dans le matériel fabriqué à partir du set up. Anatomique, celui-ci est adapté aux morphologies des onze couronnes prothétiques grâce à la procédure de laboratoire. La proalvéolie maxillaire est gérée grâce à la place laissée par une extraction de prémolaire à sa gauche (édentement de 14 à droite et choix de 25 couronnée). Quatre mini-vis postérieures maxillaires sont placées dans le même temps chirurgical que l'extraction de 25 et constituent un ancrage indiqué pour ce type de recul. La figure 30.6 montre la patiente en fin d'orthodontie. La figure 30.7 permet de comparer les formes d'arcades avant et après avec le set up.

Quel est l'intérêt de ce cas ? Ouvrir une réflexion sur le diagnostic étiologique d'une malocclusion qui doit tenir compte de l'âge du patient. Une malocclusion est en particulier la classe II est aggravée avec l'âge. La même malocclusion à 12 ans n'a en effet pas la même étiologie et a fortiori pas le même pronostic. Bien intégrer que l'âge du patient modifie aussi notre diagnostic (étiologique) est un point capital de notre prise en charge. Et si un projet orthochirurgical peut être une réponse appropriée chez un jeune adulte, dans le cas de cette malocclusion à cet âge la simplicité de la prise en charge grâce à du matériel approprié orthodontique plaide pour la prise en charge orthodontique des compensations dento-alvéolaires liées au vieillissement.

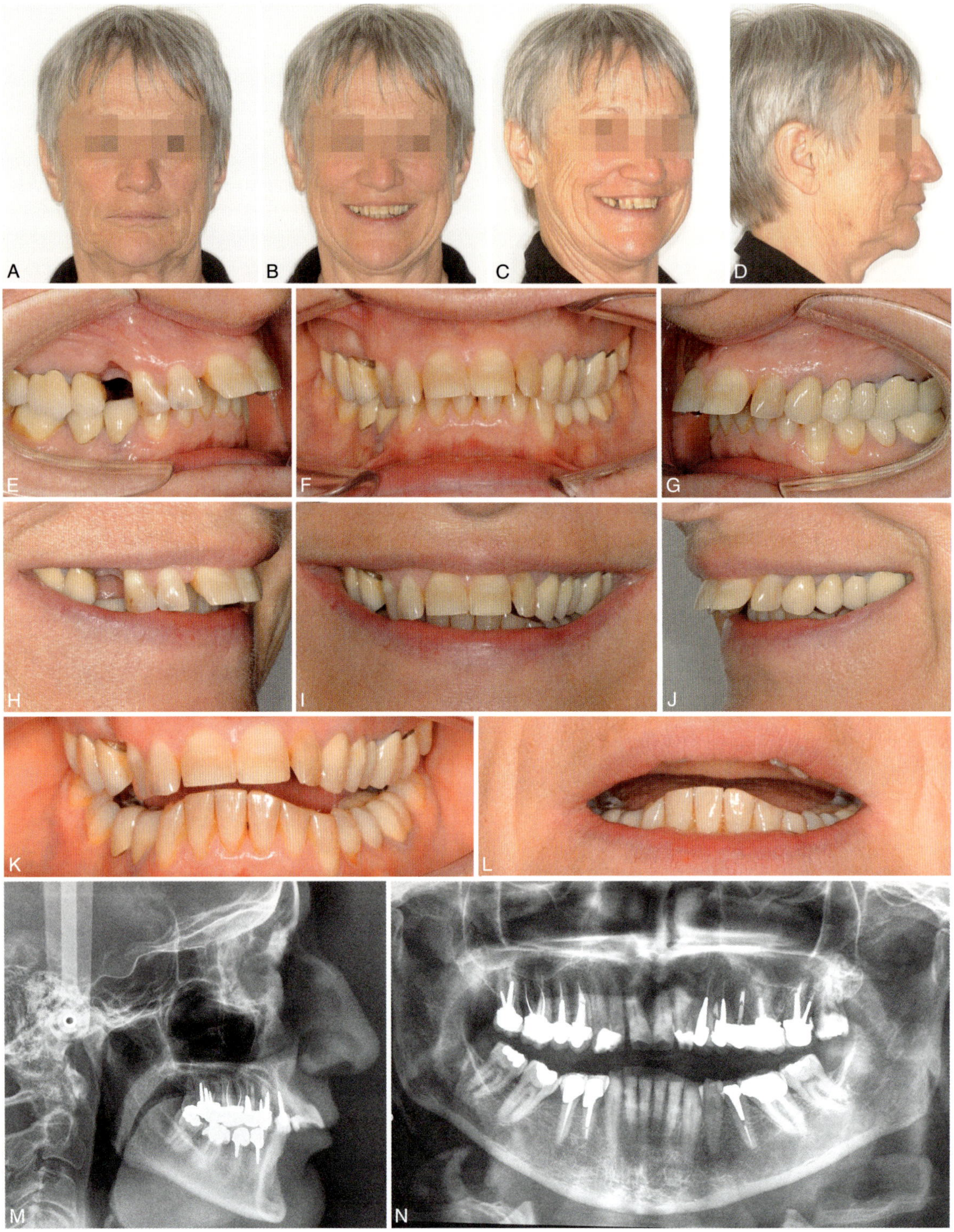

Figure 30.5

Cette patiente de 63 ans présente une classe II 1 sévère : forme morsure palatine.
Bilan dentaire incomplet (édentement récent 14), nombreuses restaurations coronaires périphériques en céramique (17, 16, 15, 23, 24, 25, 26, 27, 36, 35, 44 et 45), réalisation d'un projet orthodontique de nivellement des arcades dentaires (extraction de 25 et pose de quatre minivis d'ancrage maxillaires en un temps chirurgical par le Dr C. Lesage) et de coordination en classe II thérapeutique destinées à normaliser le guide antérieur et à établir une fonction labiale harmonieuse. Les prises de vues habituelles ne documentent pas le point antérieur, à savoir la morsure palatine et l'égression du secteur incisif mandibulaire. Les vues **K** et **L** bouche ouverte viennent compléter le dossier.

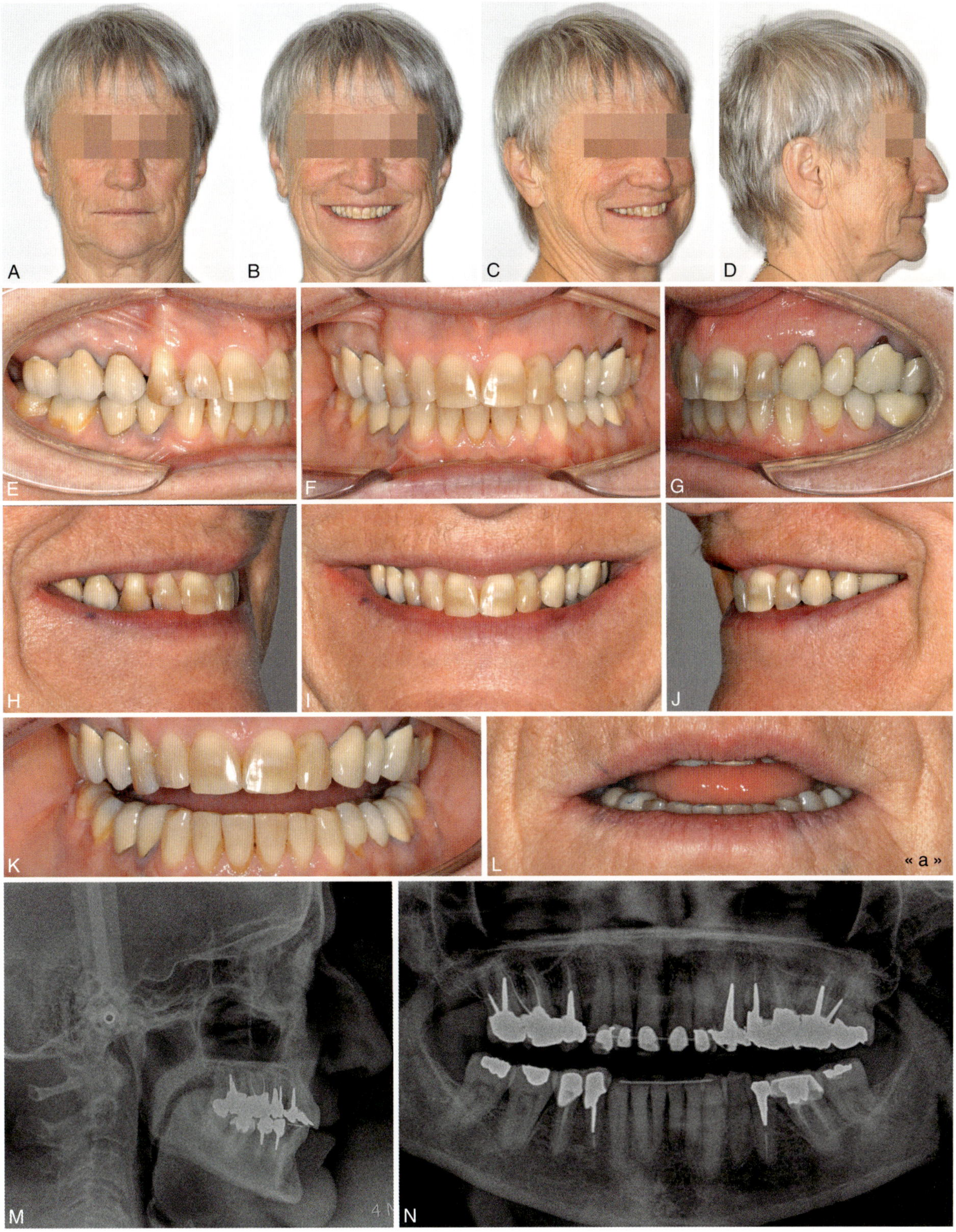

Figure 30.6

Ces vues présentent la patiente à l'issue du projet orthodontique et montrent la coordination en classe II thérapeutique, la normalisation du guide antérieur et également le retour à une harmonie labiale au repos et lors du sourire.

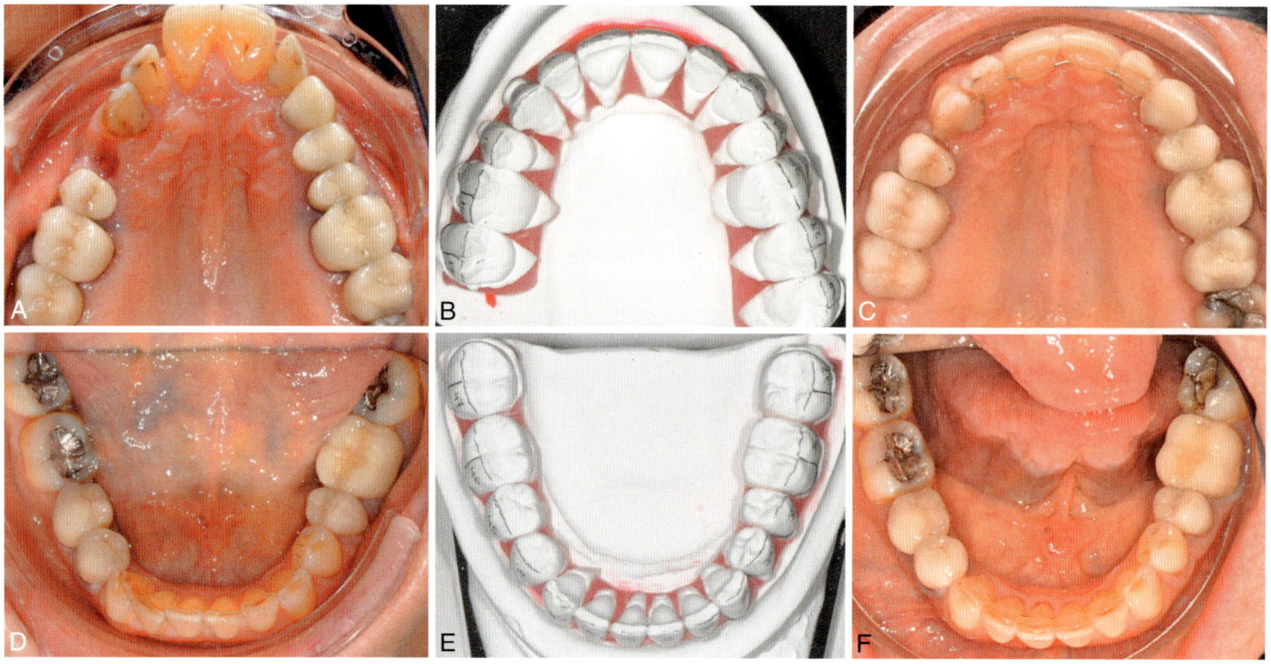

Figure 30.7

Vues intra-arcades.
A et **D.** Avant traitement. **B** et **E.** Set up. **C** et **F.** Fils de contention en place.

Chapitre 7

Fonctions de l'appareil manducateur

PLAN DU CHAPITRE

FICHE 31 Adaptation de l'appareil manducateur

J.-C. Kohaut

Le vieillissement touche tous les systèmes du corps, le visage change en surface et en profondeur. Musculature et articulations évoluent avec des conséquences sur la fonction. Ces changements structurels et fonctionnels sont à prendre en compte pour définir les objectifs du traitement orthodontique chez le senior.

Musculature

Les auteurs s'accordent sur le fait que (en l'absence de pathologie) la diminution (la perte de fibres musculaires physiologique) va avoir peu d'effet sur la capacité masticatoire car les personnes âgées (dentées) compensent en privilégiant une alimentation plutôt molle, en augmentant le nombre de cycles et en diminuant leur amplitude verticale : il y a une adaptation.

Articulation temporo-mandibulaire

La forme de la tête condylienne mandibulaire évolue aussi avec l'âge. On assiste à un aplatissement et à une augmentation de la surface en contact avec le condyle temporal. Le ménisque s'amincit voire se perfore. Si l'ATM se remodèle avec l'âge, la diminution de la force musculaire (des sollicitations masticatrices) peut expliquer que les signes et symptômes de dysfonctionnement temporo-mandibulaires soient rares chez les seniors.

Usure des structures dentaires, affaiblissement du parodonte

Traiter un senior implique de déplacer des dents dont la morphologie occlusale s'est modifiée avec le temps. Cette modification de forme peut conduire à faire des choix occlusaux parfois différents de ceux qui sont préconisés chez le jeune comme reconstituer une canine usée ou opter pour une fonction de groupe ou encore après alignement dentaire recontourer les bords libres incisifs usés en malposition [1].

Chez le patient senior, nous ne pourrons pas obtenir une occlusion aussi engrenante que chez le patient jeune et cela ne doit pas être recherché. Des faces occlusales planes, un surplomb et un recouvrement proche de zéro sont la norme et procurent plus de liberté de mouvement et de force masticatoire lors des mouvements de latéralité.

Capacités d'adaptation

D'une façon générale, on peut considérer que les dysfonctions temporo-mandibulaires sont le résultat d'un défaut d'adaptation aux changements : un changement de comportement dû au stress avec période de serrement intense ou un changement des caractéristiques occlusales (prothèses ou orthodontie). L'importance des changements ainsi que la rapidité avec laquelle ces changements sont opérés sont des critères qui majorent les risques. Chez le senior, les capacités d'adaptation sont réduites et si le système musculo-articulaire semble bien vieillir naturellement, la question qui se pose est la suivante : tous les paramètres de l'occlusion présentent-ils le même risque lorsqu'ils sont modifiés et si certains paramètres sont à changer, faut-il prendre certaines précautions pour ne pas dépasser les capacités d'adaptation des éléments les plus faibles. Par exemple, la correction d'une occlusion inversée unilatérale chez un senior mérite réflexion ; ainsi, en admettant que la correction de cette occlusion soit un succès et améliore le centrage mandibulaire et soulage l'ATM du côté de l'inversé, prend-on le risque de solliciter dorénavant un peu plus l'ATM du côté opposé ?

La figure 31.1 présente une patiente dont la mobilité mandibulaire est limitée par une supraclusion sévère en relation avec des éléments prothétiques maxillaires. La conséquence est une augmentation de la verticalité des mouvements aux dépens des latéralités. L'intérêt de ce cas est de présenter une adaptation originale du système manducateur avec dysfonction labiale et une brûlure du vermillon supérieure dont la patiente n'arrive pas à se débarrasser.

Il est toujours difficile pour un orthodontiste de ne pas se fixer comme l'objectif d'un traitement l'obtention d'une

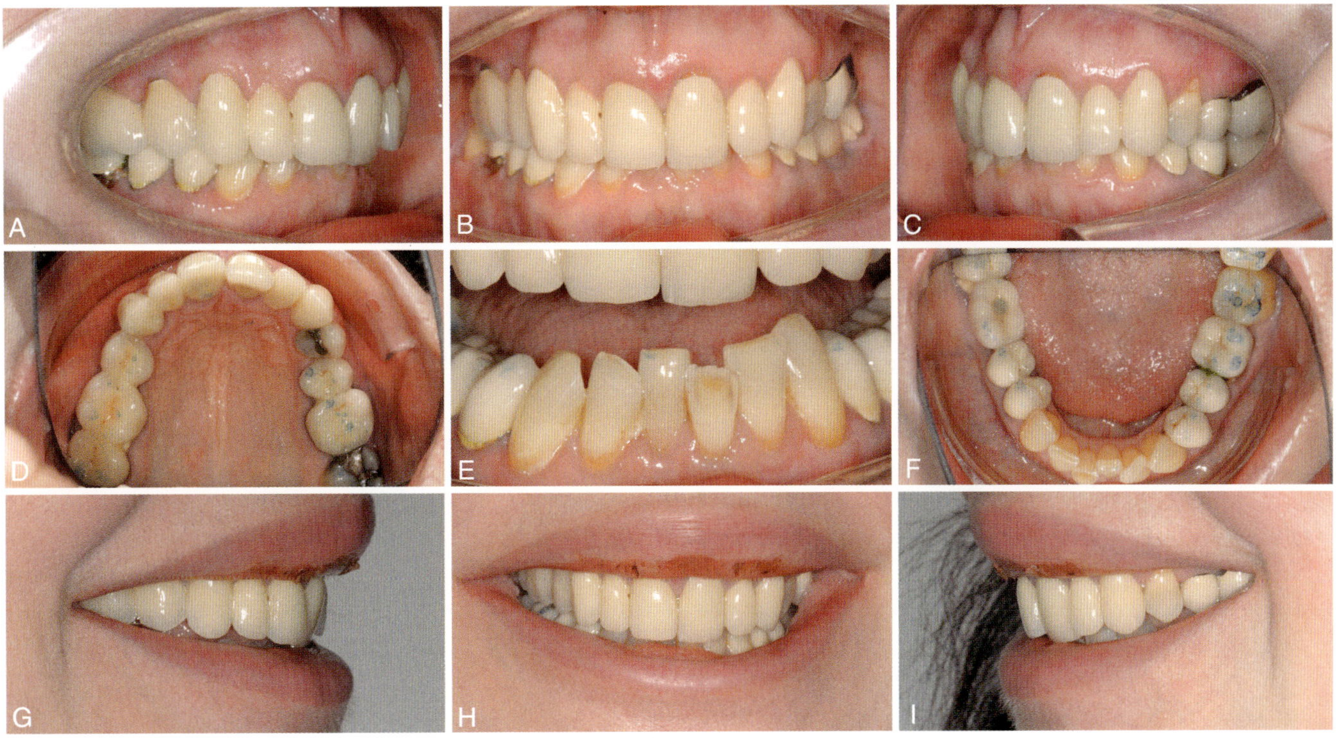

Figure 31.1

Cette figure présente un exemple d'adaptation du système aux dépens des organes qui le compose avec un choix de restaurations coronaires esthétiques aux dépens de la fonction.

Cette patiente présente deux arcades avec 18 restaurations coronaires en céramique (vues **D**, **F**). Sur les vues **A**, **B**, **C**, on observe une supraclusion sévère. Les facettes d'usure sur les faces vestibulaires des incisives mandibulaires aggravées par le frottement émail-dentine/céramique (vue **E**) témoignent de la dysfonction occlusale. Par ailleurs les canines mandibulaires non usées nous renseignent sur son absence de latéralité et nous permettent de poser l'hypothèse d'une fonction réduite par verrouillage de la position mandibulaire : elle ne mastique pas et se limite à un mouvement vertical d'ouverture et fermeture. Le système tient car elle s'adapte en sélectionnant ses aliments (la céramique ne casse pas). Ce qui est particulier dans ce cas c'est que l'adaptation se fait aussi aux dépens des lèvres et les vues **G**, **H**, **I** montrent une blessure par frottement (brûlure ?) du vermillon supérieur signant la dysfonction labiale.

classe I canine et molaire [2], mais ces objectifs ont été préconisés quand l'orthodontie du senior n'existait pas. Aujourd'hui, les seniors qui se font traiter ont-ils les mêmes demandes et les mêmes besoins en termes de capacité fonctionnelle et de stabilité à long terme ? Un traitement dit « de compromis » (voir Fiche 37) qui chez un adolescent ou un jeune adulte peut sembler non raisonnable ne devient-il pas chez le senior une bonne réponse médicale [3].

Références

[1] Kohaut J-C. Fonction, dysfonction et usure : vers une contention active ? L'orthodontiste 2020 ; 9 : 28–31.

[2] Saulue P, Kohaut J-C. Traitement ODF des malocclusions : optimisation des fonctions. Rev Odont Stomat 2017 ; 46 : 279–96.

[3] Kohaut J-C. Le guide antérieur – Mouvement et stabilité. International Orthodontic 2014 ; 12 : 281–90.

FICHE 32
Particularités des fonctions orofaciales du senior

I. Breton-Torres

Le système oro-maxillo-facial est coordonné selon quatre praxies fonctionnelles : la déglutition et la mastication (les seules où existent des contacts dento-dentaires), la ventilation et la phonation. L'impact du vieillissement sur la sphère buccale musculaire est une diminution de la force, de la mobilité et de l'endurance du tissu musculaire (labial, lingual et jugal et des muscles masticateurs) qui entraîne des perturbations des quatre fonctions avec possibilité d'apparition de dyspraxie au même titre que pendant la croissance [1].

Force est de constater que les troubles fonctionnels chez le senior sont plutôt des hypofonctions (dysfonctions) et des parafonctions de tics (mordillement jugaux ou labiaux). Les parafonctions de type « coincer un stylo entre ses dents », onychophagie ou dermatophagie, mâcher du chewing-gum... sont aussi moins courantes tout comme le bruxisme [2]. De même, une symptomatologie bruyante des ATM est rare et la statistique générale « les désordres temporo-mandibulaires sont la deuxième cause de douleurs orofaciales après les douleurs bucco-dentaires » est certainement à revoir chez le senior comme si les dérangements temporaux mandibulaires devenaient moins symptomatiques grâce à la diminution des mouvements mandibulaires et des forces développées lors de la fonction ou plus exactement de l'hypofonction (diminution des contraintes en pression sur l'ATM). La figure 32.1 documente une patiente âgée 62 ans avec une asymétrie labiale inférieure chez laquelle un tic de mordillement labial a été mis en évidence.

Avec l'âge, les muscles masticateurs sont régulièrement fibrosés à force de contractures. Il n'est pas rare de trouver lors du bilan des élévateurs une absence totale de contraction du masséter du côté non travaillant en cas de mastication unilatérale prolongée. Des troubles de la cinétique et limitations d'amplitude sont fréquemment retrouvés chez les seniors tant au niveau de l'ATM que du rachis cervical. Ces perturbations signent généralement des contraintes articulaires de faible intensité perdurant depuis des années en lien avec un trouble fonctionnel ou postural. Cela dit, peu de seniors consultent pour des dérangements temporo-mandibulaires, même si beaucoup présentent des troubles de la cinétique et des douleurs à la palpation musculaire. Ce tableau clinique peut aussi être masqué par d'autres douleurs (par exemple, arthrose) qui déplacent la sphère orofaciale au second plan de leurs priorités [3].

Associé à cette diminution de tonus musculaire, le vieillissement de la denture peut affecter le calage mandibulaire. Encore plus que chez l'adolescent, on va retrouver des conflits entre la commande des articulations temporaux-mandibulaires et le calage dentaire. Il est courant d'observer un ajustement mandibulaire au voisinage de l'OIM. Ce dérapage souvent imperceptible pour le patient est le résultat de guidages non fonctionnels par les dents en malpositions (migrations dentaires liées à des édentements non compensés, des prématurités ou interférences liées à des restaurations prothétiques). Parfois, des douleurs dentaires chroniques limitent l'enveloppe fonctionnelle par réflexe d'évitement, et imposent à la mandibule un calage instable en OIM avec une position non centrée des condyles dans les cavités articulaires. Ces anomalies de position mandibulaire en OIM vont elles-mêmes avoir des conséquences sur l'activité musculaire (contractures musculaires asymétriques destinées à retrouver la stabilité mandibulaire).

Examen des fonctions du senior

Ainsi, l'examen du senior relèvera assez peu de dérangements temporo-mandibulaires mais recherchera plus systématiquement des troubles du calage mandibulaire. Un bilan passera systématiquement en revue les fonctions.

Mastication

Physiologique, elle est réalisée de façon unilatérale et alternée. La mastication pathologique peut être : unilatérale, bilatérale, en ouverture-fermeture (absence de mouvements mandibulaires latéraux). Avec l'âge, les patients adaptent

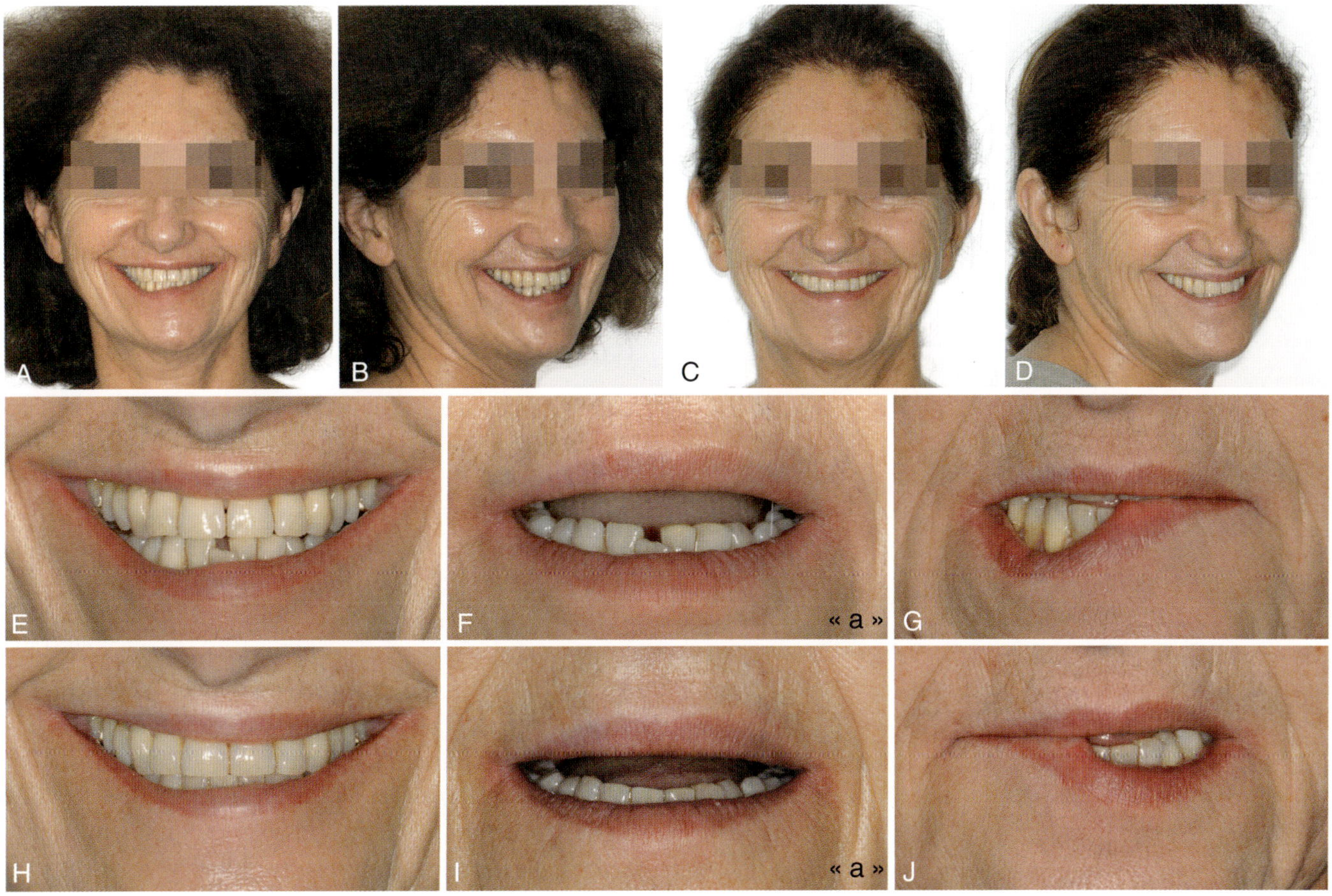

Figure 32.1

Exemple de parafonction labiale : tic de mordillement labial mandibulaire.
Cette patiente **A** et **B** consulte au sujet de l'ectopie de 41. C'est une demande caractéristique du senior. La patiente n'a pas de demande sur son sourire (vue **E**). La vue **F** documente le « A » d'Emma et montre le problème esthétique lors de la phonation. La discussion informelle de la consultation a mis en évidence un tic labial (vue **G**). Les vues **H** et **I** montrent le sourire et la phonation après un temps mandibulaire d'alignement. Observer la diminution de l'asymétrie labiale grâce à la prise de conscience de la parafonction. La vue **J** documente le conseil de pratiquer la morsure côté droit, ce qui aide assurément à la perception de l'importance de l'habitude déformante.

la fonction masticatoire en augmentant le nombre de cycles. Son efficacité étant conditionnée par le nombre de contact dento-dentaires, on recherchera en cas d'édentement une mastication dysfonctionnelle avec écrasement des aliments par la langue contre le palais (qui entraîne la sélection et l'adaptation des aliments). La mastication peut être observée (en faisant mastiquer un chewing-gum [4]). Les habitudes alimentaires sont questionnées : Existe-t-il un côté préférentiel de mastication ? Quels sont les aliments préférentiellement consommés ? Existe-t-il des douleurs à la mastication ? [5].

Déglutition

On demande au patient d'avaler sa salive. En cas de persistance d'une déglutition primaire en succion-propulsion, on observe une contraction des muscles de la sangle péribuccale. La contraction du muscle mentalis signe une déglutition dyspraxique. Une déglutition secondaire nécessite une contraction efficace du mylo-hyoïdien et du ventre antérieur du digastrique pour stabiliser l'élévation et la poussée antérieure de la pointe de la langue. En cas de persistance d'une déglutition primaire, on observe souvent sur le long terme, une ptose du plancher buccal en lien avec la non-sollicitation de ces muscles du plancher buccal.

Examen des praxies linguales et labiales

La posture linguale et labiale au repos, à la phonation et à la déglutition est observée en exo- et endobuccal. Le patient est aussi interrogé. Des tests spécifiques existent et permettent d'évaluer précisément la connaissance du schéma corporel, la mobilité, la fatigabilité musculaire ; une attention particulière est portée à l'examen du frein lingual. Une brièveté étant un obstacle à la mise en œuvre de la rééducation. On recherche spécifiquement une posture linguale impactée par ces modifications et plus précisément une ptose linguale avec une posture basse, qui accompagnerait une bascule postérieure de la mandibule par diminution du tonus musculaire général avec l'âge.

Dyspraxie ventilatoire

À l'instar de ce qui est observé chez les respirateurs buccaux, son impact sur la croissance en largeur (transversal du maxillaire) n'est plus à démontrer [6]. Alors, que penser de l'effet de la ptose de la langue avec le temps sur la linguo-version des secteurs latéraux chez les ventilateurs buccaux : posture basse de la langue qui ne contrebalance pas les pressions fonctionnelles centripètes exercées par les joues, ce qui provoque étroitesse et profondeur du palais. En cas de dyspraxies de la ventilation et de dyspraxies linguales, on notera chez l'adulte et encore plus chez le senior, une projection antérieure céphalique, un enroulement des épaules et une ptose du plancher buccal [7].

Trouble postural

Un trouble postural peut aussi être en lien avec une position assise prolongée et un manque d'activité physique. Cette posture céphalique peut aussi être perturbée par des lunettes mal réglées (mauvaise prise en charge de la presbytie). L'os hyoïde en position basse signe une adaptation fonctionnelle de la posture linguale : posture basse de la langue permettant une perméabilité pharyngienne en ventilation orale [8]. L'inocclusion buccale chronique peut aussi entraîner un état de contraction permanente des muscles péribuccaux et une modification de l'attitude posturale mandibulaire et cervicale : tension permanente des muscles abaisseurs de la mandibule (suprahyoïdiens, ptérygoïdien latéral), extension cervicale accentuée notamment lors de la phase de sommeil [9].

Cas clinique 11

Le cas clinique présenté ici (figure 32.2) est de nouveau le cas de la Fiche 11 (figure 11.4). Cette patiente a consulté au sujet d'une béance après 10 ans de port d'une gouttière maxillaire (diagnostic remis en cause de bruxisme). On a vu que l'observation clinique fine a mis en évidence une usure des faces vestibulaires maxillaires par abrasion labiale potentialisée par une alimentation acide (ramollissement amélaire). On a établi le lien entre la dysfonction labiale avec hypercontraction lors de la déglutition, la position de la lèvre en bouche ouverte permanente et les destructions jusqu'alors inexpliquées des surfaces vestibulaires. Il se trouve que la patiente a bien reçu les informations sur sa dysfonction labio-linguale. Elle a suivi une rééducation kinésithérapique complétée par le port d'une enveloppe nocturne linguale. Ce cas est exceptionnel car d'une part on a la chance de documenter 7 ans de port d'ELN (enveloppe linguale nocturne du Dr B. Bonnet [10]) chez une patiente âgée de 51 ans et, d'autre part, le mouvement dentaire illustre parfaitement l'effet du duo labio-lingual sur la position des incisives.

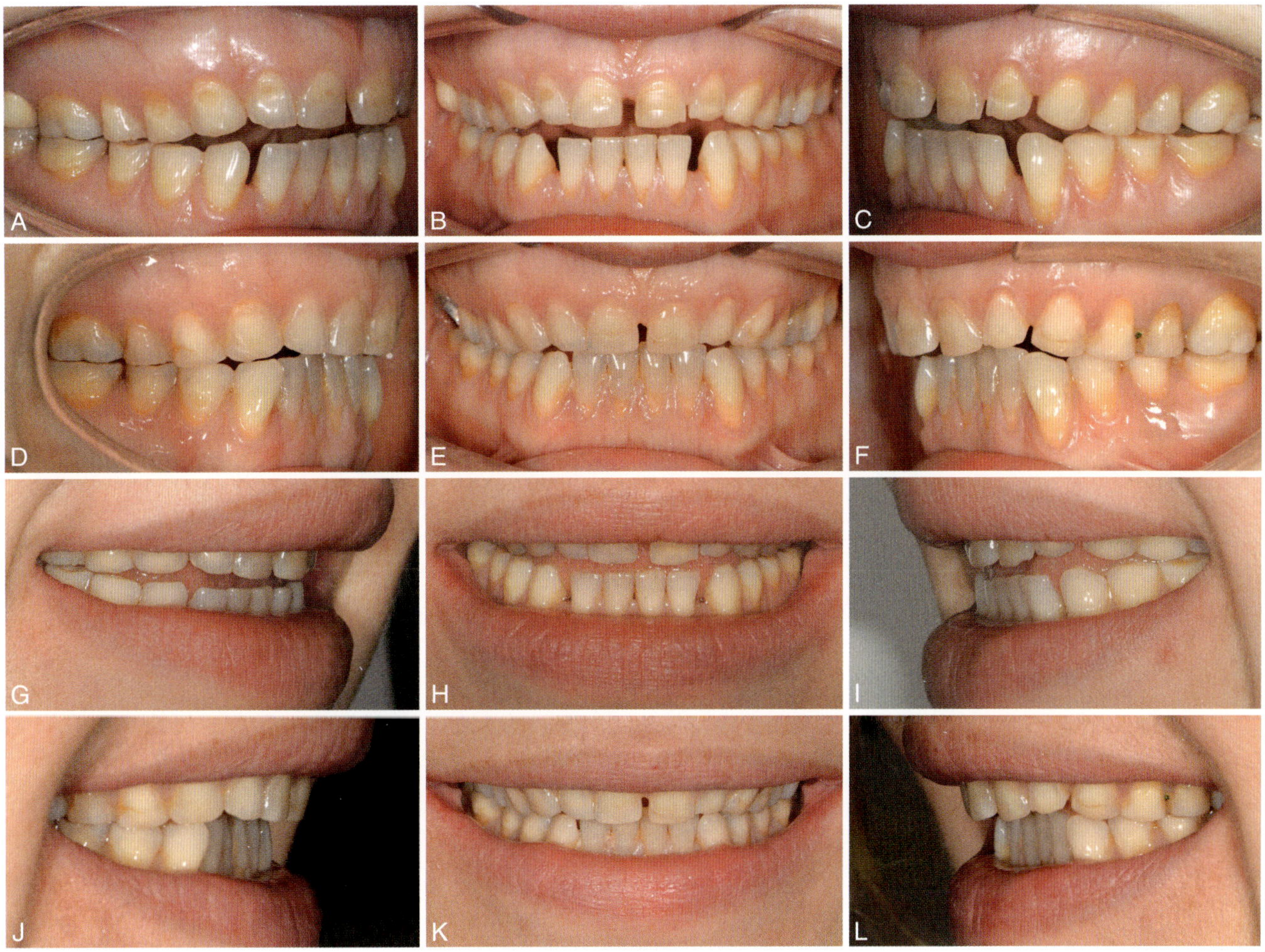

Figure 32.2

Il n'y a pas d'âge pour que la fonction ait des effets alvéolo-dentaires !

Les vues intrabuccales **A**, **B**, **C** et **D**, **E**, **F** montrent la fermeture d'une béance après rééducation des dysfonctions linguale et labiale par kinésithérapie (C. Padovani) puis ELN nocturne de soutien. La patiente a porté l'ELN pendant 7 années. L'impact sur la position dentaire est bien observable : fermeture de la béance et linguo-version des incisives mandibulaires. Les vues **J**, **K**, **L** montrent le bénéfice à l'échelle du sourire. Évidemment, pouvoir documenter une aussi longue durée du port d'ELN chez une patiente de 51 ans est exceptionnel et cela nous apporte la confirmation de la direction du déplacement centripète du secteur incisivo-canin sous l'effet de la sangle labiale.

Références

[1] Breton-Torres I, Fournier M. Rééducation du temps buccal de la déglutition salivaire et des dyspraxies orofaciales – bilan et rééducation. Elsevier Masson ; 2016.

[2] Duminil G, et al. Le bruxisme tout simplement. Éditions Espace Id ; 2015. p. 332.

[3] Chaubet V, Breton-Torres I, Vantieghem K. Dysfonction de l'appareil manducateur chez les seniors. Kinésithérapie Sci 2016 ; 572 : 37–43.

[4] Vailati F, Belser U. Three steps. Éditions P. Sammaritano ; 2022. p. 483.

[5] Breton-Torres I, Trichot S, Yachouh J, Jammet P. Dysfonction de l'appareil manducateur : approches rééducative et posturale. Rev Stomatol Chir Maxillo-Faciale Chir Orale 2016 ; 117(4) : 217–22.

[6] Lowe AA, Ozbek MM, Miyamoto K, Pae EK, Fleetham JA. Cephalometric and demographic characteristics of obstructive sleep apnea : an evaluation with partial least squares analysis. Angle Orthod 1997 ; 67(2) : 143–53.

[7] Bruwier A, Limme M. Ventilation buccale et SAOS chez l'enfant. Mise Au Point 2016 ; 5 : 12.

[8] Elbert T, Pantev C, Wienbruch C, Rockstroh B, Taub E. Increased cortical representation of the fingers of the left hand in string players. Science 1995 ; 270(5234) : 305–7.

[9] Soyer Y, Legris S. Le SAHOS du senior. Rev Orthop Dento Facial 2020 ; 54 : 97–111.

[10] Bonnet B. Un appareil de reposturation : l'enveloppe linguale nocturne. Rev Orthop Dento Facial 1992 ; 26 : 329–47.

FICHE 33
Rééducation du senior

I. Breton-Torres

Le bilan réalisé avant le traitement orthodontique permet d'identifier les dyspraxies et de mettre en place un accompagnement rééducatif qui aura pour objectifs chez le senior, plutôt que de « rééduquer », d'entraîner ou susciter la prise de conscience de la posture de repos linguale diurne et une amélioration de la tonicité et de la mobilité labiale et linguale. La réussite de la prise en charge est largement assujettie à l'investissement du patient. Chez le senior, l'amélioration de la qualité de vie est souvent le motif majeur d'investissement.

Créer une nouvelle praxie est en théorie possible tout au long de la vie si on soumet son cerveau à des apprentissages réguliers intensifs et répétitions multiples car le cerveau demeure plastique et reconfigure ses connexions interneuronales [1]. L'automatisation des corrections reste variable pour ne pas dire aléatoire chez le senior. Toutefois les améliorations en termes de mobilité articulaire, de détente musculaire, de renforcement des muscles de la langue et du plancher buccal et de prise de conscience des dyspraxies améliorent malgré tout grandement la qualité de vie du patient et lui permettent aussi de mieux tolérer des modifications orthodontiques. Le pronostic de la stabilité d'une correction orthodontique sera fonction de l'association de la contention mise en place par l'orthodontiste et de l'amélioration de la fonction obtenue grâce à l'accompagnement rééducatif.

Les objectifs sont adaptés en fonction des attentes du patient et de ses capacités cognitives. Ils sont classés en trois catégories.

Objectifs prioritaires

Identifier les obstacles à la rééducation (frein lingual court, cloison nasale déviée...), libérer la filière aérienne (éducation à l'hygiène nasale), détendre les muscles contracturés et lutter contre les limitations d'amplitude articulaire, obtenir l'adhésion du patient.

Objectifs à moyen terme

Conceptualiser la correction des praxies et de la posture, éradiquer les parafonctions, donner les moyens musculaires et proprioceptifs d'obtenir les corrections.

Objectifs à long terme

Automatiser les corrections la journée. L'automatisation des corrections est quasi impossible la nuit. Les efforts se concentrent alors sur la modification de posture de repos diurne (occlusion labiale et posture haute de langue sans appui dentaire), la tonification des muscles du plancher buccal et la dissociation des mouvements linguaux et mandibulaires. En effet, la correction de la posture de repos de la langue (pointe supéro-antérieure de langue au palais) permet aux muscles masticateurs de se retrouver associées au travail de détente musculaire : ces corrections vont diminuer les contraintes articulaires et minimiser les appuis sur l'arcade dentaire.

Chaque fonction est analysée. Le rythme des séances est généralement bihebdomadaire les 15 premiers jours. Elles encadrent un travail à domicile. Les exercices expliqués et réalisés avec le rééducateur sont repris à domicile sur des séquences courtes (10 à 15 minutes) et répétées le plus souvent possible. Chaque exercice est réalisé 5 à 10 fois selon la fatigabilité. Les exercices nécessitent souvent une autocorrection devant un miroir. Les modifications d'habitudes alimentaires, les conseils d'hygiène la correction de troubles de la vision sont autant de sujets à aborder pour limiter le trouble postural et les tensions musculaires.

Exemples

Fonction ventilatoire : lien avec l'obstruction de la filière aérienne en lien avec la ptose linguale dans le cas des syndromes d'apnées obstructives du sommeil

Physiologiquement, au cours de l'inspiration, la perméabilité du pharynx est permise par l'action des muscles dilatateurs et particulièrement du génioglosse. En cas de dyspraxie linguale, le relâchement des muscles du plancher entraîne un abaissement de l'os hyoïde et une position reculée de la langue, responsable, pendant le sommeil, d'un rétrécissement du diamètre du pharynx : les muscles de la langue se relâchent et celle-ci tombe en arrière (ptose linguale) et vient obstruer les voies aériennes supérieures.

La conjugaison du relâchement des muscles du plancher par ptose linguale et l'inefficacité du génioglosse qui ne tracte plus la langue vers l'avant vont entraîner ronflement et apnée du sommeil [2].

Exemple d'exercice pour diminuer la ptose linguale

La rééducation des muscles du plancher buccal et de la langue permet une réduction significative de l'index d'apnées-hypopnées en position couchée chez des patients rééduqués atteints de SAOS léger [3]. Cette rééducation vise d'une part à tonifier le plancher par des exercices de claquement de langue ou de poussée de la langue contre le palais et d'autre part à corriger la posture de repos de la langue et la déglutition afin de réinitialiser une contraction efficace du génioglosse couplée à l'inspiration nasale.

Tableau 33.1. Plan général du programme de rééducation en fonction des résultats du bilan pour chaque fonction et pour la posture.

	Prérequis	Objectifs de rééducation/éducation thérapeutique
Ventilation	Libération des obstacles anatomiques	Hygiène de vie : lutte contre les allergènes, lavage, mouchage Travail d'ouverture des narines Exercices de ventilation nasale Automatisation
Déglutition	Absence d'une brièveté du frein lingual Bonne motricité linguale	Renforcer le plancher buccal Renforcer la langue Automatisation
Mastication	Libération des tensions musculaires	Conseils d'hygiène de vie Modification des textures
Phonation	–	Travail des lèvres Travail du placement lingual
Posture	Libération des tensions musculaires Libération articulaire	Prise de conscience de la correction posturale Renforcement des muscles érecteurs du rachis Renforcement du muscle transverse de l'abdomen

Cas clinique 12

Pulsion linguale

Quel que soit l'âge du patient, un bilan réalisé avant la mise en œuvre du traitement orthodontique permet d'identifier les dyspraxies et de mettre en place un accompagnement rééducatif. Les objectifs chez le senior, plutôt que « rééducation », sont une prise de conscience de la posture de repos linguale diurne et une amélioration de la tonicité et de la mobilité labiale et linguale.

En cas de déséquilibre labio-lingual, la poussée linguale peut être compensée pendant des années par un mur labial tonique. Avec le temps, la donne peut changer. L'affaiblissement de l'os alvéolaire et le relâchement des muscles peauciers chez le senior expliquent des versions dentaires antérieures fréquentes dans cette classe de population. Le cas en figure 33.1 présente l'apparition de diastèmes sur le secteur incisivo-canin en relation avec une position linguale basse.

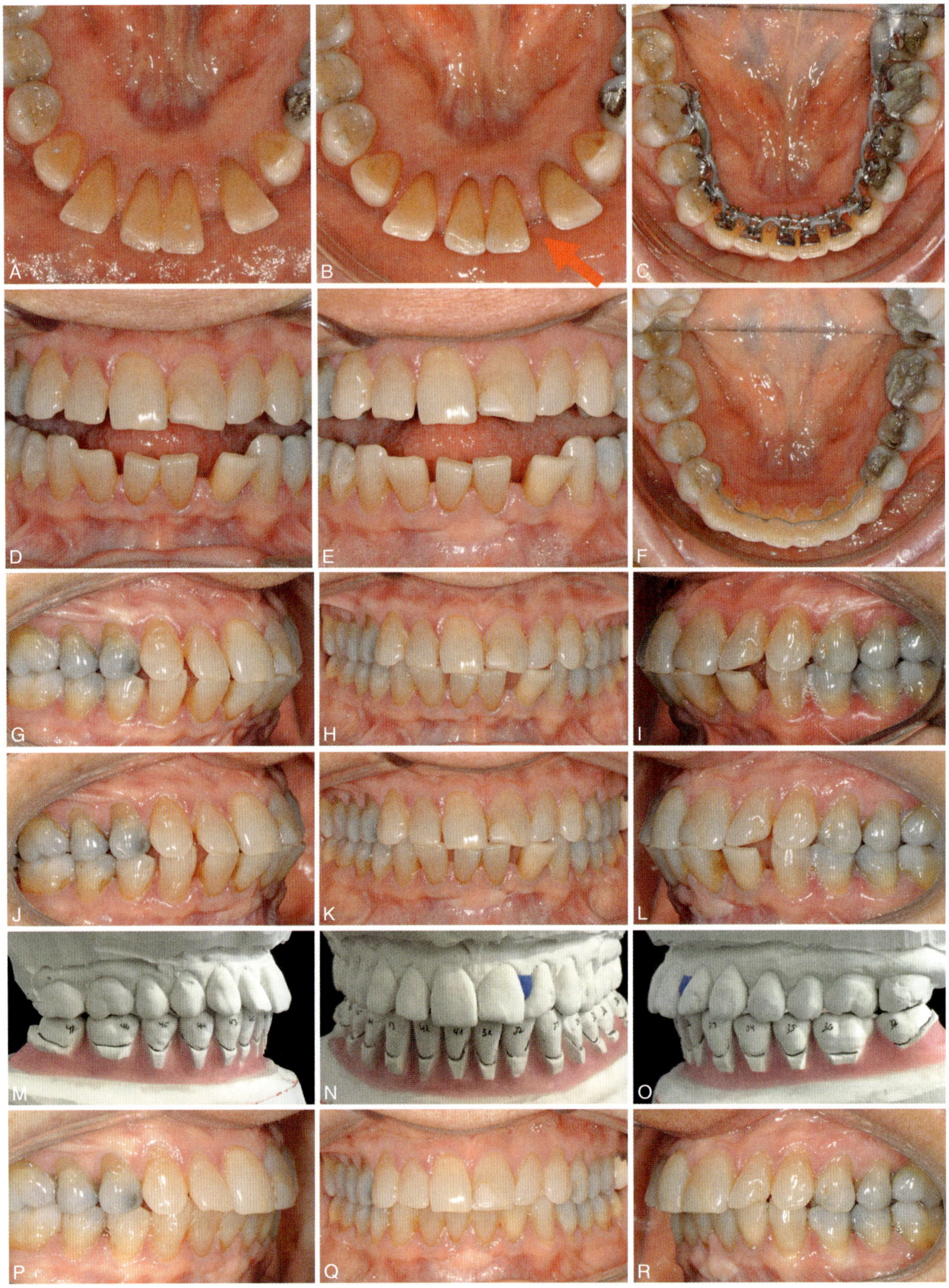

Figure 33.1

La patiente est âgée de 57 ans. Elle consulte au sujet de l'augmentation des espaces antérieures mandibulaires.
A, **D** et **G**, **H**, **I** sont les vues initiales. Les vues **B**, **E** et **J**, **K**, **L** sont les vues après prise en charge kinésithérapique (C. Padovani) et une intervention sur le frein labial mandibulaire. Entre A et B, mise en place de la rééducation : déjà on constate une diminution du diastème 31-32 en comparant ces deux vues. **C.** Après feu vert de la kinésithérapeute, temps orthodontique mandibulaire suivie d'une contention permanente collée de 34 à 44 (**F**) et d'une routine de pratique des exercices deux fois par jour, matin et soir, au moment du brossage. Les vues **P** et **R** montrent que le traitement mono-arcade n'a pas impacté son occlusion latérale.

Références

[1] Breton-Torres I, Bayol C, De Boutray M. Ventilation dyspraxique : Comprendre et rééduquer : EMC – Orthopédie Dento-Faciale 2020 ; [Article 23-130-A-10] : 1–14 .

[2] Soyer Y, Legris S. Le SAHOS du senior. Rev Orthop Dento Facial 2020 ; 54 : 97–111.

[3] Katia C, Guimaraes LF, Drager PR, et al. Effects of Oropharyngeal Exercises on Patients with Moderate Obstructive Sleep Apnea Syndrome. Am J Respir Crit Care Med 2009 ; 179 : 962–6.

FICHE 34
Il n'y a pas d'âge pour l'orthodontie fonctionnelle !

Les bases de l'orthodontie, nous apprennent une segmentation nette entre orthodontie de l'enfant et de l'adulte — au moment où il n'existe plus de croissance. Cette idée que les choses seraient figées après l'adolescence conduit beaucoup de confrères à penser que l'orthodontie fonctionnelle est synonyme de l'orthodontie des plus jeunes. Les fiches sur la fonction et l'impact du vieillissement sur les arcades dentaires nous permettent de tordre le cou à ce raccourci. La fonction va avoir un impact sur les arcades dentaires au fil des années. Pratiquer l'orthodontie de l'adulte et du senior n'est pas du tout synonyme de renoncer à la prévention ni même à l'interception. La figure 34.1 montre une sélection de patients ayant consulté en orthodontie avec une interposition labiale mandibulaire. Dans tous ces cas, la suppression de l'habitude déformante est par essence un traitement interceptif dont les bénéfices seront majeurs.

Le bénéfice sur la correction d'une interposition labiale dans les classe II 1 est bien documenté [1]. C'est moins le cas de la participation labiale à l'évolution de la classe II 2, qui est moins détaillée. C'est donc ici l'occasion d'en parler. La classe II 2 est un syndrome associant des signes dentaires et fonctionnels particuliers. Le contexte musculaire spécifique observé dans ces malocclusions entraîne une évolution certaine de ces cas dans le temps et un vieillissement caractéristique. Nous avons l'habitude de citer l'hypertonie labiale sans plus détailler. Au mieux, nous évoquons un stomion haut avec un contexte neuromusculaire lèvres/langue défavorable [2]. Cette configuration entraîne une palato-version incisive avec égression incisive, parfois jusqu'au niveau gingival, ce qui participe à la création d'une occlusion de type classe II 2 [3].

La figure 34.2 documente un cas de classe II 2 avec recouvrement des incisives maxillaires par la lèvre mandibulaire

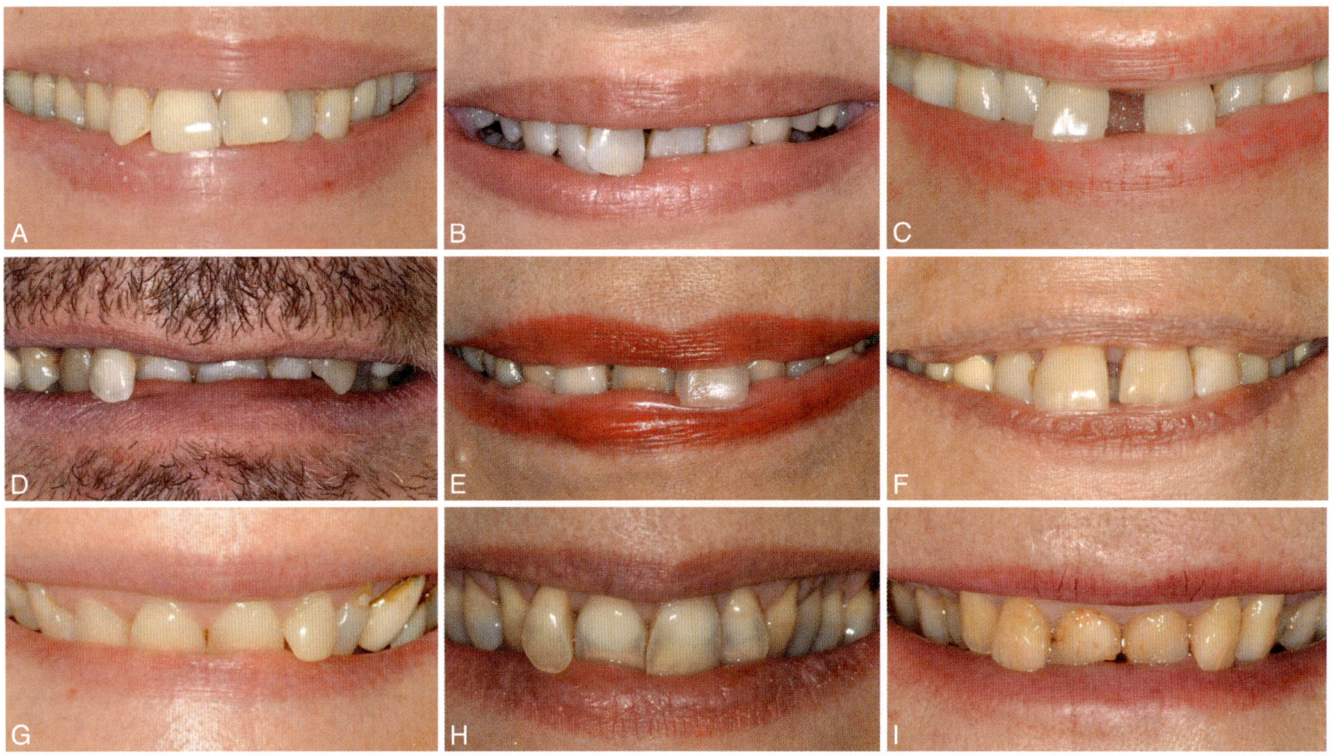

Figure 34.1

Sélection de cas d'interposition labiale inférieure présentée par des patients seniors.
Le caractère évolutif des malpositions n'est plus à démontrer. La suppression de l'habitude déformante est un objectif prioritaire d'un projet orthodontique, qui cumulera bénéfices esthétiques, fonctionnels, biologiques.

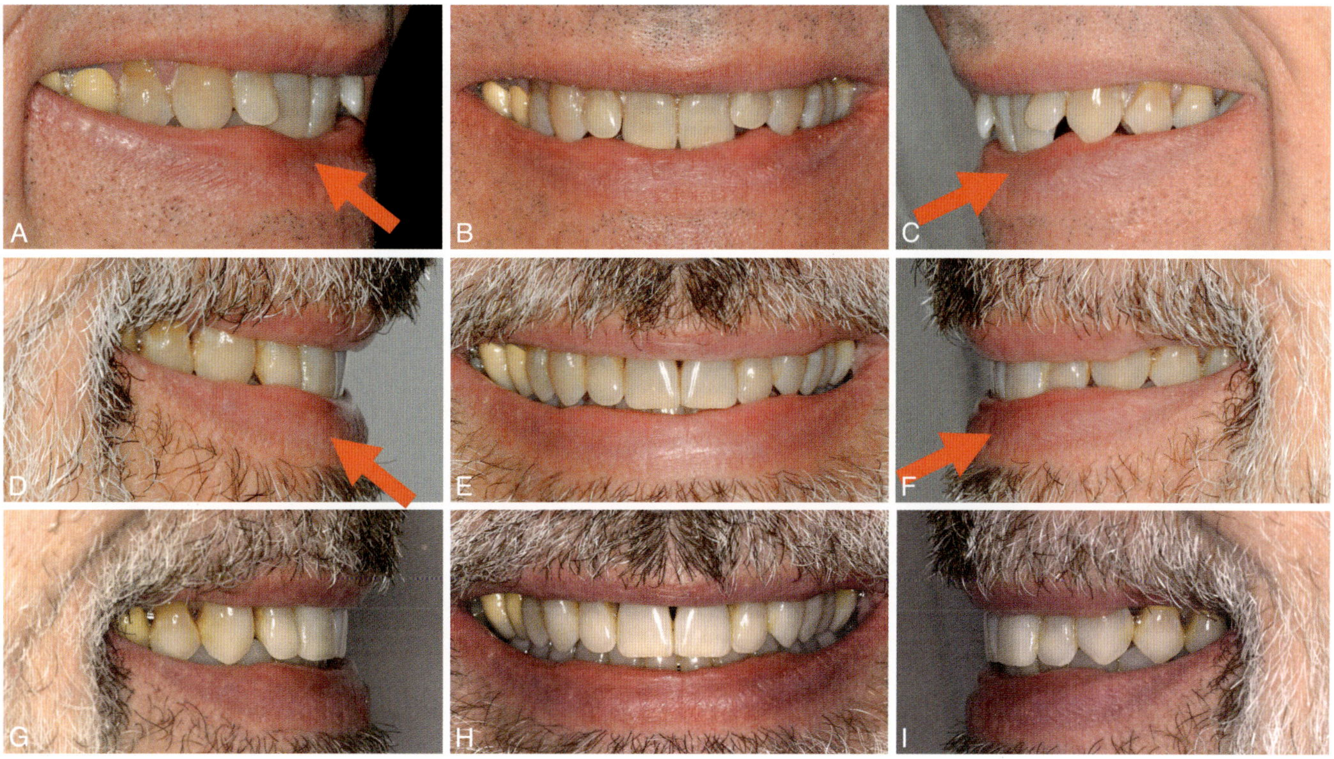

Figure 34.2

L'orthodontiste labio-conscient : un simple conseil pour améliorer le pronostic à long terme.
A, B, C. Il s'agit du sourire d'un patient âgé de 55 ans qui consulte au sujet de l'évolution de malpositions antérieures (classe II 2). On observe le rapport du vermillon mandibulaire avec les incisives mandibulaires lors du sourire. Les vues **D, E, F** montrent que, contrairement aux cas de classe II 1, la correction de la malocclusion de classe II 2 ne suffit pas à corriger l'habitude déformante. **D** et **F.** La lèvre recouvre les bords libres des incisives maxillaires lors du sourire. Les vues **G, H, I** montrent que le patient est en capacité de modifier son sourire : que donner ces informations est un élément clé de la mise en place des moyens de contention.

qui, à long terme, aura sans aucun doute des conséquences sur l'équilibre alvéolaire [4]. Le patient est traité et l'on peut observer en fin de traitement (flèches rouges) que son sourire est toujours dysfonctionnel (recouvrement des bords libres incisifs maxillaires par le vermillon mandibulaire). Quelle que soit la contention prévue, le pronostic de stabilité de la correction est mauvais. Les vues inférieures montrent le patient en fin de traitement, après un éclaircissement dentaire et également après des consignes pour modifier son sourire dans le but d'améliorer la stabilité de la correction.

Références

[1] Frappier L, Massif L, Gonzales J, Canal P. Classe II division 2. EMC – Odontologie, Orthopédie dentofaciale 2010 ; 23-472-E-SO.
[2] Breton-Torres I, Fournier M. Rééducation du temps buccal de la déglutition salivaire et des dyspraxies orofaciales – Bilan et rééducation. Elsevier Masson ; 2016.
[3] Bocquet E, et al. La genèse de la supraclusion. Ortho Fr 2010 ; 81 : 227–34.
[4] Muller C. Classe II 2 : un syndrome particulier. Inf Dent 2012 : 13–9.

Partie II

Thérapeutique

PLAN DE LA PARTIE

Chapitre 8

Dossier médical

PLAN DU CHAPITRE

FICHE 35
Des patients avec des antécédents médicaux

J.-C. Fricain

Si le canevas du bilan médical du senior n'est pas différent de celui de l'adolescent, son contenu l'est bien souvent du fait de la survenue fréquente de pathologies chroniques inconnues chez les jeunes et de la prise de médicaments spécifiques. Ces deux caractéristiques des seniors doivent être prises en compte par l'orthodontiste.

Lorsque vous recevez des seniors, il est ainsi primordial de recenser leurs antécédents médicaux. Vous pouvez vous appuyer sur des questionnaires préétablis ciblés sur les pathologies d'organes en lien avec la classification ASA (tableau 35.1). Selon cette dernière, les patients de grade I ne requièrent aucune précaution, ceux en grade II ou grade III peuvent nécessiter d'adapter l'approche orthodontique à tenir. Le traitement orthodontique est en revanche contre-indiqué pour les grade IV et grade V.

Tableau 35.1. Classification ASA.
La classification ASA a été élaborée par la Société américaine d'anesthésie selon un système de score qui aide à évaluer le risque anesthésique.

ASA	
Grade I	Patient en bonne santé : sans atteinte organique, physiologique, biochimique ou psychique
Grade II	Patient présentant une atteinte modérée d'une grande fonction Par exemple : légère hypertension artérielle, anémie, bronchite chronique légère
Grade III	Patient présentant une atteinte sévère d'une grande fonction qui n'entraîne pas d'incapacité Par exemple : angine de poitrine modérée, diabète, hypertension artérielle grave, décompensation cardiaque débutante
Grade IV	Patient présentant une atteinte sévère d'une grande fonction, invalidante, et qui met en jeu le pronostic vital Par exemple : angine de poitrine au repos, insuffisance systémique prononcée (pulmonaire, rénale, hépatique, cardiaque, etc.)
Grade V	Patient moribond : dont l'espérance de vie ne dépasse pas 24 h, avec ou sans intervention chirurgicale

De manière plus pragmatique, au cabinet d'orthodontie, le recueil des antécédents du patient pourra se faire en lui posant systématiquement ces trois questions :

- Quels sont vos antécédents médicaux personnels et familiaux notables ?
- Quels sont vos antécédents chirurgicaux ?
- Quels sont vos traitements en cours ?

À l'issue de ce questionnaire, vous devrez raisonner en termes de risques médicaux et vous interroger sur la potentielle contre-indication d'ordre médical d'un traitement orthodontique ou d'une phase de ce traitement. Les principaux risques sont alors infectieux, hémorragiques, médicamenteux et liés à une interférence avec une maladie chronique.

Risque infectieux du senior

Le traitement orthodontique n'expose pas directement à un risque infectieux mais le risque accru de gingivite et les traumatismes possibles de la muqueuse buccale peuvent être la porte d'entrée d'une infection. Les dernières recommandations de l'Agence française de sécurité sanitaire des produits de santé de 2011 sur la prescription des antibiotiques en odontologie définissent deux groupes de patients à risque infectieux [1] :

- **les personnes à haut risque d'endocardite infectieuse** (porteuse d'une prothèse valvulaire, ayant un antécédent d'endocardite, ou de cardiopathie congénitale cyanogène) ;
- **les patients immunodéprimés**, à déterminer avec le médecin. Cette dernière population reste un concept flou car elle n'est définie par aucune donnée biologique. Par expérience, nous considérons que les antécédents infectieux répétés du patient constituent un marqueur individuel de l'immunodépression.

Il n'y a pas de contre-indication absolue, la majorité des gestes chirurgicaux devant être réalisés sous antibioprophylaxie. Dans tous les cas, le rapport bénéfice/risque du traitement doit être évalué en fonction de la demande du patient, des solutions thérapeutiques alternatives et du risque infectieux. Pour ces deux groupes de patients, vous devrez vous assurer qu'ils peuvent maintenir une hygiène orale correcte. C'est d'autant plus important que le risque d'endocardite d'origine dentaire est lié à des bactériémies répétées de la vie quotidienne pouvant être aggravées par l'état gingival.

Risque hémorragique du senior

Chez l'enfant, les principales pathologies augmentant le risque hémorragique sont l'hémophilie et la maladie de Willebrand. Ces deux coagulopathies, présentes aussi chez le senior, ne constituent pas une contre-indication absolue du traitement orthodontique. Mais vous devrez malgré tout évaluer la sévérité de l'affection en contactant, si besoin, le médecin référent du centre régional de traitement de l'hémophilie (CRTH). Chez ces patients, en effet, une simple gingivite peut générer des saignements abondants nécessitant le recours à des facteurs de coagulation substitutifs.

Chez le senior, le risque hémorragique est en général associé à la prise de médicaments antithrombotiques (antiagrégants et anticoagulants). Ces antiagrégants plaquettaires sont le plus souvent prescrits en prévention primaire ou secondaire des complications thromboemboliques artérielles, incluant les accidents vasculaires cérébraux ischémiques, les coronaropathies à la phase aiguë et en prévention secondaire, ou des artériopathies des membres inférieurs [2]. Toujours chez le senior, les anticoagulants sont principalement indiqués en cas de fibrillation auriculaire, valvulopathies et thromboses veineuses.

Chez ces patients, le risque hémorragique ne contre-indique pas les traitements orthodontiques ni les soins chirurgicaux simples comme les avulsions dentaires et les tractions orthodontiques. Une réserve doit toutefois être faite sur la chirurgie orthognathique pour laquelle il faudrait envisager un arrêt ou une substitution du traitement antithrombotique.

Risque médicamenteux du senior

En dehors des traitements antithrombotiques évoqués précédemment, les principaux traitements susceptibles d'interférer avec les traitements orthodontiques du senior sont les **antirésorptifs osseux** (bisphosphonates, dénosumab) du fait de leur action sur le métabolisme osseux, et les **inhibiteurs calciques** et la **ciclosporine**, qui favorisent les accroissements gingivaux.

Il n'y a pas de contre-indication formelle à la réalisation d'un traitement orthodontique chez un patient traité par un antirésorptif osseux. Le risque d'effet sur l'os maxillaire (hyperminéralisation, nécrose) dépend de la dose cumulée, généralement importante dans un contexte de prescription en oncologie et faible dans l'ostéoporose.

Faute de données publiées, les effets des bisphosphonates sur le traitement orthodontique sont assez mal connus. Les études animales semblent montrer que la modification du remodelage induite par les bisphosphonates allonge la durée du traitement. Le traitement orthodontique est donc possible chez un patient traité par bisphosphonates et probablement plus long. Quelques cas publiés montrent que la fermeture des espaces post-extraction est souvent incomplète et le parallélisme dentaire plus difficile à obtenir chez les patients traités.

Il y a finalement peu de données sur le déclenchement d'une ostéonécrose par le temps orthodontique. Un cas a été publié dans un contexte malin chez un patient de 77 ans. Les données actuelles montrent que l'extraction n'est probablement pas à l'origine de l'ostéonécrose contrairement à une idée reçue.

Concernant la chirurgie des maxillaires, là encore, il n'existe pas de données fondées sur des preuves (*Evidence-Based Practice*, EBP). L'expérimentation animale montre que les bisphosphonates favoriseraient la formation d'un cal fracturaire [3].

Les accroissements gingivaux d'origine médicamenteuse peuvent être attribués à trois classes de médicaments : les inhibiteurs calciques (effet de classe), la ciclosporine et la phénytoïne dont la prescription est devenue exceptionnelle aujourd'hui. Ces accroissements gingivaux sont favorisés par la plaque dentaire dont l'accumulation peut être accrue par le traitement orthodontique. Dans ce contexte, il n'y a pas de contre-indication au traitement orthodontique mais il faudra s'assurer que votre patient senior peut maintenir une hygiène buccale parfaite [4].

D'autres traitements potentiellement prescrits chez le senior pourraient influencer les traitements orthodontiques et les mouvements dentaires, comme les stéroïdes, la thyroxine et la vitamine D. Les œstrogènes semblent, quant à eux, limiter les mouvements dentaires. Ces données proviennent cependant le plus souvent d'expérimentations animales et les résultats des études demandent à être confirmés chez l'homme.

Conclusion

Ces patients doivent, et plus encore que les adolescents ou les jeunes adultes, remplir, dater et signer un questionnaire médical avant la première consultation. Qu'un questionnaire médical rendu ne mentionne aucun antécédent, passé ou présent, chez des personnes de 50 à 60 ans est d'autant plus étonnant que, d'après l'enquête SRCV-SILC d'Eurostat publiée dans l'édition 2017 du rapport « L'état de santé de la population en France »[1], presque un adulte sur deux de la

1 https://dress.solidarites-sante.gouv.fr/publications-documents-de-reference/rapports/letat-de-sante-de-la-population-en-france-rapport-2017.

Cas clinique 13

Des fiches précédentes ont traité de la complexité de la préparation initiale du senior. Les antécédents médicaux du patient seront aussi parfois à l'origine de projets plus lents et complexes à mettre en œuvre avec toujours le risque de dilution des responsabilités entre les différentes compétences. Le cas suivant va illustrer cette nécessaire prise en considération de paramètres liés à une réalité clinique tels que l'âge et les antécédents médicaux de la patiente. D'aucuns parleront peut-être de compromis. Nous préférons parler de projet thérapeutique individualisé avec la fierté de l'avoir mené à bien, avec ses bénéfices esthétiques, fonctionnels et biologiques. La stabilité de la correction est visible avec 9 années de recul.

La patiente (58 ans) est adressée pour un avis orthodontique par le Dr C. Michaud (parodontiste) et le Dr G. Tirlet. Elle est en cours de projet prothétique pour compensation de l'édentement 36 37 et anticipation de la perte des canines temporaires. Leur demande orthodontique est double :

- alignement des arcades dentaires avec ingression du bloc antérieur à la mandibule ;
- avis sur le pronostic de la traction orthodontique de 13 et 23 en place de 53 et 63.

La figure 35.1 présente le cas clinique. On note la persistance de 53-63 et l'image radiologique des canines permanentes sous-jacentes. 26 et 27 sont égressées, 35 est en occlusion croisée, les rapports antéropostérieurs à gauche en bout à bout. De son côté la demande de la patiente est claire : elle souhaite, à l'occasion du remplacement de 37 et 36, un projet global qui gère aussi la mobilité de ses canines temporaires maxillaires.

Sur le plan général, le questionnaire de la patiente nous apprend qu'il y a 4 ans elle a été victime d'un AVC et qu'elle a bien récupéré. Elle signale des problèmes d'aphtes et des modifications de la langue (géographique), comme chez ses frères d'ailleurs. Elle évoque la maladie de Behçet sans toutefois que le diagnostic ait été officiellement posé. Étant donné la gravité de cette maladie (« *vascularite chronique avec atteinte neurologique* ») et ses conséquences buccales (« *se caractérisant par des atteintes inflammatoires des muqueuses*

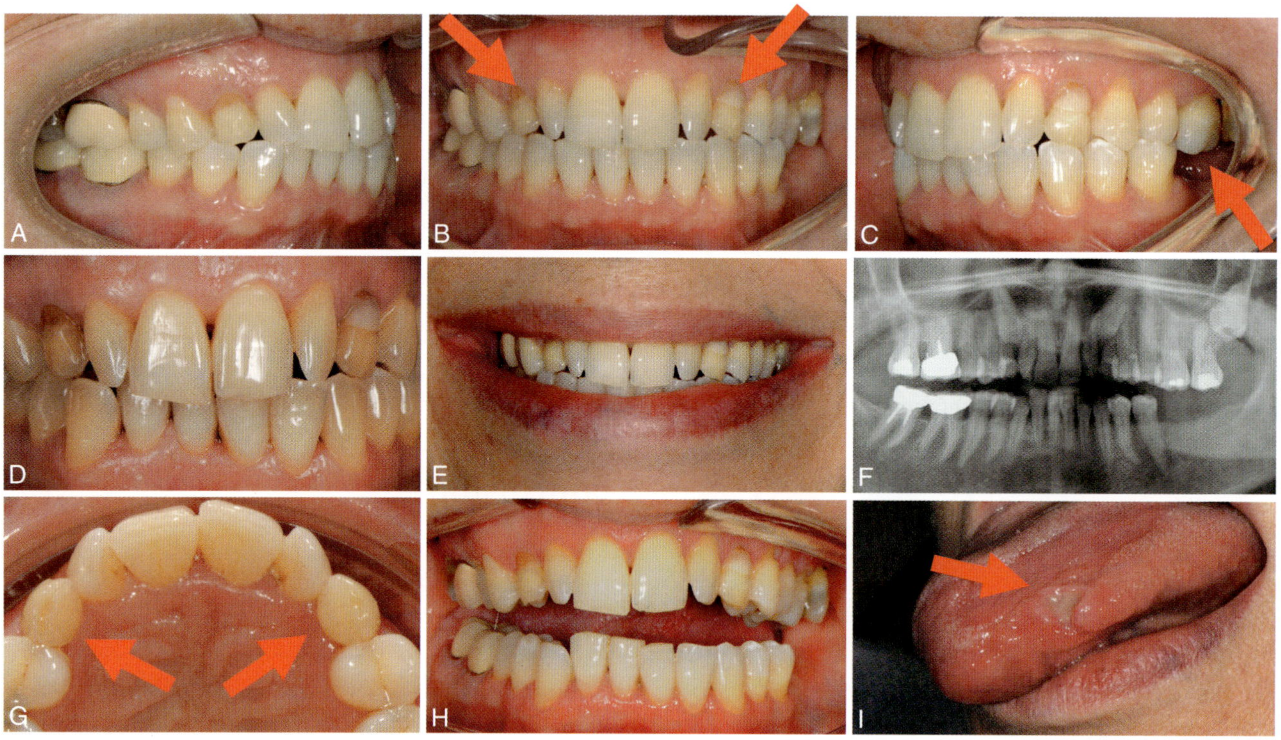

Figure 35.1

Cette figure présente la patiente âgée de 58 ans avec persistance de 53 et 63 sur son arcade maxillaire.
A, B, C. Vues endobuccales en occlusion. La vue **C** montre la migration verticale 26 27 dans l'édentement non compensé mandibulaire. La qualité de la prise de vue **D** (Dr Tirlet) permet d'observer la dyschromie des dents temporaires et les malpositions antérieures. La radiographie panoramique (**F**) montre l'image des canines permanentes retenues. La vue **H** intrabuccale bouche ouverte montre une nouvelle fois son importance en documentant la compensation verticale asymétrique du bloc incisif mandibulaire. La vue **I** documente les blessures récurrentes des tissus mous que va supporter la patiente.

dont la manifestation la plus fréquente est des ulcérations buccales récidivantes »), nous prenons des précautions avant une éventuelle pose d'appareil et recommandons à la patiente de saisir l'occasion de ce projet pour pratiquer les examens nécessaires afin d'éliminer ce diagnostic. Six mois plus tard la patiente revient consulter avec le diagnostic d'aphtose buccale récidivante idiopathique. Le temps orthodontique est envisageable sous réserve qu'elle se prépare à endurer des frottements d'une durée et d'une intensité imprévisibles. Sa détermination est impressionnante — elle vit depuis l'enfance avec des aphtes — et elle reste motivée malgré les informations reçues concernant les possibles effets indésirables (frottements) du matériel.

Ces éléments vont toutefois impacter nos objectifs. Le projet sera non invasif avec des objectifs limités, successifs et réévaluables à tout moment. Ainsi pouvons-nous les énoncer sur quatre niveaux.

Niveau A

Améliorer le pronostic de la compensation des édentements en corrigeant les égressions du secteur incisif mandibulaire et réévaluer la possibilité de rajouter du matériel maxillaire. Si la patiente décide que non, nous nous arrêterons là (figure 35.2A). Dans ce cas, après extraction des dents temporaires, le dentiste réalisera deux bridges collés cantilever pour remplacer 53 et 63 avec appui sur 24 et 14. Nous nous limiterons à des coronoplasties 25 et 26.

Niveau B

Si le matériel mandibulaire est supporté, nous corrigerons les malpositions incisives maxillaires et nous ouvrirons un site

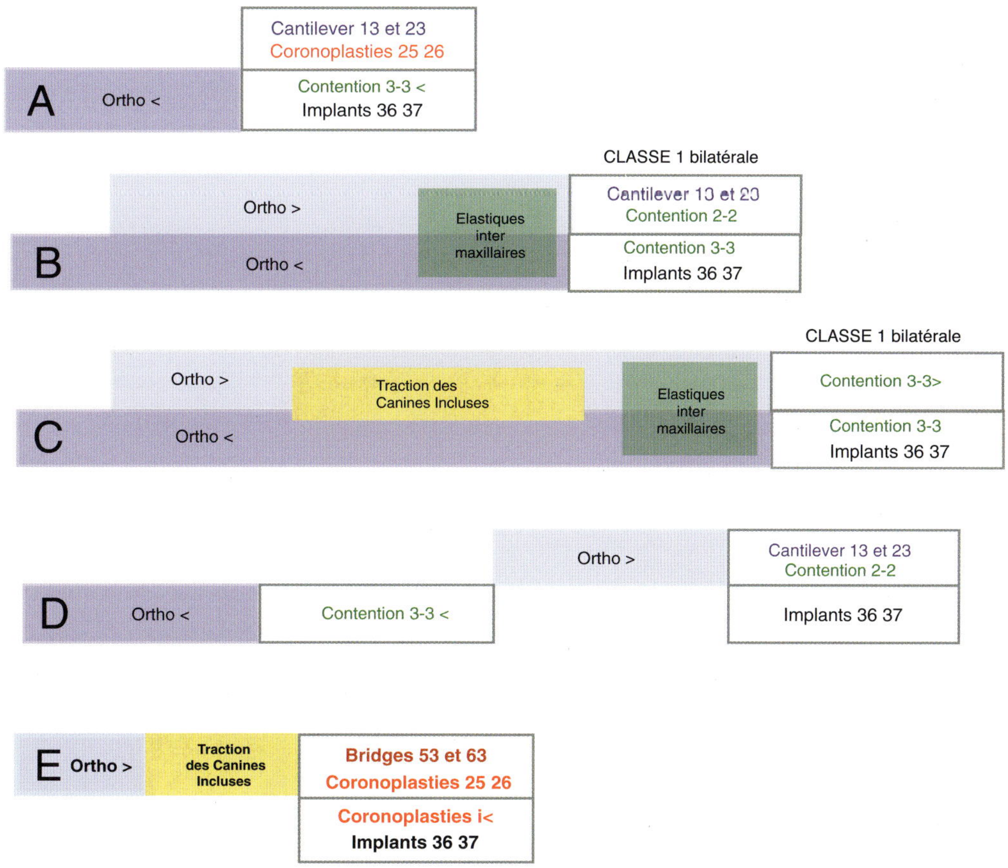

Figure 35.2

Tableau synoptique du projet non invasif avec des objectifs limités, successifs et réévaluables à tout moment.

A. Le temps orthodontique mandibulaire a pour objectif le nivellement antérieur pour harmoniser le futur guide incisif et la correction de la malposition 35. **B.** Sous réserve d'un déroulement acceptable pour la patiente : projet sur l'arcade maxillaire avec correction des malpositions 12 et 22 et aménagement de deux sites en 13 et 23 pour la compensation de l'édentement après extraction des canines temporaires. L'appareillage des deux arcades est concomitant. **C.** Dans le cas où tout se passe au mieux et si la patiente donne le feu vert, dégagement chirurgical et traction orthodontique des canines. **D.** C'est l'option qui gère une seule arcade appareillée à la fois : les temps orthodontiques s'enchaînent : mandibule puis maxillaire. Dans ce cas, il n'y aura conservation que des rapports bout à bout à sa gauche. La classe I gauche n'est un objectif que si les deux arcades sont équipées en même temps et que le frottement du port d'élastiques supporté. C'est le projet réalisé. L'option **E** est celle de la prise en charge de ses canines incluses avec un mauvais pronostic.

mésio-distal pour recevoir des canines permanentes qu'elles soient prothétiques ou les siennes. Nous nous laissons une chance de mettre en place les canines. Nous pourrons aussi tester le port de tractions intermaxillaires élastiques (frottements sur la langue) pour la coordination des arcades dentaires en classe I. Ainsi, nous n'aurons pas besoin des coronoplasties sur 25 et 26 et nous retrouverons une occlusion favorable (figure 35.2B).

Niveau C

De la même façon, si la patiente tolère le traitement et souhaite aller plus loin, nous envisagerons le temps chirurgical de mise en évidence des canines incluses et de mise en place de tractions orthodontiques (figure 35.2C).

Niveau D

Si la patiente n'est pas confortable avec le niveau A mais qu'elle arrive à supporter le traitement mandibulaire, nous évaluerons avec elle la possibilité d'envisager le temps maxillaire après dépose du matériel mandibulaire (contention en place) (figure 35.2D).

En pratique, notre prudence fut la bienvenue. Le suivi de cette patiente a nécessité le niveau D dans la chronologie du traitement. Dès le premier niveau, suite à la pose de l'appareil mandibulaire, la patiente a en effet présenté de multiples lésions (figure 35.1I) mais a souhaité continuer le temps mandibulaire malgré tout. C'est encore elle qui lors de la réévaluation a proposé de terminer, de placer la contention mandibulaire puis d'enchaîner avec le temps maxillaire (niveau D sur le schéma de la figure 35.2) désormais sans subir les contraintes de l'appareillage mandibulaire déposé. Les forces intermaxillaires n'étant plus possibles, nous garderons des contacts en bout à bout à gauche, la classe I n'étant plus un objectif ; mais il sera possible de réaliser deux bridges collés cantilever avec appui sur 24 et 14. Les figures 35.3 et 35.4 montrent les résultats après le temps prothétique, implants 36 37 (Dr C. Michaud) et compensations prothétiques de 13 et 23 (Dr G. Tirlet). Ce cas est particulièrement intéressant car il est l'occasion de présenter la solution peu courante de bridges cantilever pour remplacer des canines. Les détails sont présentés sur la figure 35.5 ; les vues G, H, I les montrent avec 9 ans de recul.

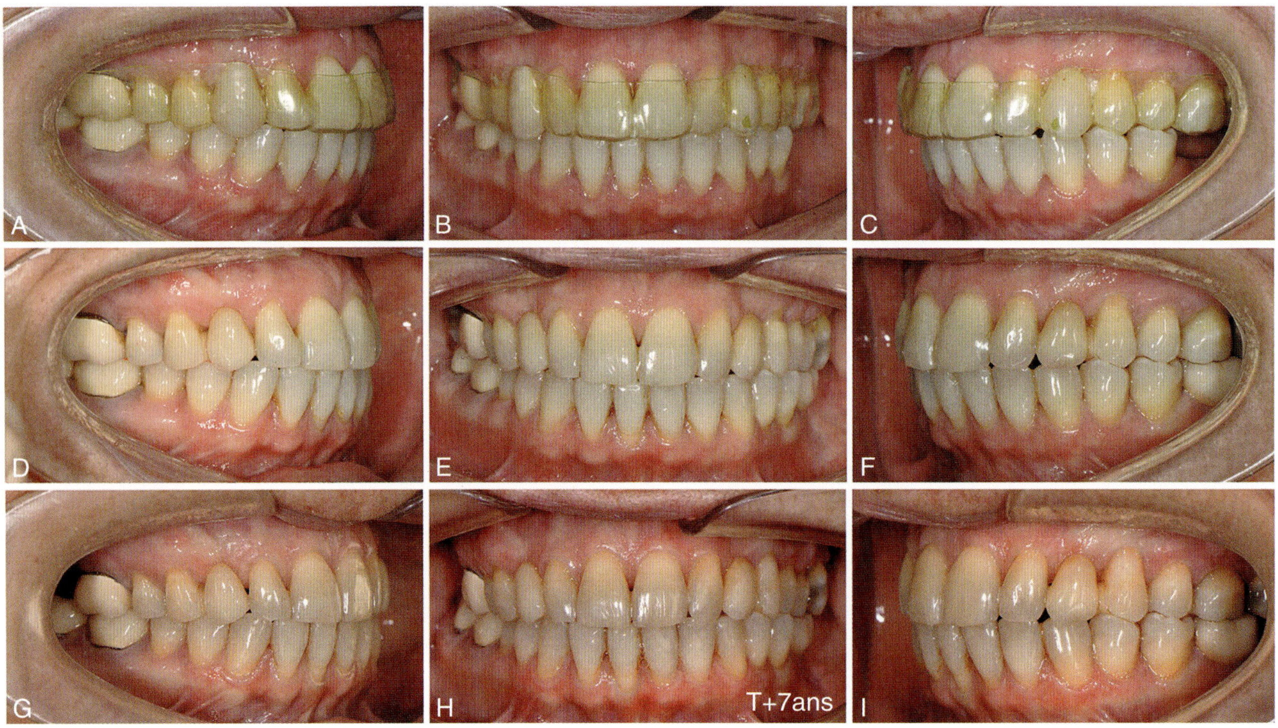

Figure 35.3

Vues endobuccales.
A, B, C. Fin du temps orthodontique et compensation de l'édentement de 13 et 23 pendant la transition prothétique par une gouttière thermorformée en place. 26 et 27 sont nivelées verticalement. Le projet n'a pas géré le sens antéropostérieur, les rapports dento-dentaires sont de bout à bout à gauche. **D, E, F.** Fin du temps prothétique, bridges cantilever et 36 et 37 en place. **G, H, I.** 9 ans de recul.

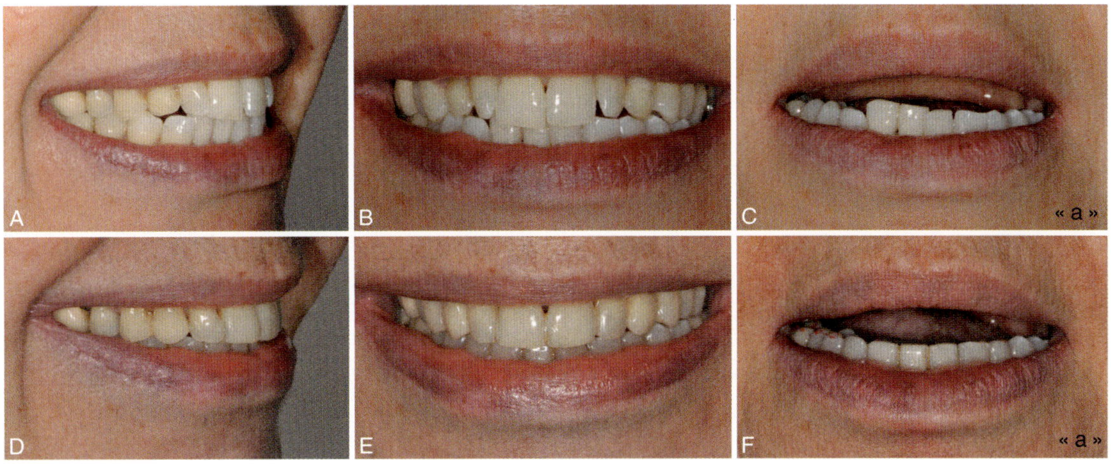

Figure 35.4

Avant et après à l'échelle du sourire.
Les comparaisons des vues exobuccales avant et après mettent en évidence le bénéfice esthétique lors du sourire et la phonation. **A** et **D.** Sourires droits. **B** et **E.** Sourires de face. **C** et **F.** Prises de vues lors de la phonation « A » de Emma (voir la Fiche 24 et la Fiche 25).

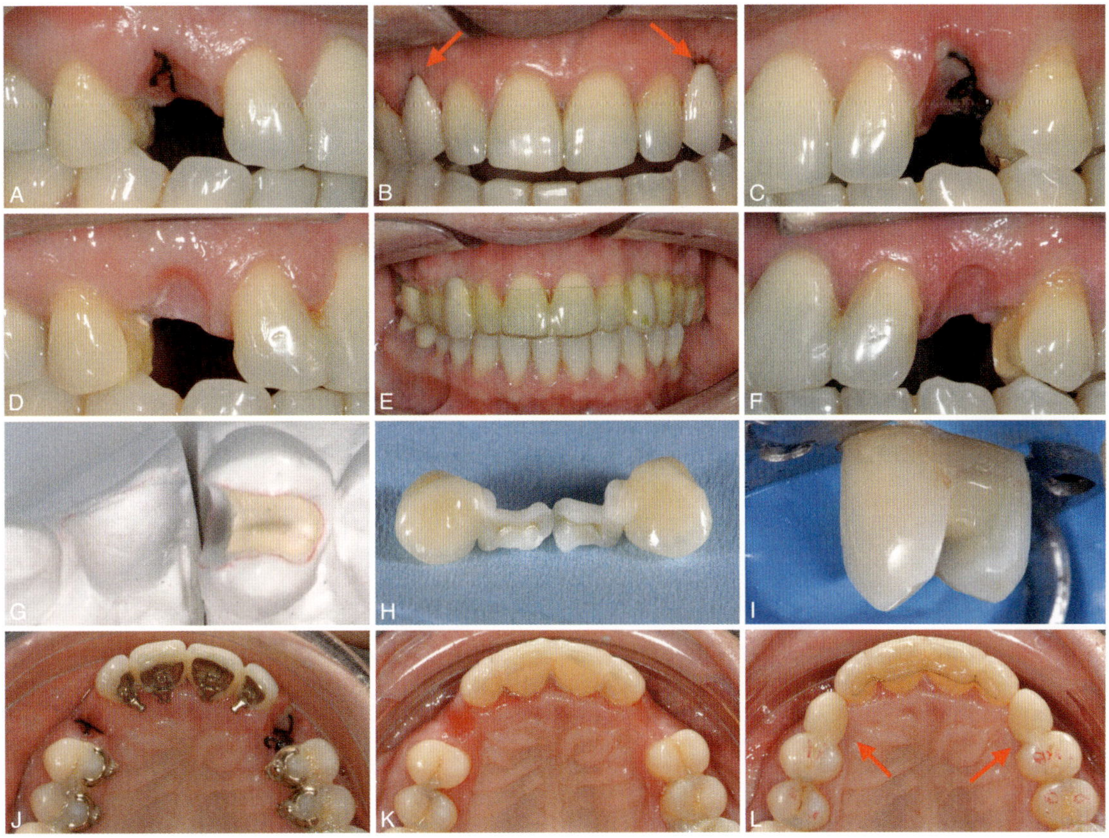

Figure 35.5

Étapes cliniques de l'élaboration prothétique.
Les vues **A**, **B**, **C**, **J** sont prises le jour de l'extraction des canines temporaires, et **A** et **C** montrent les sites édentés. La vue **B** montre la compensation immédiate des édentements grâce à deux facettes (dont la fabrication a été anticipée) supportées par le matériel lingual en place. La patiente n'a jamais été édentée. Les vues **D** et **F** sont des gros plans sur les crêtes édentées après ovalisation (Dr G. Tirlet). **E** montre la gouttière thermoformée que la patiente a portée pendant cette étape. Les vues **G**, **H** et **I** sont des images du temps prothétiques qui permettent de voir la géométrie des bridges collés cantilever qui sont en place sur la vue **L**.
Avec l'aimable autorisation des Laboratoire Esthetic Oral.

tranche 55 à 64 ans déclare « une maladie ou un problème de santé qui soit chronique ou de caractère durable ». Il est essentiel de rechercher des prescriptions peu fréquentes chez les adolescents. Plus simplement, certaines molécules diminuent le flux salivaire : c'est le cas des antidépresseurs, très fréquemment prescrits chez les seniors (et fort heureusement exceptionnellement chez les adolescents). Cela a pour effet de majorer les frottements et les petites lésions des tissus mous, en particulier la langue en technique linguale. Comme il n'y a souvent aucun caractère d'urgence dans la demande du patient senior, il est possible de différer le début des soins à un moment où la médication aura diminué [5].

Le cas clinique 13 nous permet d'illustrer l'importance de disposer, dès le début de l'entretien, des précieuses informations d'un questionnaire médical même succinct — Quels sont vos antécédents médicaux personnels et familiaux notables ? Quels sont vos antécédents chirurgicaux ? Quels sont vos traitements en cours ? —, permettant d'ouvrir les portes de l'interrogatoire médical et d'éviter des situations délicates où la correction orthodontique espérée mettrait en danger le patient. Notons pour finir et pour bien comprendre la spécificité des traitements du senior que contrairement à ce que nous aurions fait sur un adolescent, nous avons relégué la traction orthodontique des canines incluses en fin de liste de nos objectifs étant donné le caractère invasif et le pronostic réservé (figure 35.3E). Le considérer comme un cas pré-prothétique et non pas un cas de canines incluses a certainement été une des clés pour mener à bien ce projet selon le concept du gradient thérapeutique [6].

Références

[1] Lesclous P, et al. Recommandations des antibiotiques en pratique bucco-dentaire. Med Buccale Chir Buccale 2011 ; 17 : 334–46.

[2] Fricain JC, et al. Gestion périopératoire des patients traités par antithrombotiques en chirurgie orale. Recommandations. Med Buccale Chir Buccale 2015 ; 21 : S5–14.

[3] Sibaud V, Vigarios E, Tavitian S, et al. Gingival enlargement: practical management. Ann Dermatol Venerol 2016 ; 143(6-7) : 467–81.

[4] Bartzela T, Türp JC, Motschall E, Maltha JC. Medication effects on the rate of orthodontic tooth movement: a systematic literature review. Am J Orthod Dentofacial Orthop 2009 ; 135(1) : 16–26.

[5] Muller C, Fricain JF. Interaction bisphosphonates et orthodontie. Importance du questionnaire médical chez l'adulte. L'orthodontiste 2018 ; 7(1) : 14–8.

[6] Tirlet G, Attal JP. Le gradient thérapeutique: un concept médical pour les traitements esthétiques. Inf dent 2009 ; 41/42 : 2561–8.

FICHE 36
Le dossier complexe du senior

La denture a au moins l'âge civil des patients, elle est usée (érosion, attrition et abrasion) et parfois de façon asymétrique. Fait rare en orthodontie de l'adolescent, nous observons chez les seniors une variation de l'anatomie coronaire liée à l'usure en hauteur comme en épaisseur, qui altère les caractéristiques anatomiques coronaires. La présence de ces altérations coronaires va impacter la préparation initiale du patient avant de débuter le temps orthodontique. À la préparation parodontale et la surveillance minutieuse (de l'hygiène aux manœuvres chirurgicales pour générer une nouvelle attache) s'ajoute un temps de restauration de la morphologie coronaire : ajustement de la surface occlusale à une réhabilitation occlusale majeure. À cela s'ajoute une spécificité : la protection des surfaces dentinaires exposées (voir Fiche 8).

Par ailleurs, la denture peut présenter de multiples restaurations prothétiques. De fait, les variations coronaires prothétiques sont courantes et à repérer car elles impacteront la qualité du résultat occlusal. La présence fréquente de substrats inhabituels impose aussi aux praticiens de maîtriser les procédures de collage sur ces derniers, y compris la dentine (voir Fiche 9). L'orthodontiste peut être amené à gérer des descellements prothétiques. Former le personnel aux protocoles de scellements — nettoyage des prothèses concernées, spatulation d'un système de ciment permanent — peut donc s'avérer utile [1].

Ainsi, les projets orthodontiques sont toujours plus longs et complexes à mettre en œuvre, avec le risque de dilution des responsabilités entre les différentes compétences. La figure 36.1 présente trois situations inédites chez

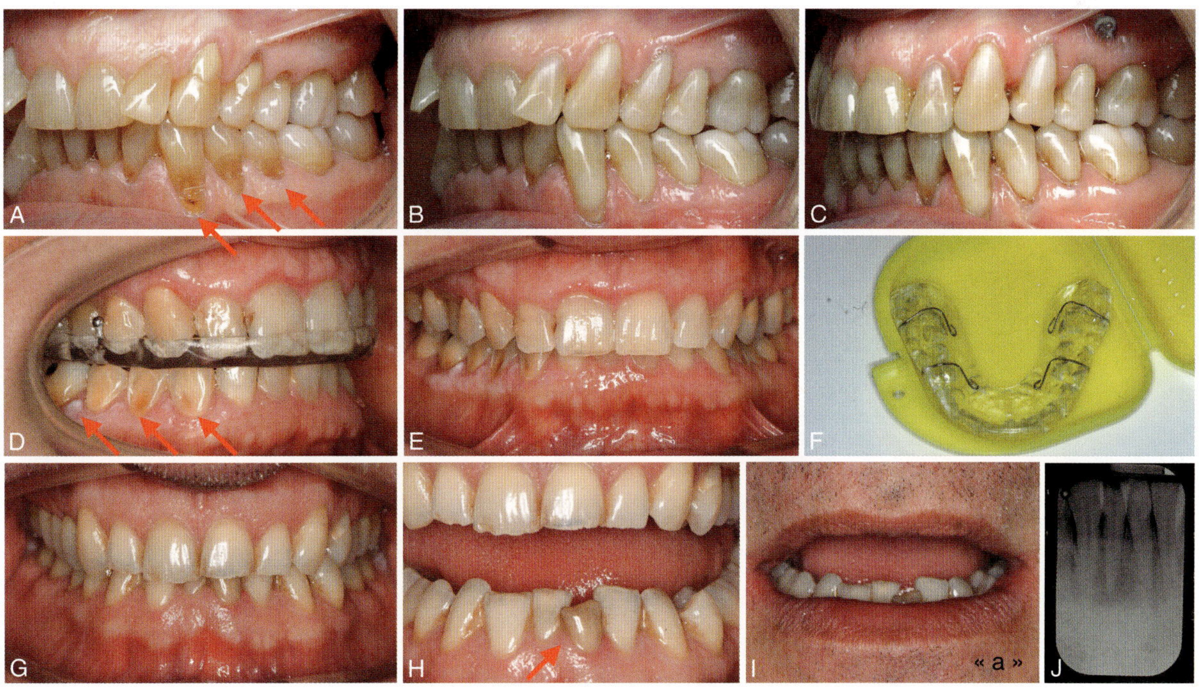

Figure 36.1

Trois exemples de situations complexes qui vont différer le temps orthodontique.
La patiente **A**, **B**, **C** (59 ans) consulte en orthodontie au sujet de ses « dents de vampires ». **A.** Elle présente des érosions cervicales à différents stades d'évolution en fonction des quadrants. Elle n'est pas prête à commencer des soins orthodontiques. **B.** Les restaurations secteur 3 et la reprise des obturations secteurs 2. **C.** Fin du temps orthodontique. Sur les vues **D**, **E**, **F**, la patiente (55 ans) « fait du bruxisme » et porte une gouttière (**F**) depuis 15 ans. « J'ai une dent devant qui commence à se déchausser. » Elle désigne la canine que l'on voit sur les photographies : « Je ne peux pas ouvrir grand pour manger un sandwich, j'évite d'ouvrir, je commence de plus en plus à sentir ce qui est acide et froid, ça va mais pour mâcher de la viande ça commence à être difficile. » « Je ne me prive de rien mais je pense que cela ne va pas tarder. » Un dermatologue surveille le lichen à sa droite. Elle est alertée sur les usures attritive mais n'a jamais reçu d'information sur les érosions et l'inflammation gingivale : elle a encore un long chemin à parcourir avant le temps orthodontique (diagnostic des lésions dentaires évolutives et prise en charge étiologique). Les vues **G**, **H**, **I** montrent un patient chez qui la découverte d'une lésion apicale sur 31 a eu lieu au moment du bilan orthodontique. La dyschromie pourtant visible lors de la phonation n'a alerté ni le patient ni son chirurgien-dentiste : le temps d'orthodontie ne sera débuté qu' après le soin et la cicatrisation de cette lésion apicale (**J**).

l'adolescent mais courantes chez le senior : une denture altérée par des usures sévères (lésions cervicales avec exposition dentinaire), une patiente portant une gouttière nocturne qu'il va falloir gérer et la découverte fortuite d'une lésion apicale au moment du bilan qui va différer le début du temps orthodontique.

Concrètement

Bilan

Faire un état des lieux dentaire avant d'enfiler sa casquette d'orthodontiste, en d'autres termes état et santé bucco-dentaire avant de s'intéresser à la malocclusion. Les orthodontistes ont perdu l'habitude d'observer l'état dentaire dent par dent — pourquoi ? parce que c'est beaucoup moins nécessaire chez les jeunes patients qui ont une denture en bonne santé. Plus le patient avance en âge plus la consultation sera longue, car elle sera l'occasion de relever systématiquement les restaurations et usures, les traitements endodontiques, les infections (caries, apicales), les dyschromies, les édentements, et on s'intéressera à leurs causes (diagnostic étiologique). Tout cela doit être documenté par des photographies. Encore une particularité du senior (14 prises de vues et non plus 12). Le dossier radiologique sera complété de radiographies complémentaires ; ainsi, il faut savoir qu'un bilan *long-cone* n'est pas équivalent à un *cone bean* et que les cas de restaurations multiples restent d'excellentes indications pour des clichés rétrocoronaires. De même, on recherchera systématiquement dysfonctions et parafonctions ainsi qu'un trouble du calage mandibulaire (voir Fiche 7).

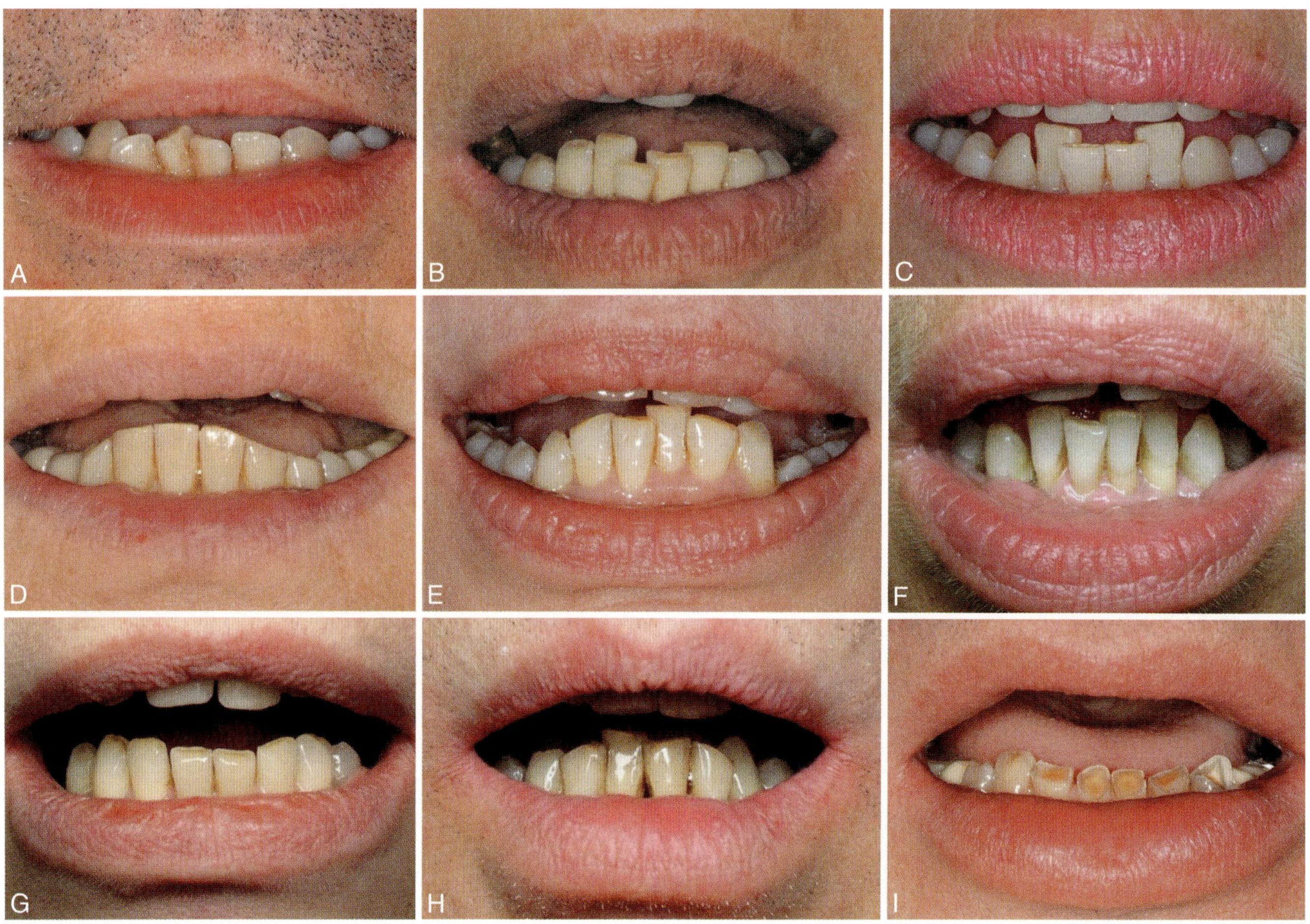

Figure 36.2

Cette figure montre neuf vues de patients (moyenne d'âge de 60 ans) lors de la phonation sur le « A » de « Emma » selon la recommandation de Zachrisson [6].

Elle met en évidence des anomalies du secteur incisivo-canin mandibulaire qui apparaissent jusqu'à l'exposition complète des couronnes cliniques. Chaque situation mixe encombrement et égression, les deux composantes du vieillissement (voir Fiche 26). Les vues **E** et **F** présentent deux cas avec exposition gingivale mandibulaire et une exposition dentinaire pour la vue **I**.

Cas clinique 14

Exposer les dents mandibulaires lors du sourire ou de la phonation est un signe de vieillissement. La principale caractéristique de l'esthétique du senior est d'ailleurs que ces incisives mandibulaires participent au moins autant à l'esthétique faciale que les maxillaires. Cela se traduit concrètement par une demande inédite concernant ces incisives mandibulaires. Pourquoi ce cas d'une patiente âgée de 64 ans est-il intéressant ? Car les douze vues classiques (figure 36.3) ne documentent pas son

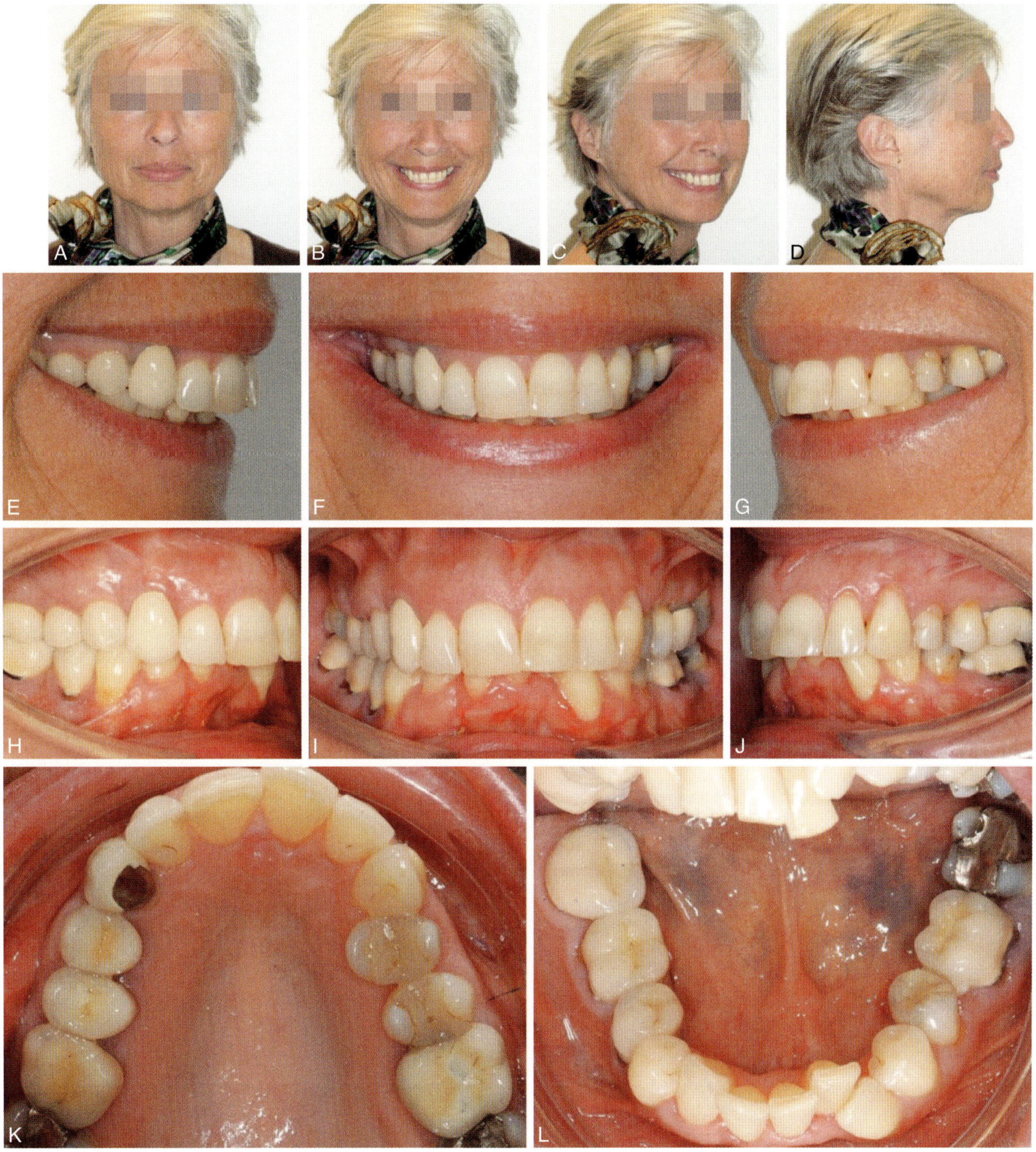

Figure 36.3

Cette figure montre les douze photos habituelles pour documenter un cas clinique [7].
Quatre vues exobuccales du visage (**A**, **B**, **C**, **D**), trois du sourire (**E**, **F**, **G**) et cinq intrabuccales (**H**, **I**, **J**, **K**, **L**). Plus le sujet est âgé, plus les incisives mandibulaires sont un motif de consultation. Ces vues ne documentent cependant pas les incisives mandibulaires, leur vieillissement, leurs malpositions ou leur exposition lors de la phonation.

motif de consultation : les malpositions incisives mandibulaires évolutives qui l'inquiètent. La figure 36.4 documente l'égression incisive mandibulaire (morsure palatine) par « l'extraction spontanée » de 32 et la proposition orthodontique réalisée.

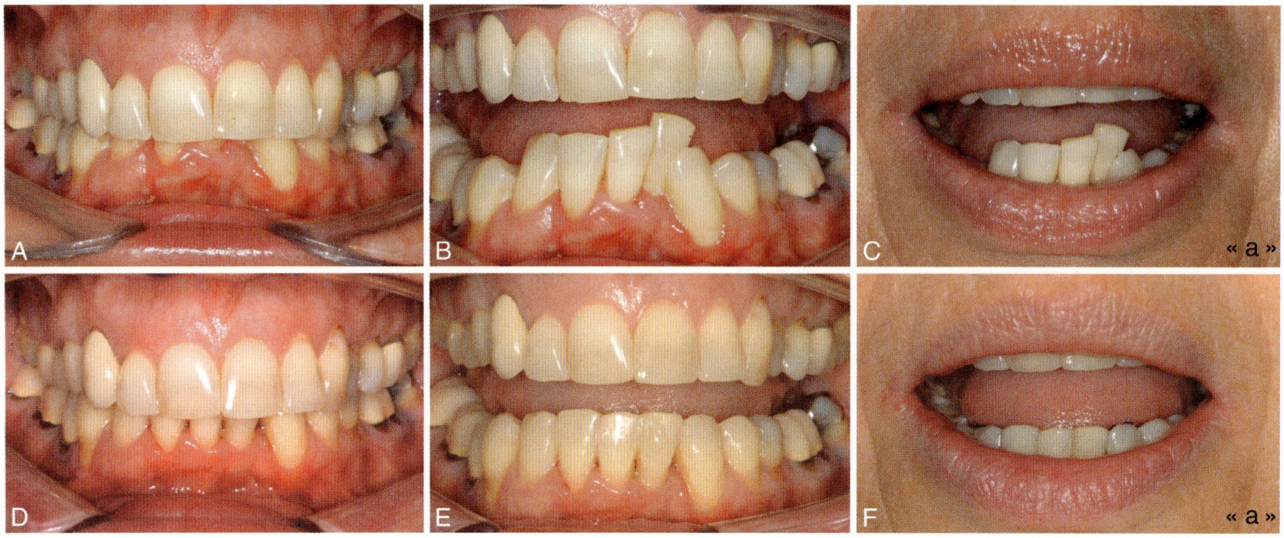

Figure 36.4

Intérêt des deux vues bouches ouvertes à rajouter dans notre bilan photo du senior.
Les deux vues à rajouter sont les vues **B** et **C**. Les photographies endobuccales bouche ouverte **B** et **E** permettent d'observer l'avant et l'après un temps orthodontique d'alignement et de nivellement du secteur incisif mandibulaire. C'est sur les vues **C** et **F** que l'impact esthétique lors de la phonation est matérialisé lors de la prononciation du « A » de « Emma » préconisée par Zachrisson.

Ajouter deux vues au « dossier photo senior »

La principale caractéristique de l'esthétique du senior concerne la correction des malpositions incisives mandibulaires de plus en plus exposées à la suite du vieillissement des tissus mous, tel que présenté à la Fiche 24 et la Fiche 25. Afin de documenter spécifiquement ce point, nous proposons de compléter systématiquement le dossier bilan du patient senior avec deux photographies « bouche ouverte » [2]. La photographie intra-arcade bouche ouverte et la photographie « Emma » (figure 36.2) vont en effet apporter une information indispensable quant au motif de consultation et jouer un rôle dans la motivation des patients car elles objectivent l'importance du handicap esthétique lors de la phonation. Ainsi, la demande orthodontique est légitimée et validée. Outre cette valeur diagnostique, fixer un objectif précis devient alors possible, ce qui est souvent complexe dans ces cas. À l'avenir nous utiliserons probablement des enregistrements vidéo. C'est en effet très logiquement que Sackstein [3, 4] propose de filmer et d'observer minutieusement la vidéo de la phonation des patients lors d'une conversation « amicale » pour documenter l'exposition de leurs incisives mandibulaires. En place au niveau de la recherche, cela va assurément aider à mieux comprendre l'évolution des malocclusions et du vieillissement. Toutefois, pour l'heure, il est encore trop tôt pour les cabinets qui ne sont ni organisés pour filmer ni pour conserver ces séquences dans les dossiers patients. Nous ne pouvons cependant pas exclure qu'une caméra sera aussi utilisée voire remplacera notre appareil photo étant donné les options photographiques désormais intégrées à ces outils.

Références

[1] Muller Ch, Canal P. Particularités du traitement orthodontique du patient de plus de cinquante ans. Rev Orthop Dento Faciale 2020 ; 54 : 73–84.

[2] Muller Ch. Orthodontie linguale après 50 ans: enjeux et perspectives. In : Orthodontie linguale. Canal P, et al. Elsevier Masson ; 2016. p. 219–43.

[3] Sackstein M. A digital video photographic technique for esthetic evaluation of anterior mandibular teeth. J Prosthet Dent 2007 ; 97(4) : 246–7.

[4] Sackstein M. Display of mandibular and maxillary anterior teeth during smiling and speech: age and sex correlations. Int J Prosthodont 2008 ; 21(2) : 149–51.

[5] Muller C. Exposition des incisives mandibulaires chez le senior: applications orthodontiques. Rev Orthop Dento Faciale 2013 ; 47 : 29–39.

[6] Zachrisson B, Nanda R. Esthetics in tooth display and smile design. In: Biomechanics and esthetic strategies in clinical orthtdontics. St. Louis: Elsevier, Saunders ; 2005. p. 110–30.

[7] Alouini O. Bilan photographique en orthodontie. EMC – Orthopédie dentofaciale 2020 ; 32(1) : 1–6 [Article 23-190-A-10].

FICHE 37
Dimension psychologique du senior

F. Benkimoun

Un adolescent, un adulte, un senior ont assurément des attentes, des préoccupations, des perspectives différentes ; ils ne partagent pas le même rapport au temps, à leur propre santé... En tant que personne, ils s'abordent différemment. En tant que patient aussi. Peut-on pour autant affirmer qu'il existe une particularité psychologique dans la prise en charge de la personne âgée ? Absolument !

En orthodontie, les seniors sont généralement des patients motivés, bien informés et également très reconnaissants envers l'équipe soignante. Dégagés des plannings chargés inhérents à la vie active, ils sont plus disponibles, ils ont plus de temps et en demandent en conséquence. On remarque dès la première consultation qu'ils ne sont pas pressés, et prennent le temps de dire. Si nous ne leur accordons pas ce temps, c'est-à-dire ne l'anticipons pas dans notre planning, soit nous allons désorganiser la suite de notre consultation, soit ne pas être à la hauteur de l'enjeu du rendez-vous en ne répondant pas à leur attente. Il faut nous organiser pour être à l'écoute des seniors. C'est une notion clé de leur prise en charge, qui doit être anticipée pour que l'organisation du cabinet n'en soit pas bousculée. Leur présence se traduit en effet par des **temps de rendez-vous augmentés** (et ce quel que soit le type de rendez-vous) pendant lesquels il s'agit d'être très à l'écoute (confort du patient et temps de d'échange de parole).

Passer du temps est aussi essentiel, notamment pour bien saisir les raisons qui les poussent à leur âge à consulter un orthodontiste, âge où tout le corps vieillit, processus que chacun accepte plus ou moins. Ce face-à-face avec un corps qui se modifie génère parfois une envie de « rajeunir », ce à quoi participe par exemple un (ré) alignement des arcades dentaires. Il s'agit alors de retrouver un sourire, jeune mais pas forcément celui de leur jeunesse. Dans ce contexte hautement symbolique associant le sourire à la vie, bien **entendre l'origine de la demande**, voire lire entre les lignes (pourquoi maintenant ?), est important au risque de mal les accompagner (voir Fiche 38).

De même, la rigueur avec laquelle est réalisé le recueil d'informations sur leur état de santé général puis est complété le **questionnaire médical** (voir Fiche 35) est déterminante dans la perspective de soins orthodontiques susceptibles d'avoir des effets connexes. À cet égard, il peut être indiqué de se mettre en rapport avec le médecin traitant.

La notion de **projet thérapeutique individualisé** prend d'ailleurs tout son sens car nous devons prendre en considération bien plus de paramètres qu'à d'autres étapes de la vie, en nous adaptant à la réalité clinique liée à l'âge et ce qu'il est raisonnablement possible d'espérer. Il est courant dans les échanges avec les collègues que nous parlions de compromis. Cette idée de compromis thérapeutique éthiquement critiquable ne vaut que sur fond d'idéal de référence. Le compromis serait à l'opposé de l'idéal. Or pour un patient senior, l'idéal de référence n'est pas la situation de classe I en denture adulte complète à l'adolescence. De plus parler de compromis à un patient porte avec lui une forme d'insuffisance qui n'est pas favorable à son adhésion aux soins. Le projet thérapeutique individualisé tient compte de l'état des dents d'un senior : il n'est pas question d'insuffisance mais de réalité clinique liée à l'âge, de ce qui est possible et de ce qui ne l'est pas. Le dialogue entre les notions d'insuffisance, de perte, de manque est au cœur de la clinique en général mais plus encore avec les seniors confrontés aux effets du temps et donc à ce qui a été et n'est plus.

Enfin nous devons aussi nous attendre à aborder des sujets absents des rendez-vous avec les patients plus jeunes, comme la fin de vie qui peut surgir dans l'échange au détour d'une discussion sur la phase de contention...

De la théorie à la pratique

1. Bannir le mot « compromis » et utiliser la notion de projet thérapeutique individualisé.
2. Former toute l'équipe à être patiente, à l'écoute, et donner plus d'attention au fauteuil comme hors du temps de soins. Le senior va mobiliser plus longtemps l'équipe quelle que soit l'étape de la prise en charge.
3. Se donner du temps ainsi qu'à tous les membres de l'équipe. Par exemple, paramétrer son logiciel métier pour le senior et anticiper des rendez-vous de consultations ou d'actes plus longs.

FICHE 38
Particularité de la demande de soins des seniors : mieux écouter pour mieux traiter

F. Benkimoun

Les patients seniors consultent rarement avec une demande de correction d'une malocclusion ou pour « savoir s'ils ont besoin de » ou « droit à » un traitement, comme cela arrive parfois avec des adolescents et leur famille. En 2009, une étude sur la demande esthétique des seniors en France [1] nous apprenait qu'un senior sur trois souhaitait changer l'aspect de ses dents ou de son sourire. Et pour la moitié d'entre eux, plus que la couleur ou la forme des dents, la demande concernait l'alignement dentaire, nous plaçant, nous, orthodontistes, en première ligne pour les accompagner.

Ces patients savent exactement pourquoi ils consultent, et la correction de malocclusion n'est pas leur priorité. Il est essentiel d'avoir une bonne connaissance des problématiques rencontrées chez les seniors. De manière synthétique nous pouvons classer en deux catégories ce qui les motive à venir nous consulter :

- un rajeunissement de leur sourire : elle se situe plutôt du côté du rajeunissement. Une demande inédite dans les années 1980 dans les cabinets d'orthodontie qui a incité le Dr Alain Fontenelle à qualifier cette pratique « d'orthodontie

Verbatims des principales demandes des seniors

(Liste non exhaustive [2].)

Comme pour tous les patients d'orthodontie, recueillir le mot à mot de la demande permet de nous orienter dans la psychologie du patient et ses attentes. Certaines sont surtout psychologiques, d'autres sont à la croisée de plusieurs catégories.

Le patient adressé par le dentiste pour un avis orthodontique et un traitement avant une réhabilitation prothétique

- 59 ans : « Le dentiste a dit de faire le point devant avant de refaire les travaux du fond. »
- 63 ans : « Je voulais faire des facettes et c'est le dentiste qui m'a dit de consulter un orthodontiste pour aligner mes dents… Je suis déçue car j'étais prête à tout tailler pour avoir un résultat parfait. »

Demande fonctionnelle

- 55 ans : « En bas, mes dents ne sont plus alignées et en haut, les deux dents de devant sortent. Je n'ai jamais été confortable. Puis, je serre les dents la nuit et aussi en journée par périodes. »
- 63 ans : « Je serre les dents très fort (je ne pense pas que je grince), je me blesse les joues et je me coince en fermant la bouche car je me place mal et je n'ai jamais réussi à me reposer. C'est comme ça depuis que le dentiste m'a refait la couronne [le patient montre 35]. »
- 74 ans : « J'ai de plus en plus d'inconfort. Les dents du bas touchent le haut, elles remontent ; tout rétrécit dans ma bouche, la peau devient trop grande et est détendue. »

Migrations dentaires

- 61 ans : « J'éprouve des tensions suite à la pose d'une couronne qui me paraissait trop grosse et à la même époque, j'ai eu l'impression que mes dents bougeaient. J'ai remarqué [elle montre 11] qu'elle s'est un peu limée. Je suis inquiète de perdre mes dents. »
- 64 ans : « Mes dents s'inclinent vers l'intérieur comme si ma bouche se rétrécissait. »
- 64 ans : « Les dents de devant ne se touchent plus. Plus le temps passe, plus elles avancent. Ma mère a eu cela : peut-on faire quelque chose ? »
- 75 ans : « J'ai les dents de devant qui bougent et qui entrent en conflit avec celles du dessous. Cela me fait un peu mal la nuit. »

Demande esthétique

- 53 ans : « J'ai besoin d'orthodontie car mes dents ne sont pas terribles et ça évolue. Je suis filmée à mon travail, c'est ce qui m'a poussée à venir consulter. »
- 69 ans : « Je veux un avis sur ma dent qui sort. J'adorerais avoir un sourire top pour mes 70 ans. »

Le patient consulte après avoir différé sa visite pendant des années

- 61 ans : « Cela fait très longtemps que ma dentition ne me plaît pas. Quatrième d'une famille de six enfants, je suis passée à l'as. J'ai une dent de devant qui s'est beaucoup déchaussée, je ne sais pas si on peut la sauver car ce n'est pas beau. »
- 73 ans : « Je veux faire le point sur ce qui m'a embêté toute ma vie. Mon père s'est opposé à un traitement et son opposition a plané sur toute ma vie. À mes 16 ans, il n'avait pas les moyens et une cousine dentiste a bricolé. Les dentistes de famille m'ont découragée. J'ai récemment rencontré un de vos confrères qui m'a dit que mes dents allaient partir vers l'avant. Que peut-on faire ? »

de coiffeur ». Il a ainsi ouvert une voie en affirmant aimer cette nouvelle orientation à laquelle il prenait beaucoup de plaisir ;

- des améliorations fonctionnelles (enjeu des plus de 65 ans).

Parallèlement à cette demande initiée par les patients, le dentiste peut aussi indiquer un temps d'orthodontie dans le cadre de traitements multidisciplinaires rendant possible ou améliorant le pronostic de la future prothèse. Notons que certaines demandent sont mixtes, c'est-à-dire qu'elles sont à la croisée de plusieurs catégories. Rappelons que la liste de ces catégories (cf. encadré) n'est pas exhaustive mais, pour plus de clarté, nous nous sommes limités aux principales.

Comme pour tous les patients d'orthodontie, recueillir le mot à mot de la demande permet de nous orienter dans la psychologie du patient et ses attentes. **Le temps d'écoute de leur demande est essentiel**. Si nous voulons bien les écouter, certains nous disent comment un élément anatomique (défaut alignement, décalage, dent en avant ou de travers, espaces, etc.) est pris dans la vie du patient, comment parfois il réapparaît puis disparaît dans les préoccupations du patient au fil des années, de la vie et de ses avatars (par exemple, cette femme de 73 ans, ressent encore très vivement une opposition paternelle à sa correction dentaire). Il faudra être très attentif à ce type de demandes qui sont avant tout des demandes de réparation de dommages essentiellement psychologiques : les dents de travers ne sont que la partie émergée de l'iceberg. De même, il faut essayer d'appréhender comment les effets du temps sur le corps sont vécus par le patient : le vieillissement dans sa dimension pathologique versus physiologique. Les dents abîmées arrivent quand tout vieilli et que les patients veulent rajeunir. L'alignement des arcades dentaires participe au rajeunissement. Retrouver un sourire, n'est pas nécessairement retrouver celui de sa jeunesse mais retrouver un sourire jeune, des dents alignées qu'ils n'ont peut-être jamais eu pour certains. Il faut entendre quand un patient nous dit qu'il veut retrouver le « sourire de ses 20 ans ». Il est important de lui demander comment étaient ses dents. Car si nous ne l'entendons pas aussi sur un mode métaphorique, nous accompagnerons mal notre patient. En effet, c'est la vie qui nous sourit quand nous avons 20 ans, selon l'expression consacrée. Il n'est pas rare qu'avec l'âge les patients trouvent que la vie leur sourit moins. Il y a donc une inversion de la place du sourire de 20 ans au senior : nous passons de la vie qui nous sourit à un sourire pour la vie.

Références

[1] Wulfman C, Tezenas du Montcel S, Jonas P, Fattouh J, Rignon-Bret C. Aesthetic demand of French seniors: a large-scale study. Gerodontology 2010 ; 27(4) : 266–71.

[2] Benkimoun F. Demande esthétique, aspects psychologiques. Rev Odonto Stomat 2012 ; 4 : 261–79.

FICHE 39
L'ado vient avec sa mère, le senior vient avec... du courrier

Aujourd'hui certains seniors se présentent avec des antécédents orthodontiques, ce qui n'était pas le cas il y a 20 ans ou 30 ans. Quand ils consultaient, c'était leur premier avis orthodontique. Parfois les situations sont complexes, ils ont déjà reçu plusieurs avis ou même plusieurs appareils avant notre première consultation. La situation du cas clinique de la figure 39.1 est de plus en plus fréquente. Il montre que les antécédents orthodontiques vont changer la donne de la consultation. La patiente âgée de 72 ans se présente non seulement avec des courriers de confrères déjà consultés, un appareil du commerce dans une boîte mais avec une synthèse des trois prises en charges orthodontiques (et des quatre dentistes consultés) qu'elle a rédigé elle-même. Ses documents nous apprennent qu'un premier temps orthodontique d'une durée de trois années s'est terminé par un abandon (arrêt du port de gouttières) dans une situation occlusale problématique (perte des contacts molaires). Un confrère (spécialiste cette fois), pendant deux années supplémentaires, l'a prise en charge de nouveaux avec des gouttières et des élastiques inter-arcades. À l'issu de ce temps, le confrère recommande de compléter la correction par le rétablissement de contacts postérieurs grâce à des reconstructions coronaires « rallongées » sur 25, 36, 37 et 46. À la suite de cette recommandation, la patiente a consulté trois dentistes qui ont refusé de retoucher ses dents postérieures. Une quatrième consœur a réadressé la patiente à une troisième orthodontiste. C'est cette dernière qui a prescrit de la kinésithérapie et confié l'appareil (figure 39.1G) que la patiente indique ne jamais avoir porté. Une consultation d'une durée anticipée adaptée au senior (Fiche 38) va être l'occasion de faire le point sur sa situation, d'analyser son historique et d'émettre l'hypothèse d'un déséquilibre fonctionnel à la pose des gouttières, d'un étalement de la langue entre les arcades dentaires qui à l'instar d'une perte musculaire à la suite d'une immobilisation par plâtre ne pourrait se corriger à son âge qu'au prix d'un énorme travail de musculation. La patiente l'a tout à fait bien entendue et son retour a renforcé notre hypothèse : « Je me souviens parfaitement du jour ou l'on m'a mis mes premières gouttières, mes dents ne se joignaient plus et j'ai mis ma langue histoire de ne

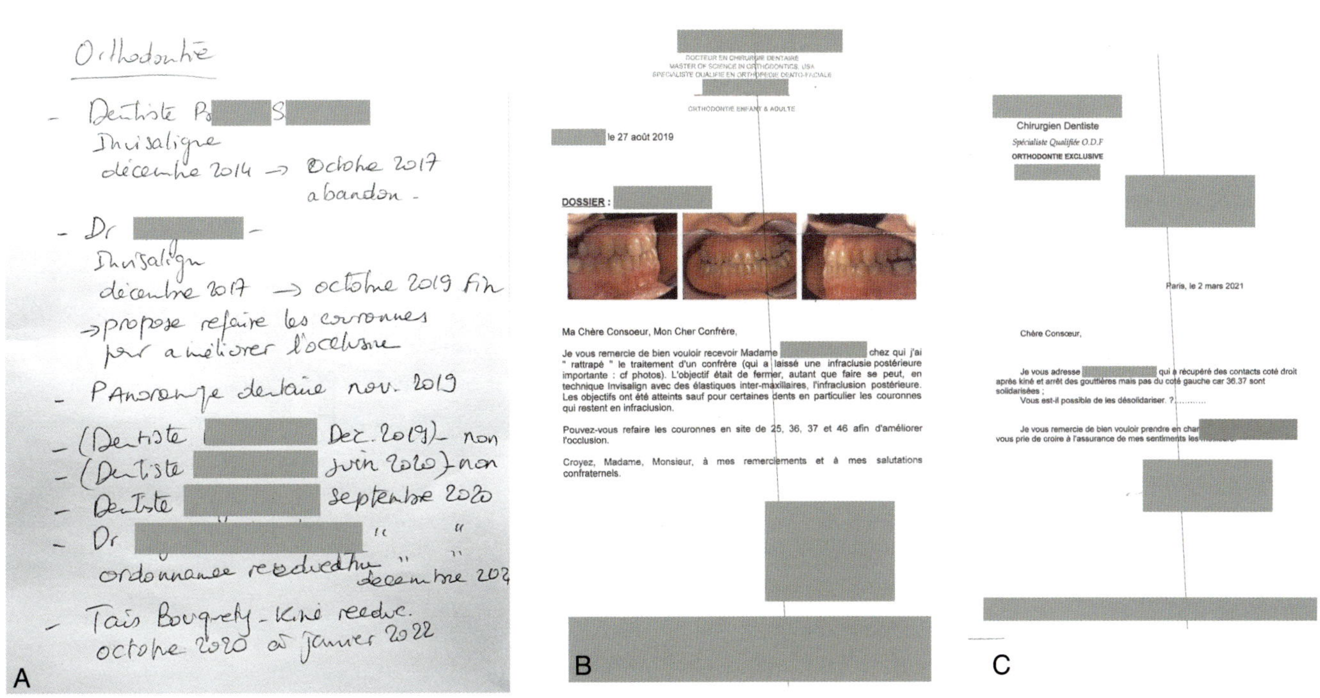
Orthodontie
- Dentiste P[redacted] S[redacted]
Invisaligne
décembre 2014 → Octobre 2017
abandon -
- Dr [redacted] -
Invisalign
décembre 2017 → octobre 2019 fin
→ propose refaire les couronnes
pour améliorer l'occlusion
- Panoramique dentaire nov. 2019
- (Dentiste [redacted] Dec. 2019) - non
- (Dentiste [redacted] juin 2020) non
- Dentiste [redacted] septembre 2020
- Dr [redacted] " "
ordonnance rééducation " " décembre 202
- Taïs Bouquety - Kiné rééduc.
octobre 2020 à janvier 2022

A

[redacted]
DOCTEUR EN CHIRURGIE DENTAIRE
MASTER OF SCIENCE IN ORTHODONTICS, USA
SPECIALISTE QUALIFIE EN ORTHOPEDIE DENTO-FACIALE
[redacted]
ORTHODONTIE ENFANT & ADULTE

[redacted] le 27 août 2019

DOSSIER : [redacted]

Ma Chère Consoeur, Mon Cher Confrère,

Je vous remercie de bien vouloir recevoir Madame [redacted] chez qui j'ai " rattrapé " le traitement d'un confrère (qui a laissé une infraclusie postérieure importante : cf photos). L'objectif était de fermer, autant que faire se peut, en technique Invisalign avec des élastiques inter-maxillaires, l'infraclusion postérieure. Les objectifs ont été atteints sauf pour certaines dents en particulier les couronnes qui restent en infraclusion.

Pouvez-vous refaire les couronnes en site de 25, 36, 37 et 46 afin d'améliorer l'occlusion.

Croyez, Madame, Monsieur, à mes remerciements et à mes salutations confraternels.

[redacted]

B

[redacted]
Chirurgien Dentiste
Spécialiste Qualifiée O.D.F
ORTHODONTIE EXCLUSIVE
[redacted]

Paris, le 2 mars 2021

Chère Consœur,

Je vous adresse [redacted] qui a récupéré des contacts coté droit après kiné et arrêt des gouttières mais pas du coté gauche car 36.37 sont solidarisées ;
Vous est-il possible de les désolidariser. ?...........

Je vous remercie de bien vouloir prendre en char[redacted] vous prie de croire à l'assurance de mes sentiments les [redacted]

[redacted]

C

Figure 39.1

Consultation complexe. Huit praticiens déjà consultés et cinq années de port permanent de gouttières.

A, B, C. Les trois documents avec lesquels la patiente se présente à la consultation. Une synthèse qu'elle a rédigé en **A**, un courrier du deuxième orthodontiste indiquant la réalisation d'éléments prothétique en **B**, et en **C** un courrier demandant la désolidarisation de deux éléments. Les vues ▶

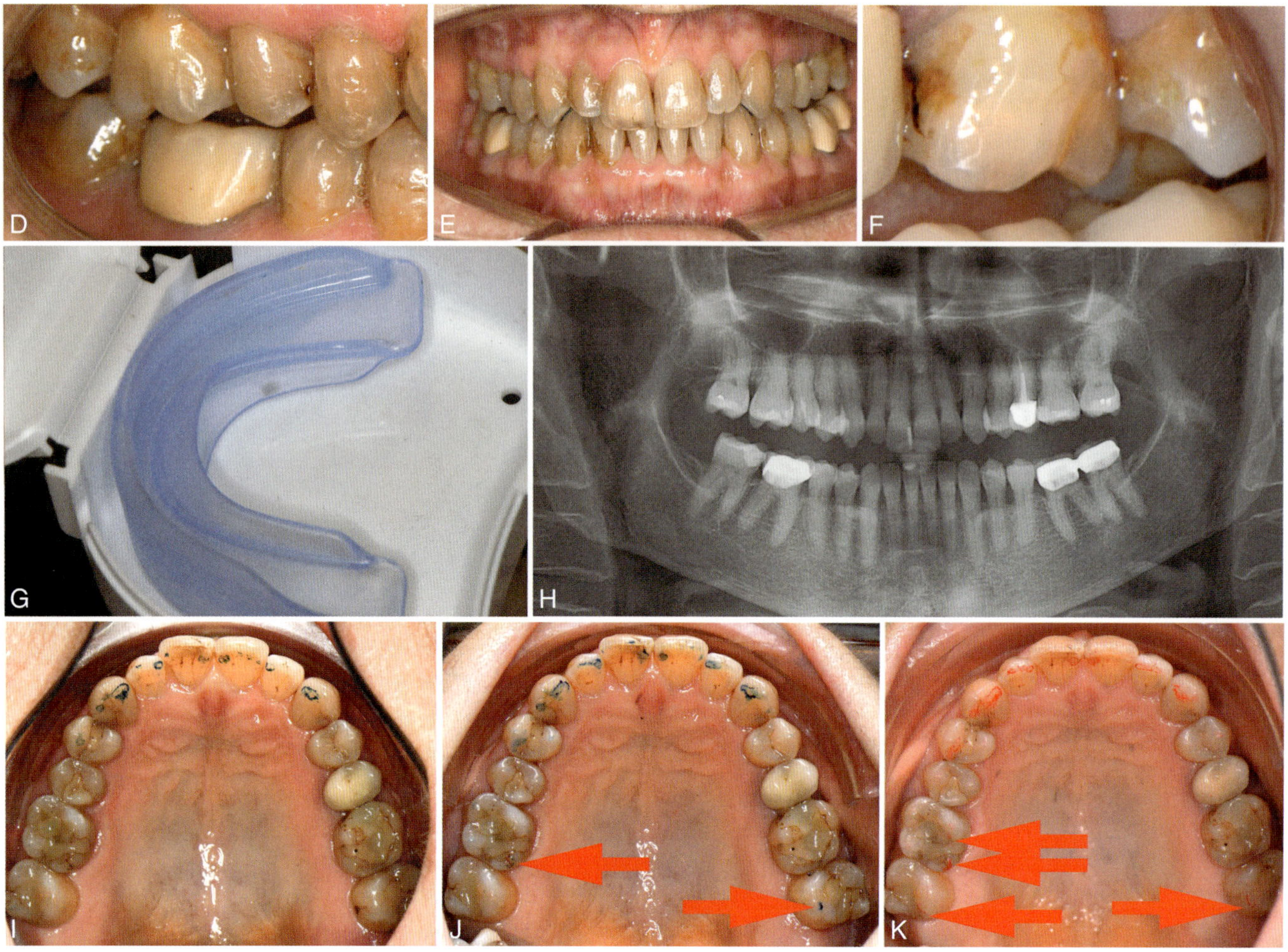

Figure 39.1 **(suite)**

D, **E**, **F** sont les vues des relations interarcades le jour de la consultation. En **G**, l'appareil que la patiente n'a jamais porté. Après analyse de son historique et l'hypothèse d'une dysfonction linguale (la langue comme coussin musculaire qui s'oppose à l'égression molaire) à la pose des gouttières, la patiente est repartie motivée pour changer la donne grâce à un travail de renforcement musculaire linguale. Les vues **I J** et **K** montrent des contacts retrouvés lors des visites de controles à T+9 mois et T+ 15 mois.

pas être dans le vide. » Elle repartira motivée pour sa prise en charge kinésithérapique. Une consultation de contrôle à T + 10 mois a permis d'observer des contacts postérieurs gauches à la plus grande satisfaction de la patiente.

Ce cas est exemplaire à plusieurs titres et nous le soumettons à la réflexion de nos jeunes confrères afin qu'ils en tirent toutes les leçons. D'un part, il montre la complexité du dossier du senior, qui nécessite du temps, de la réflexion à toutes les étapes. Citons J. Philippe [1] : « L'adulte est encombrant », le senior à fortiori. Les recevoir, c'est l'accepter et être prêt à fournir l'effort de sortir de sa routine. C'est aussi être prêt à adresser le senior si l'organisation du cabinet ne le permet pas. D'autre part, les protocoles performants et adaptés aux adolescents peuvent dépasser les capacités d'adaptation de nos patients âgés dans des proportions inhabituelles. Notre conseil aux plus jeunes de nos confrères : avoir toujours présent en tête la question des capacités d'adaptation et de ce que le changement va induire sur l'ensemble du système manducateur, ainsi que le fait que, plus on avance en âge, plus des modifications de fonction vont être impactantes.

Référence

[1] Philippe J. L'orthodontie de l'adulte: Éditions SID ; 1989. p. 198.

Chapitre 9

Projet thérapeutique individualisé, chirurgie

PLAN DU CHAPITRE

FICHE 40
Projet thérapeutique individualisé

Les fiches précédentes présentent de nombreuses situations sortant de la routine de l'orthodontie de l'adolescent. Celle-ci résume trois cas inclassables qui illustrent la notion de projet thérapeutique individualisé. L'originalité des deux premiers cas repose sur un temps orthodontique mono-maxillaire — ce qui est exceptionnel chez l'adolescent —, cas qui vont montrer la capacité de respecter la forme de l'arcade non appareillée. Dans de telles indications, le défi consiste à réussir à instaurer une mécanique orthodontique passive dans certains secteurs, ce qui est problématique avec un appareil du commerce non individualisé pour un adulte et a fortiori un senior (voir Fiche 12). Dans le meilleur des cas, le recours à un collage indirect ainsi qu'une charte individuelle assurent d'être passif dans le premier et le deuxième ordre. Mais quid du troisième ordre ? V. Kokich militait pour l'usage de set up systématiques dans les projets des patients adultes [1]. Aujourd'hui, grâce à l'utilisation d'un set up passif dans certaines zones, nous pouvons faire fabriquer du matériel passif dans certaines zones et en particulier dans les secteurs postérieurs, ce qui garantit d'une part de respecter le calage occlusal et, d'autre part, d'atteindre les objectifs fixés [2].

Premier cas

Le premier cas illustre le danger des propositions commerciales orthodontiques d'une apparente simplicité qui font penser aux confrères inexpérimentés qu'un déplacement localisé est un projet simple. La figure 40.1 présente une patiente âgée de 60 ans. Sa demande est précise et ne concerne qu'une seule dent : la canine supérieure gauche. La vue M montre l'ectopie et le handicap esthétique[1].

Le temps orthodontique est conditionné par notre maîtrise des mouvements dentaires. Nous avons donc un motif de consultation avec deux objectifs de traitement : la canine *et* le contrôle des mouvements dentaires pour respecter son occlusion — elle ne doit ressentir ni observer aucun autre changement. La comparaison des occlusions latérales permet de valider la maîtrise de la prise en charge. Les vues F et L matérialisent le grand axe de la canine et aident à imaginer l'amplitude du mouvement apical. Il ne s'agit pas d'une correction mineure mais d'un mouvement radiculaire important qui exige une expertise que seul un outil fixe anatomique et pré-informé grâce à un set up et beaucoup d'expérience permet.

Deuxième cas

Le deuxième cas (figure 40.2) est intéressant car il s'appuie d'une part sur le questionnement de J.-.C Kohaut : « Est-il absolument nécessaire de modifier une occlusion stable d'un senior qui ne présente aucun trouble articulaire ? » [5], et, d'autre part, il montre la possibilité de contrôle du troisième ordre, s'il est problématique, avec un appareil du commerce standardisé pour des adolescents qui ne présente pas (encore) de compensation dento-alvéolaire. La patiente âgée de 56 ans présente une agénésie de 12 et 22 sur une classe III compensée. Elle cache ses dents depuis des années, évite de sourire. Ses enfants étant désormais grands, elle prend « enfin le temps de s'occuper d'elle ». Un temps orthodontique mandibulaire de 18 mois avec extraction d'une incisive (H : jour de l'extraction et cache en place) a ainsi permis de corriger les malpositions mandibulaires. Grâce aux informations programmées dans l'appareil orthodontique, le torque des dents mandibulaires — c'est là l'intérêt de ce cas — a pu être complètement respecté (C et F). Il devient par conséquent possible d'envisager un temps orthodontique pour une correction mineure en termes d'amplitude sans pour autant modifier les rapports d'occlusion et ce, alors même que les patients ne satisfont pas tous les critères habituels de ce qui est considéré comme une « bonne occlusion » [4]. C'est d'autant plus à prendre en considération que ces « petites » corrections peuvent améliorer significativement le pronostic dentaire.

1 Face à une demande « particulière » du senior (ici : la précision « ne toucher qu'une seule unité dentaire »), il est indispensable de s'attarder sur ce motif de consultation. En effet, derrière une demande qui nous surprend peuvent se cacher des éléments qui seront déterminants pour une bonne prise en charge. Dans le cas de cette patiente, une discussion informelle lui a permis d'exprimer la pression psychologique de son mari (médecin) : « Tu as tort et à ton âge tu vas perdre toutes tes dents », et son angoisse face à cette prédiction. Elle pense ainsi prendre un risque quant à sa santé en faisant cette correction. Elle l'accepte (uniquement pour la canine) et espère le minimiser avec ce déplacement a minima. Elle assumera d'avoir fait de l'orthodontie pour sa canine mais pas le moindre changement ou effet parasite qui donnerait raison à la prédiction de Monsieur. C'est une patiente qu'il va falloir materner et rassurer à chaque rendez-vous car elle n'aura aucun soutien à la maison.

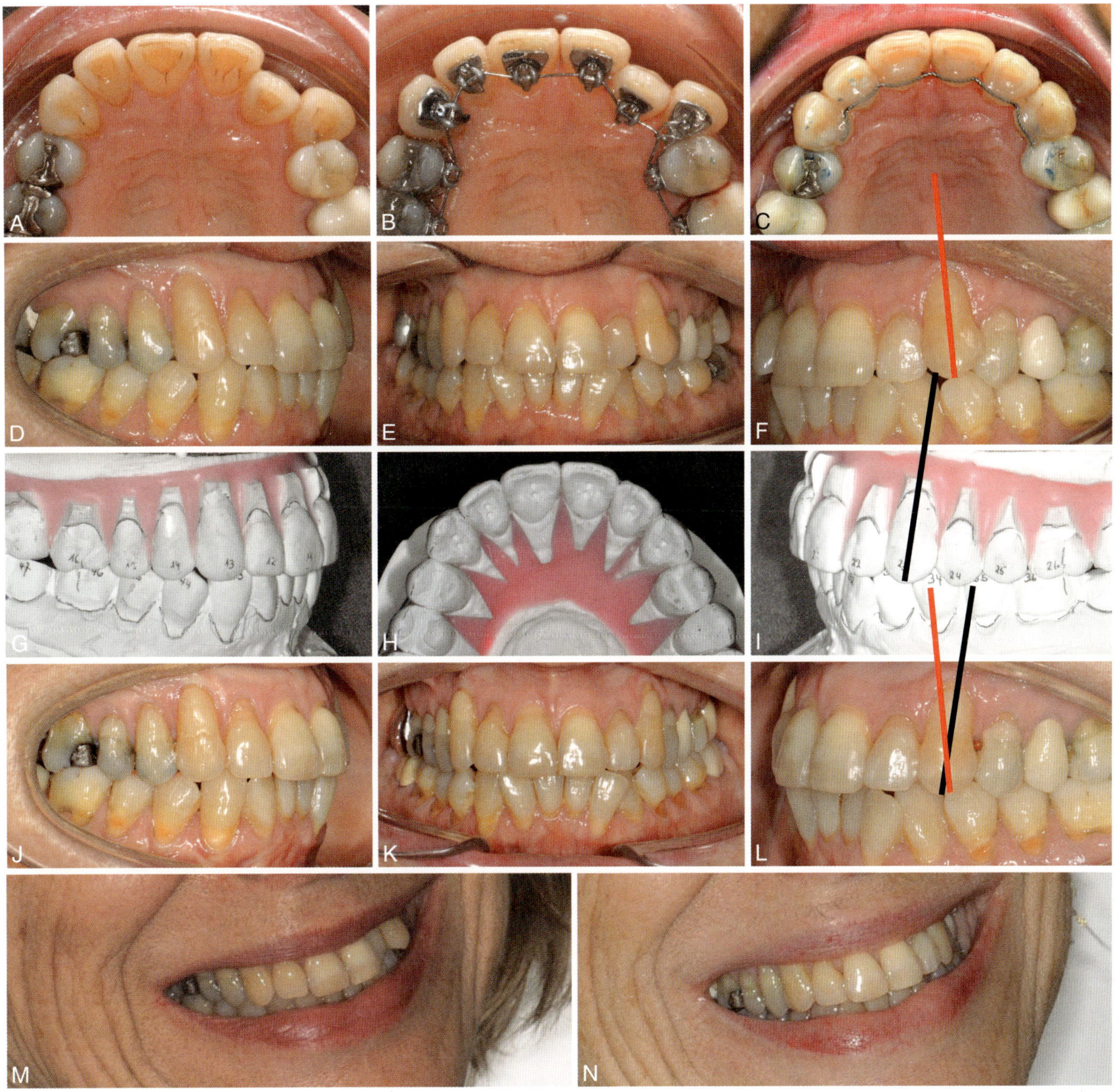

Figure 40.1

« L'orthodontie de l'adulte, c'est l'art de faire le plus en déplaçant le moins » (J. Philippe).
Ce cas montre une correction orthodontique localisée à… une dent. Les vues occlusales **A**, **B** montrent la correction de l'ectopie de 23 chez une patiente de 60 ans ; en **C** la contention en place, un fil collé de 13 à 24. Le set up **G**, **H**, **I** valide les deux objectifs de traitement (esthétique et respect de l'occlusion). L'expertise du praticien est de réussir à exprimer toutes les informations contenues dans l'appareil conçu en fonction de l'arcade antagoniste. Le temps orthodontique n'a donc intéressé que l'arcade maxillaire (collage et quatre rendez-vous d'activation ; durée 6 mois). Les vues du sourire **M** et **N** montrent le bénéfice esthétique. « Je vous bénis tous les jours, c'était comme un petit caillou dans ma chaussure. »

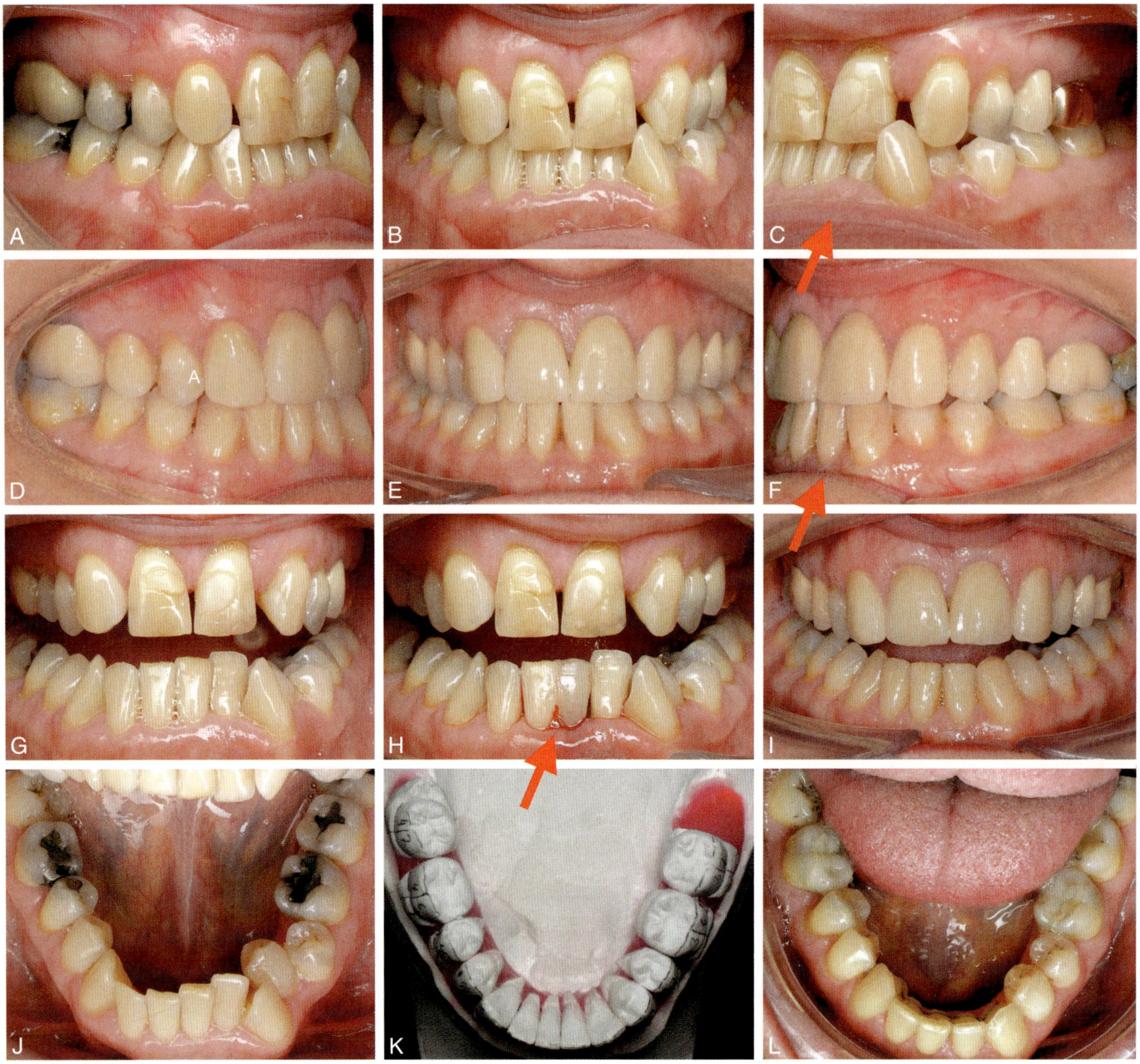

Figure 40.2

Extraction et appareillage mono-maxillaire.

Cette patiente âgée de 56 ans consulte sous la recommandation de sa dentiste au sujet de la normalisation de l'arcade mandibulaire avant la réalisation de restaurations antérieures maxillaires. **A, B, C** : vues initiales. **D, E, F** : Après la pose des facettes (Dr A-M. Michelletti) H: le jour de l'extraction de 31 et pose d'un cache compensant l'édentement J, K et L vues intra-arcades mandibulaires avant, set-up et fil de contention en place.

Troisième cas

La dernière situation est celle d'une canine ectopique. Généralement, les seniors connaissent l'existence d'une ou plusieurs dents non évoluées (observation de la dyschromie et de la mobilité grandissante de la dent temporaire persistante). Ils ont parfois déjà reçu un avis orthodontique sans y donner suite. C'est parfois la connaissance de la possibilité d'un appareil collé sur les faces palatines qui les fait de nouveaux franchir le pas d'un cabinet d'orthodontie. Les cas où nous allons pouvoir gérer la situation comme avec les adolescents (mise en évidence chirurgicale et traction orthodontique vers l'arcade dentaire) sont encore plus rares. Il y a un consensus sur le fait que plus nous avançons en âge, plus le pronostic de la mise en place d'une dent retenue est

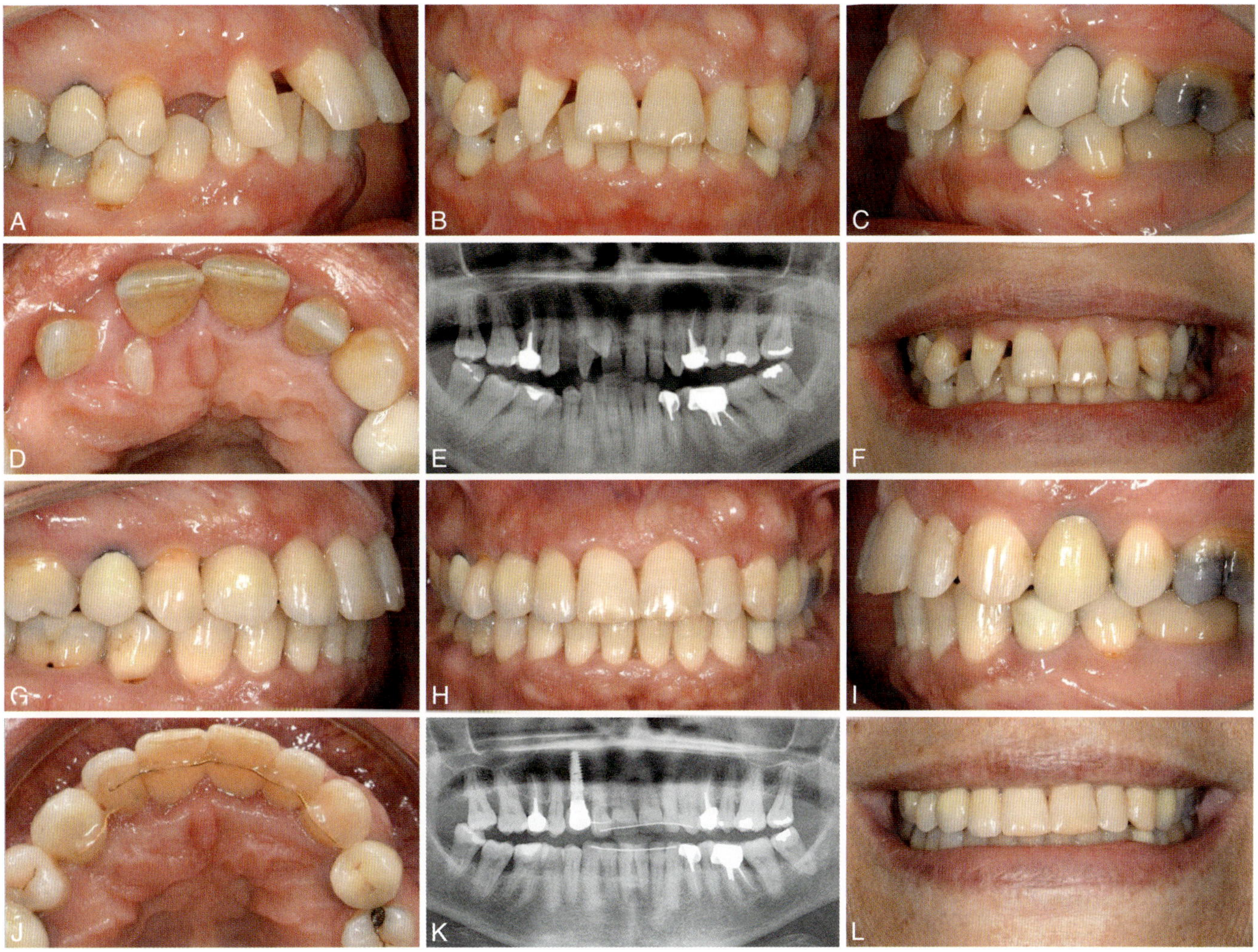

Figure 40.3

Prise en charge pluridisciplinaire après extraction d'une canine incluse.
Cette patiente de 60 ans présente une classe I squelettique et dentaire associée à une proalvéolie maxillaire et un excès de recouvrement antérieur. 13 incluse en position palatine et en transposition mésiale provoque un diastème entre 11 et 12 et une rotation de 12. La courbe de Spee marquée, par égression du secteur incisivo-canin mandibulaire, aggrave la vestibulo-version des incisives maxillaires par des contacts occlusaux traumatiques. Elle a été traitée par extraction de 13, alignement, nivellement de la courbe de Spee et recul incisif maxillaire tout en laissant un espace suffisant pour la pose d'un implant en place de 13. **K.** Le traitement (20 mois) a permis d'établir une fonction canine et un guide incisif antérieur fonctionnel. Cas traité par le Dr C. Fauquet-Roure, le Dr C. Leconte et le Dr S. Caze.

mauvais [6]. Nous pouvons dire que pour le senior, le projet thérapeutique individualisé en cas de canine incluse est l'abstention thérapeutique pour la traction orthodontique mais qu'il y a toujours un temps pré-prothétique à concevoir pour corriger les compensations dento-alvéolaires liées au vieillissement et améliorer le pronostic prothétique. Le troisième cas de cette fiche illustre cette approche et nous est proposé par le Dr Fauquet-Roure, ainsi que par le Dr C. Leconte et le Dr S. Caze pour la partie implantaire et prothétique.

Ces temps orthodontiques de correction des malpositions ne se limite pas à une « petite amélioration esthétique » mais bien à l'association :

- d'un objectif esthétique d'harmonisation du secteur antérieur ;
- d'un objectif biologique : c'est la correction de la malposition mais aussi l'arrêt de son évolution avec la conception et la mise en place d'un dispositif de stabilisation indissociable de la correction ;
- d'un objectif fonctionnel avec l'amélioration du guide antérieur ;
- d'un objectif mécanique grâce à l'amélioration de la répartition des contraintes lors des fonctions.

Ce type de projet illustre complètement le principe de soins modernes, plus globaux et les moins invasifs possible.

Références

[1] Kokich V. Create the vision. Am J Orthod Dentofacial 2011 ; 140 : 751.

[2] Canal P, Delsol L, Wiechmann D. Orthodontie linguale. Elsevier Masson ; 2016. p. 288.

[3] Philippe J. L'orthodontie de l'adulte. Éditions SID ; 1989. p. 198.

[4] Muller C, Canal P. Particularités du traitement orthodontique du patient de plus de cinquante ans. Rev Orthop Dento Faciale 2020 ; 54 : 73–84.

[5] Kohaut JC. Fonction, dysfonction et usure : vers une contention active ? L'orthodontiste 2020 ; 9 : 28–31.

[6] Delsol L, Orti V, Chouvin M, Canal P. Canines et incisives maxillaires incluses : diagnostic et thérapeutique. EMC - Odontologie 2006 [Article 23-492-A-11].

FICHE 41
Senior et chirurgie orthognatique

Traiter des malocclusions même sévères chez le patient âgé est tout à fait envisageable à condition de ne plus compter sur la croissance pour participer à la correction. Des protocoles associant un temps orthodontique et une chirurgie des maxillaires peuvent donc être indiqués chez les seniors. Cette proposition n'est pas récente [1]. Le cas présenté sur la figure 41.1 a été opéré par le docteur J.-F. Tulasne dans les années 1980.

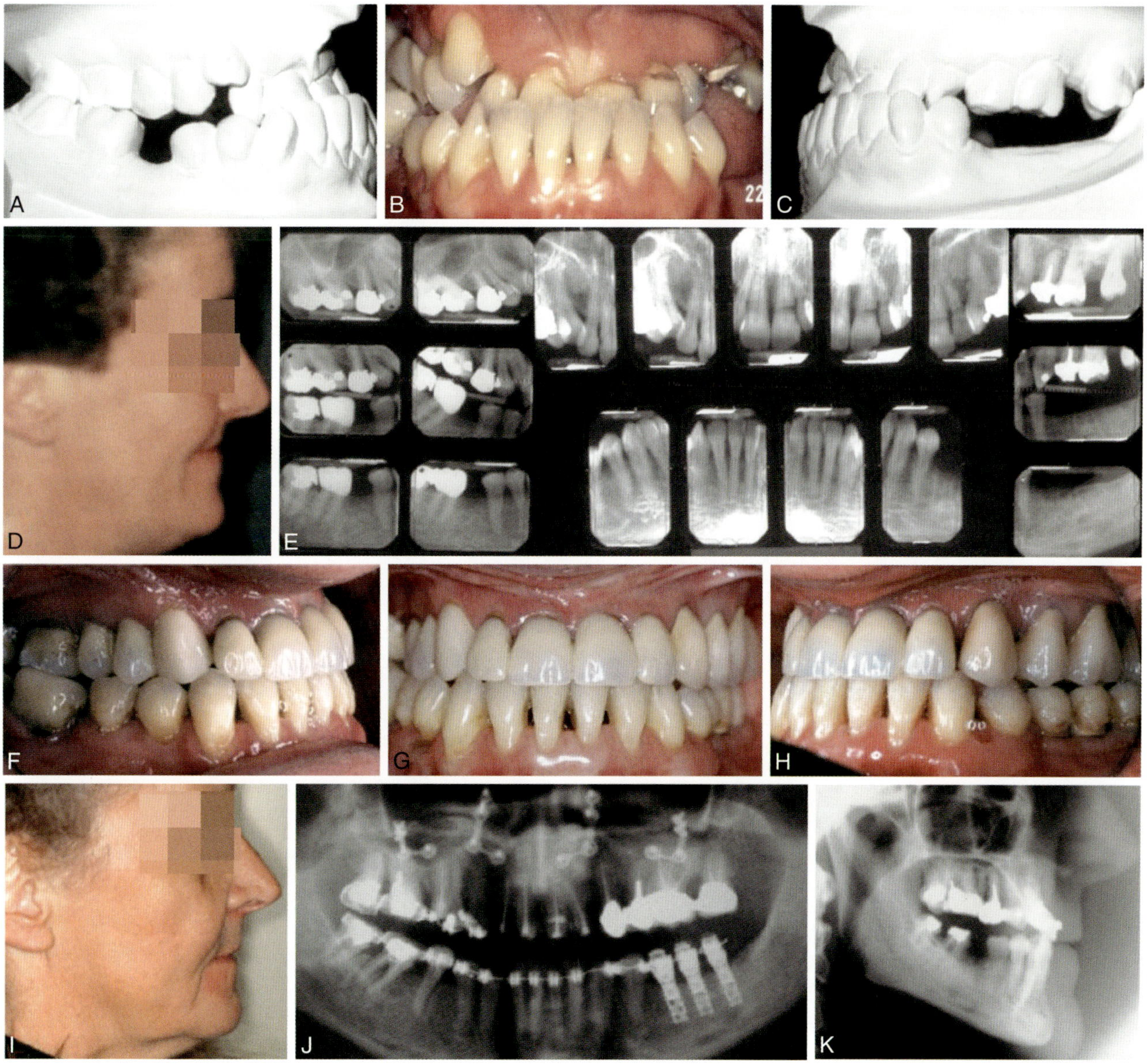

Figure 41.1

Collaboration orthochirurgicale exemplaire.

Cette patiente de 60 ans (les premières photos exobuccales ont été prises alors que la patiente avait 45 ans) présente une classe III sévère, une endognathie maxillaire majeure, une très forte palato-version des incisives maxillaires. Avec absence de 16, 24, 27, 38, 37, 36, 35 et 46. Elle présente des récessions gingivales et une mobilité des incisives maxillaires très marquée. Cette patiente a été traitée en thérapeutique vestibulaire, une chirurgie réalisée en deux temps par le Dr J.-F. Tulasne, une disjonction du maxillaire puis dans un deuxième temps une très importante avancée du maxillaire. La patiente a encore en bouche des prothèses provisoires du côté droit. Le temps global de traitement (parodontie, deux chirurgies, pose de trois implants, bridge provisoire réalisé en cours de traitement au niveau des quatre incisives !) a été supérieur à trois ans (cas traité par le Pr P. Canal et coll.).

Aujourd'hui, le matériel orthodontique collé sur les faces linguales n'interfère pas avec cette option de traitement. Au contraire, pouvoir niveler les arcades dentaires grâce à un set up de début de traitement qui permet de simuler la congruence des arcades dentaires est un avantage sur la précision du résultat occlusal. Cet avantage se révélera d'autant plus important que les arcades présentent de nombreuses restaurations prothétiques. Les figures 41.2 à 41.6 présentent deux protocoles orthochirurgicaux d'avancée mandibulaire. Les patientes sont âgées de 70 ans et 60 ans au moment de l'acte chirurgical. Leur point commun : elles regrettent toutes les deux d'avoir tant attendu avant de se lancer !

La patiente des figures 41.2 et 41.3 est médecin. Elle connaît déjà l'existence de ces protocoles mais ce n'est qu'à 68 ans qu'elle se décide à franchir le pas d'un cabinet d'orthodontie. Après un nivellement orthodontique des arcades dentaires en classe II 2 dentaire, sa classe II squelettique est opérée à l'âge de 70 ans (allongement mandibulaire, Dr D. Deffrennes).

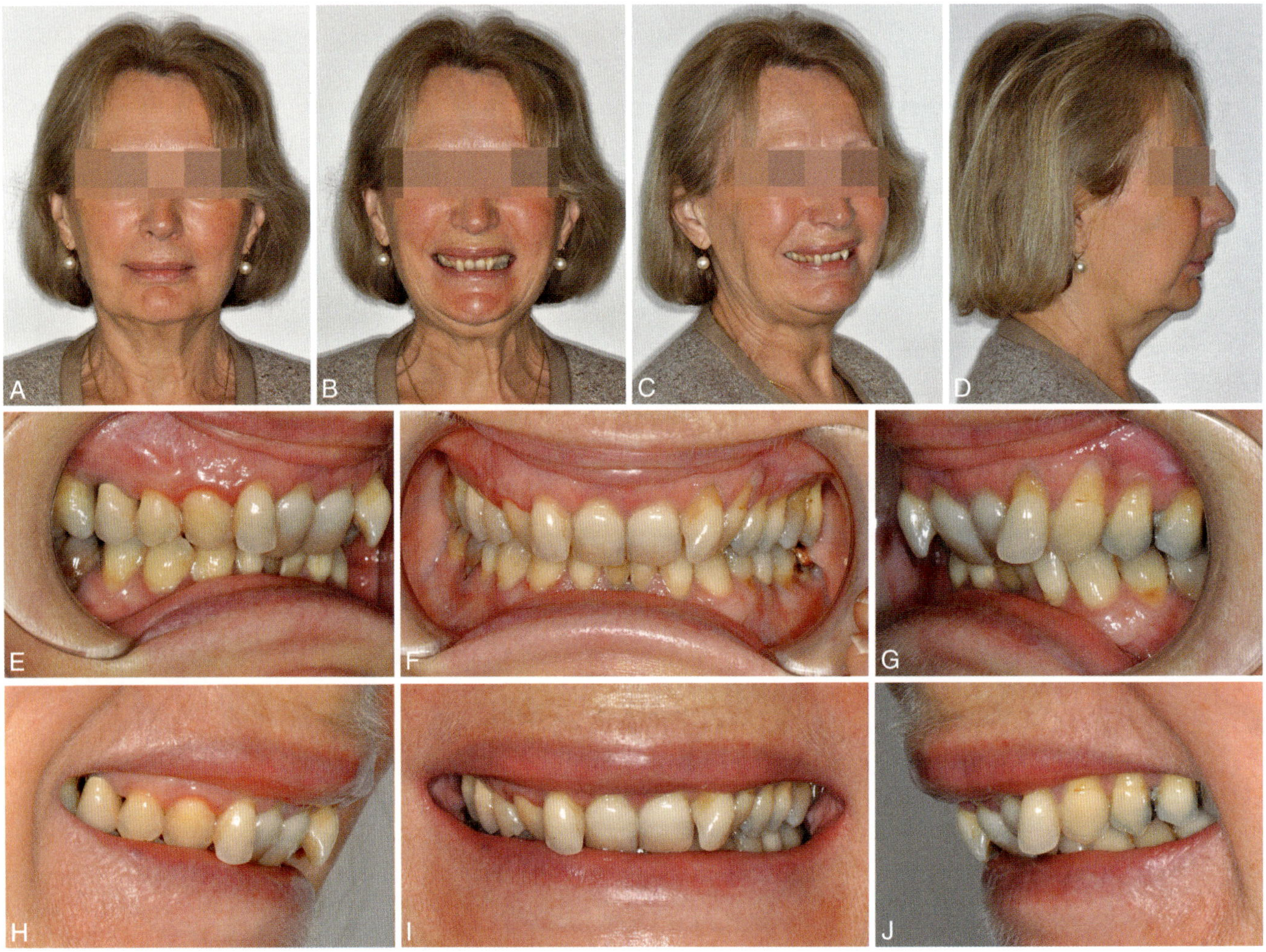

Figure 41.2

Cette patiente âgée de 68 ans présente une classe II 2 et s'est fait opérer à 70 ans.
Ces vues intrabuccales sont celles avant la prise en charge parodontale par le Dr D. Nisand. Elles montrent le handicap esthétique de l'ectopie des incisives latérales évolutive dans les cas de classe II 2 sur les vues du visage **B** et **C** mais aussi lors du sourire **H**, **I** et **J**.

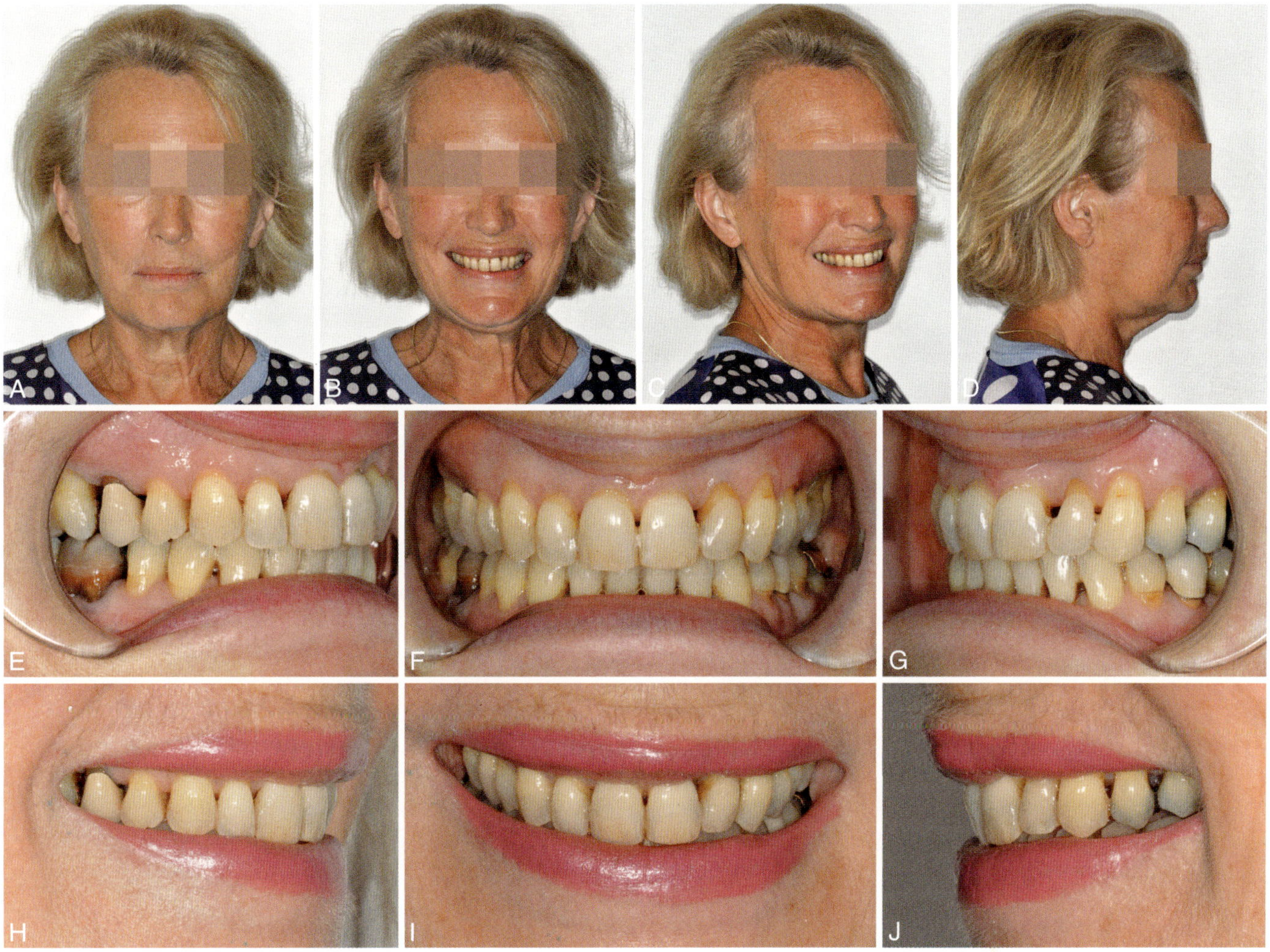

Figure 41.3

Vues à l'issue du projet thérapeutique.
A, **B**, **C**, **D** montrent le bénéfice à l'échelle du visage, **E**, **F**, **G** les rapport interarcades, **I**, **J**, **K** le bénéfice à l'échelle du sourire.

Ses photos avant et après montrent un bénéfice esthétique qui la ravit. Elle demande que sa situation soit partagée : « Servez-vous de mon cas ! On m'a découragé toute ma vie de me faire traiter et je le regrette. ».

Le second cas présenté (figures 41.4 à 41.6) est une patiente âgée de 58 ans. Elle consulte car « elle a du mal à mâcher et aujourd'hui elle a des problèmes de digestion ». Par ailleurs, elle « a toujours eu les dents mal plantées ». Elle souhaite une amélioration globale de sa situation. Elle présente une classe II squelettique sévère avec des édentements anciens non compensés de 45, 34 et 46 est condamnée. Après un temps de préparation initial, le nivellement orthodontique des deux arcades — qui a conservé 46 le plus longtemps possible afin d'éviter les irritations linguales en regard d'un site doublement édenté —, une ostéotomie sagittale d'avancée

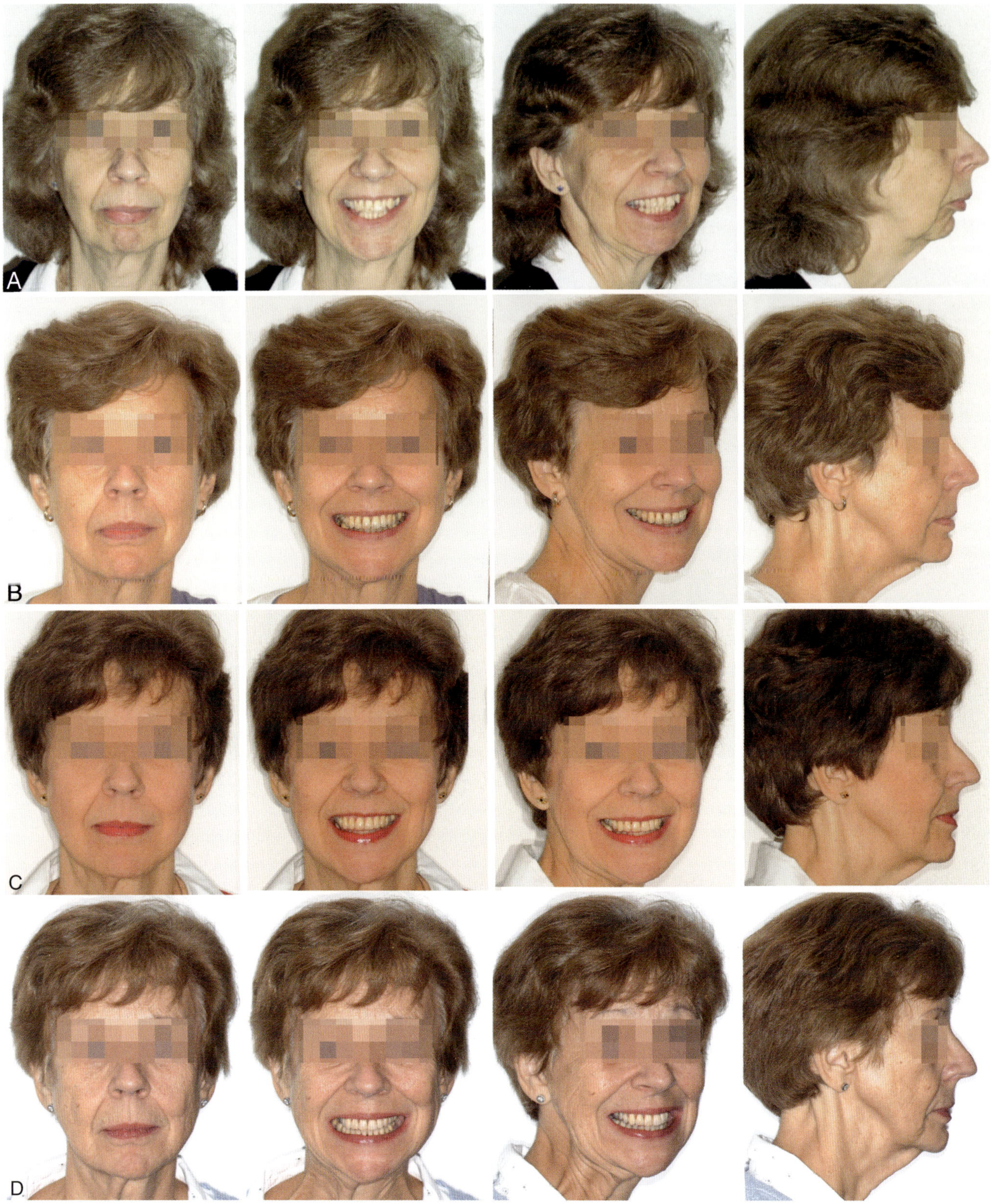

Figure 41.4

Évolution du visage de la patiente en quatre temps.

A. La patiente décrit un complexe esthétique qui l'a handicapée durant sa vie professionnelle. Elle souhaite une prise en charge globale de sa situation. Les vues **B** montrent la fin de la prise en charge orthodontique. **C** et **D** sont des prises de vues lors de ses visites de maintenance. On a le plaisir de suivre la transformation de la patiente âgée de 70 ans sur les vues **D**.

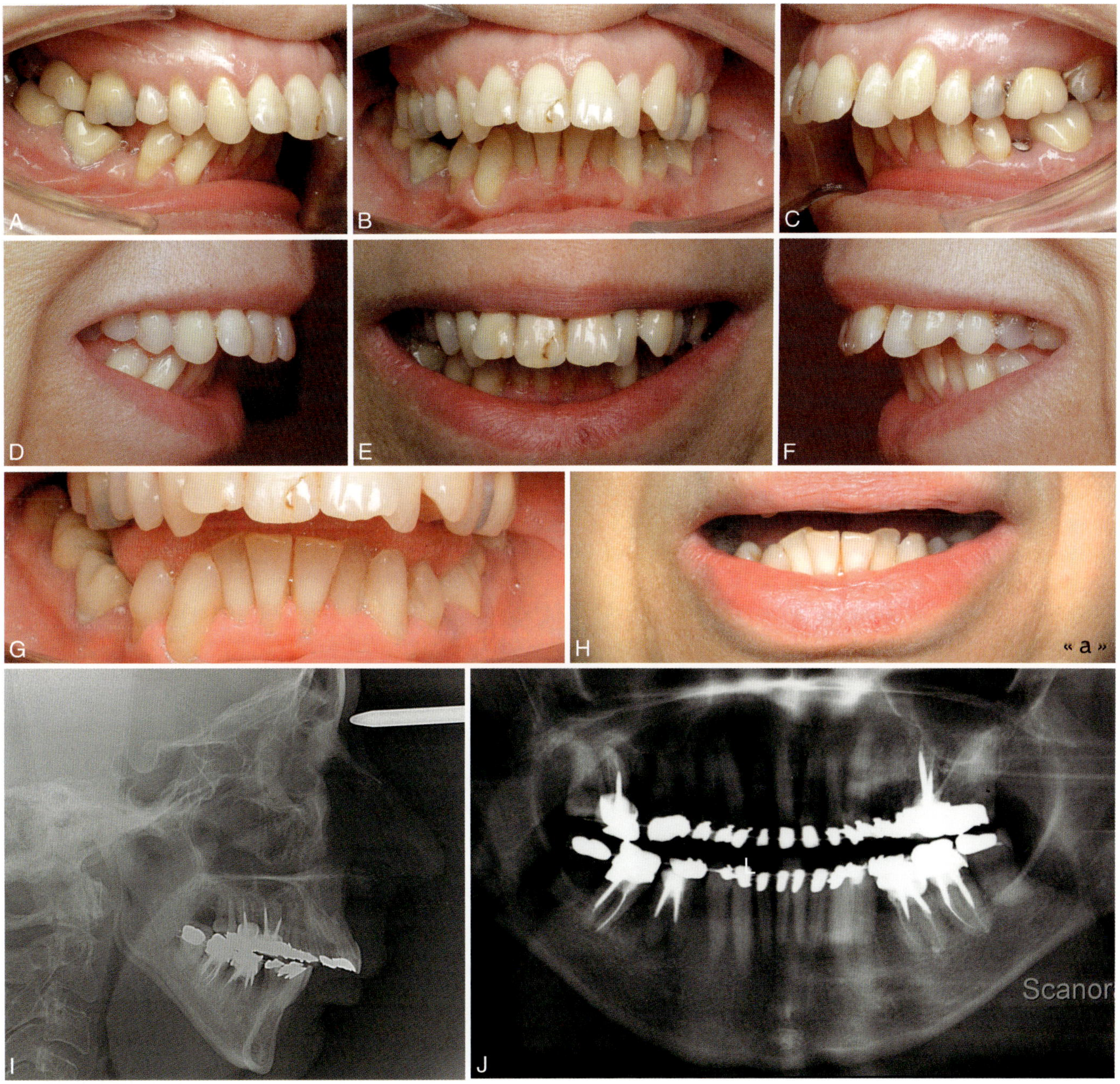

Figure 41.5

Cette figure présente les documents initiaux de la patiente.
A, **B**, **C** montrent le bilan dentaire incomplet, la classe II sévère. Le surplomb est visible lors du sourire **D**, **E**, **F**. Les vues intrabuccales bouche ouverte **G** et **H** lors de la prononciation du son « A » sont les prises de vues pour documenter l'égression du secteur incisif mandibulaire du senior en classe II.

mandibulaire ainsi qu'une génioplastie ont été réalisées par le Dr D. Deffrennes. La figure 41.4 montre le bénéfice esthétique sur le visage de la patiente de face et de profil et sa transformation au fur et à mesure des visites post-traitement. La figure 41.5 montre la normalisation de l'occlusion. Les téléradiographies avant et après la chirurgie montrent l'amplitude de l'avancée chirurgicale. Ce projet a nécessité 36 mois. Cette durée s'avère toute relative face au pronostic à 20 ans de la santé bucco-dentaire de cette patiente sans ces soins [2].

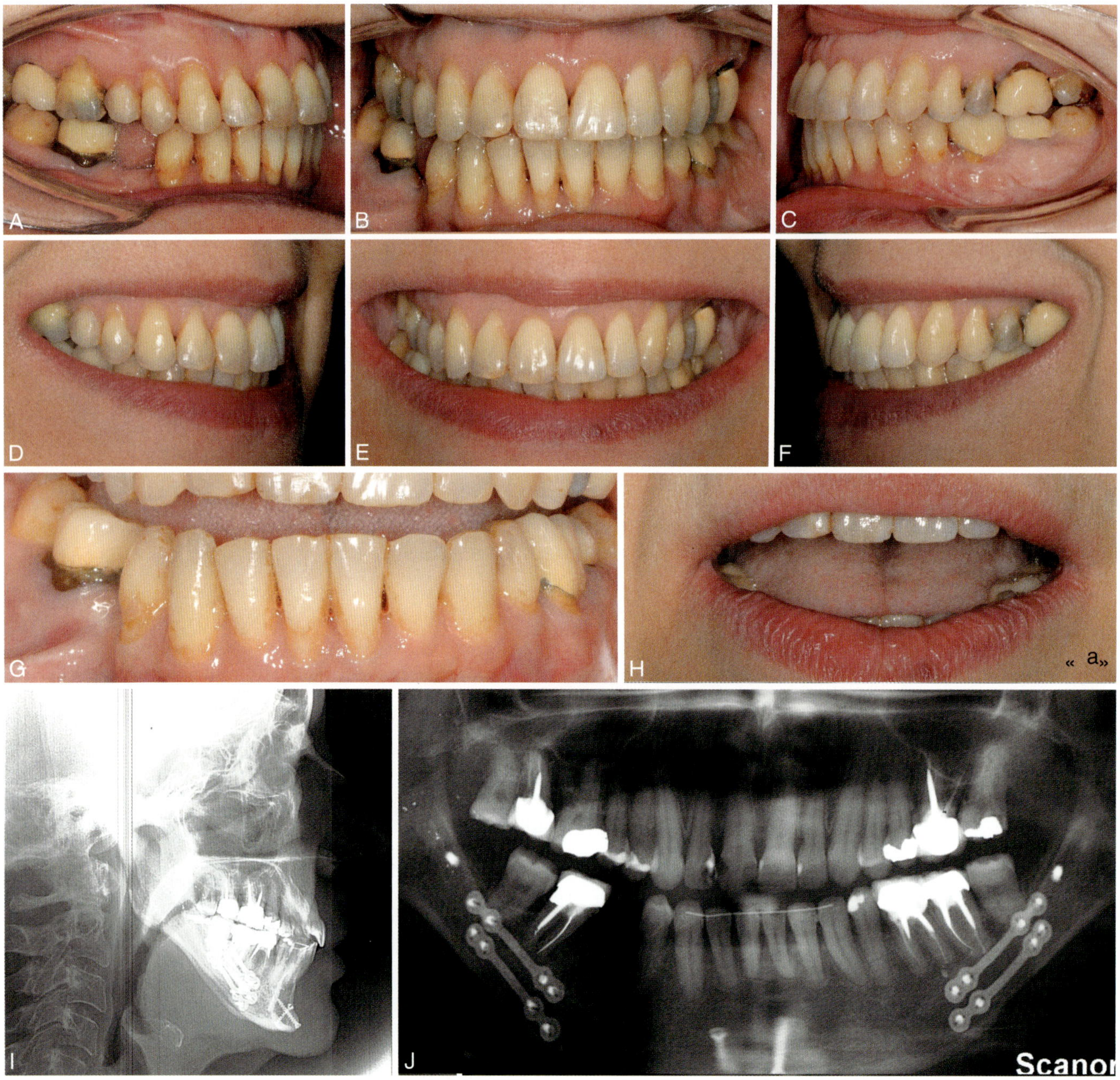

Figure 41.6

Cette figure présente les documents à la fin du temps orthodontique.
Le nivellement orthodontique des deux arcades, une ostéotomie sagittale d'avancée mandibulaire ainsi qu'une génioplastie ont été réalisées par le Dr D Deffrennes. La normalisation de l'occlusion est le deuxième objectif (bénéfice fonctionnel).

Références

[1] Canal P, Goudot P. Dysmorphies maxillo-mandibulaires – Traitement ortho-chirurgical. Elsevier Masson 2012 ; p. 224.

[2] Canal P, Delsol L, Wiechmann D. Orthodontie linguale. Elsevier Masson ; 2016. p. 288.

Chapitre 10

Contention

PLAN DU CHAPITRE

FICHE 42 Contention : généralités

Plus encore que chez l'adolescent, la phase active de traitement doit s'enchaîner avec une phase de maintien du résultat pendant la période de réorganisation tissulaire (cicatrisation des tissus durs et tissus mous), de retour à la fonction mais aussi la prévention du vieillissement et son cortège de modifications physiologiques [1]. La contention de la correction orthodontique est un soin spécifique individualisé pour chaque patient et fait l'objet d'un devis avec identification du risque, indication et mise en place de moyens appropriés, contrôle de leur efficacité, de leur intégrité, et leur réparation mais aussi surveillance de la santé bucco-dentaire en collaboration avec le dentiste. Tout cela vient contredire l'adage « il faut savoir dire au revoir à ses patients ». Le cabinet qui traitera les seniors doit en effet s'organiser pour cette activité, l'intégrer comme des actes à part entière tordant le cou à l'idée que « les contentions embolisent le planning des cabinets d'orthodontie ». En d'autres termes une contention à réajuster ne doit pas désorganiser le cabinet. Encore plus que chez l'adolescent, la prise en charge du senior comprend deux temps : la phase active et celle de la maintenance. Cette dernière sera sans durée fixe, périodique et renouvelable en cohérence avec le peu de connaissance que nous avons sur la durée du remaniement tissulaire des fibres desmodontales, gingivales ou même de la fibro-muqueuse palatine consécutif au déplacement dentaire [2].

Les actes de la contention du senior n'échappent pas à certaines spécificités. Le cas présenté sur les figures 42.1 et 42.2 en est un exemple. En effet, façonner ce fil de contention mandibulaire (figure 42.2I) en méthode directe et le coller sur des incisives d'épaisseur vestibulo-linguale différentes est une problématique spécifique de la contention des dents usées (voir Fiche 44).

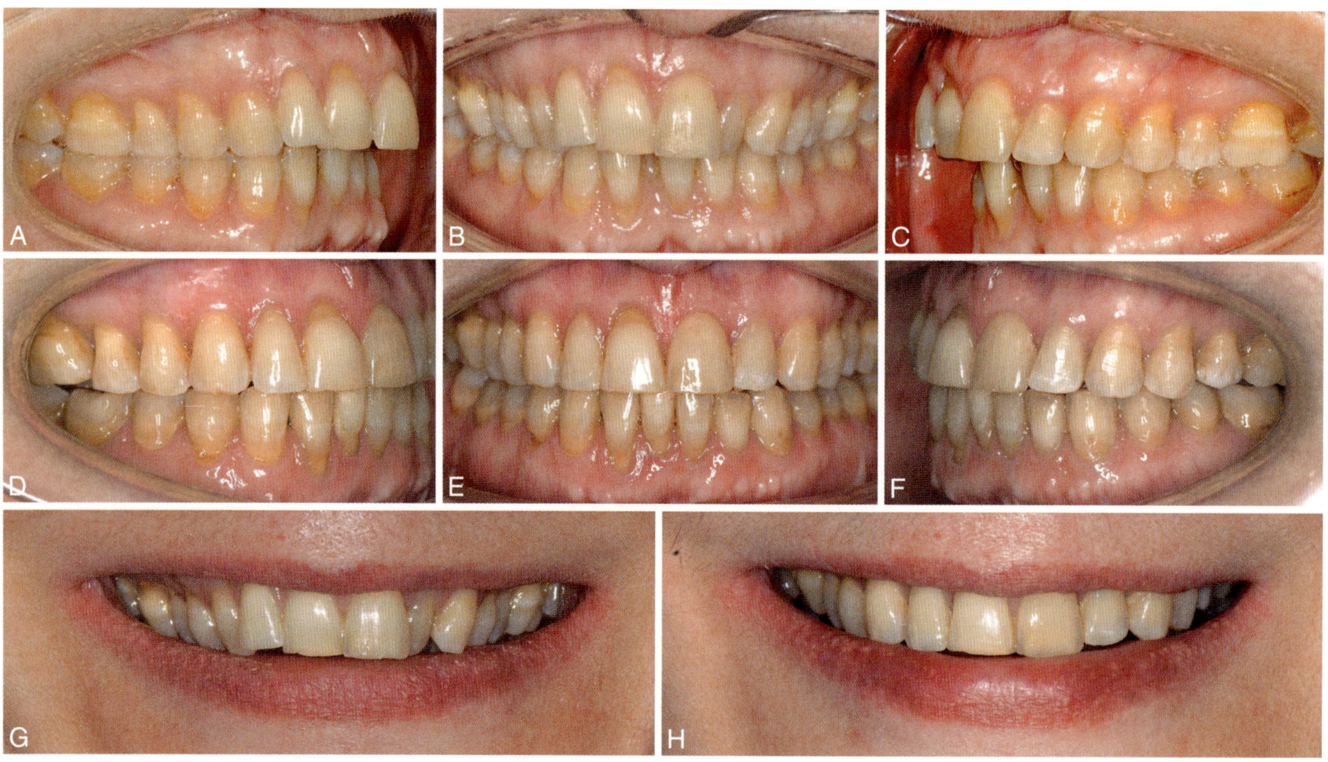

Figure 42.1

Avant et après la correction d'une classe II squelettique.

Les vues **A**, **B**, **C** présentent une patiente âgée 59 ans en classe II sévère. Les vues **D**, **E**, **F** montrent la correction de la malocclusion grâce à un allongement mandibulaire chirurgical (Dr D. Deffrennes). La vue de face (**E**) de fin de traitement montre la décompensation transversale de la classe II dont il a été question Fiche 29. Les vues **G** et **H** montrent le bénéfice sur le sourire. Cette figure ne montre rien de spécifique au senior.

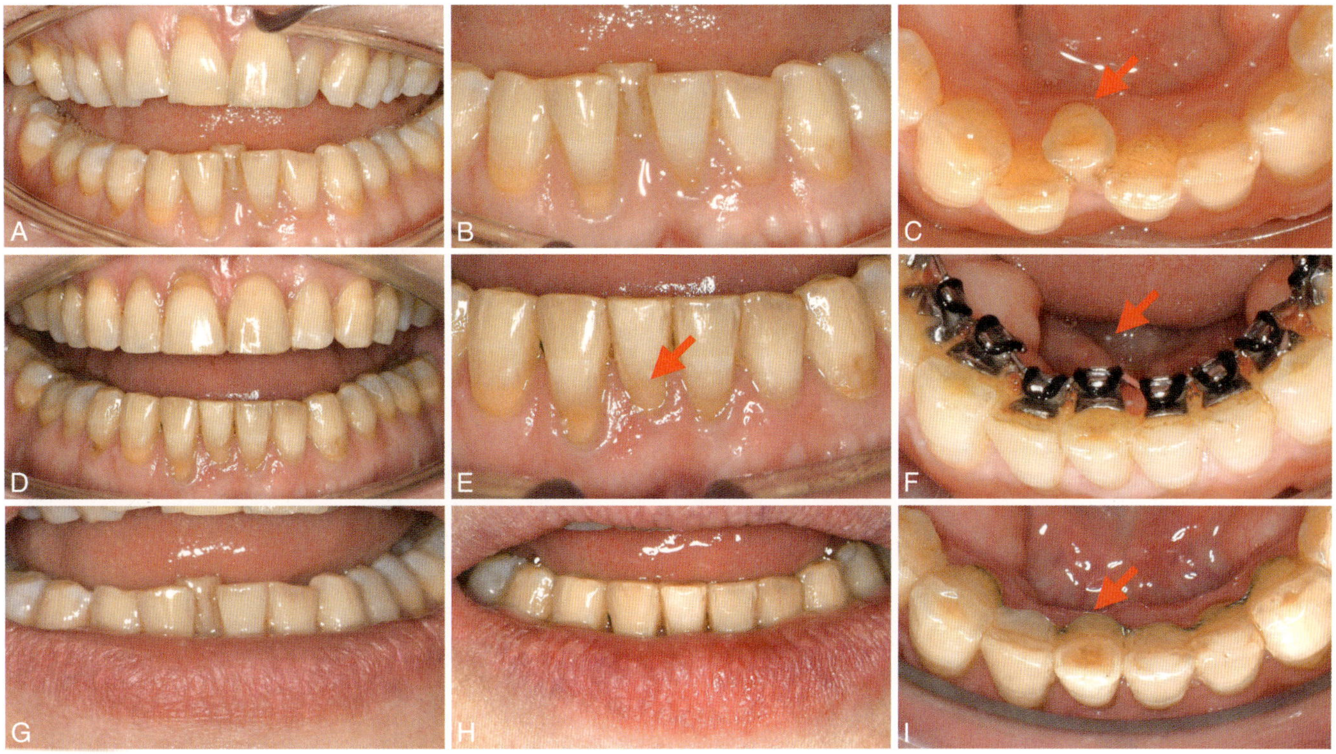

Figure 42.2

Focus sur le secteur incisivo-canin mandibulaire.
L'ectopie de 41 est visible en **B**. C'est la typologie triangulaire des couronnes cliniques de ces incisives mandibulaires qui plaide pour la mise en place de 41 grâce à du stripping (voir Fiche 18). En **C**, nous observons que l'usure plus sévère sur cette dent se traduit par une épaisseur vestibulo-linguale plus importante que les trois autres incisives. La vue **D** montre l'alignement des bords libres des quatre incisives. La flèche rouge sur la vue **E** montre la jonction amélo-cémentaire égressée. Les attaches linguales sont en place sur la vue **F**, l'arc orthodontique individualisé qui compense ces différences d'épaisseur afin d'obtenir un alignement des faces vestibulaires. La flèche rouge sur la vue **I** montre le premier ordre aussi nécessaire sur le fil de contention qui passe au niveau du cingulum.

Le saviez-vous ?

J.-P. Attal

En matière de contention, force est de constater que le clinicien navigue à vue. En effet, des points comme le choix du fil ou la durée de la cicatrisation des tissus mous ne font l'objet d'aucune « preuve scientifique » ni même de consensus entre experts. Cela dit, en matière de collage c'est différent et il existe des moyens d'améliorer ses performances (la qualité de l'assemblage collé) grâce aux évolutions technologiques qui elles sont sous-tendues par des études scientifiques. Le choix de l'adhésif peut changer la donne sur le long terme. L'apparition, il y a une dizaine d'années, des adhésifs universels en dentisterie restauratrice offre des perspectives en orthodontie très intéressantes.

Ces adhésifs présentent trois caractéristiques [4, 5] :

- ils sont multimodes, en étant en même temps des adhésifs MR (mordançage-rinçage) ou SAM (système auto-mordançant). C'est-à-dire qu'ils supportent un mordançage ou l'absence mordançage de l'émail : dans les deux cas le collage est efficace, même si nous préférons le mordançage préalable. Notons que si, par erreur, ce dernier est réalisé sur une surface plus petite que celle du bracket ou du plot de composite, l'adhésif acide permettra un collage suffisant du bracket ou du plot sans risque de déminéralisation périphérique ;
- au moment de leur application, ils sont hydrophiles pour optimiser leurs interactions avec la dent et après leur prise ils retrouvent un caractère hydrophobe favorable pour limiter le vieillissement hydrique ;

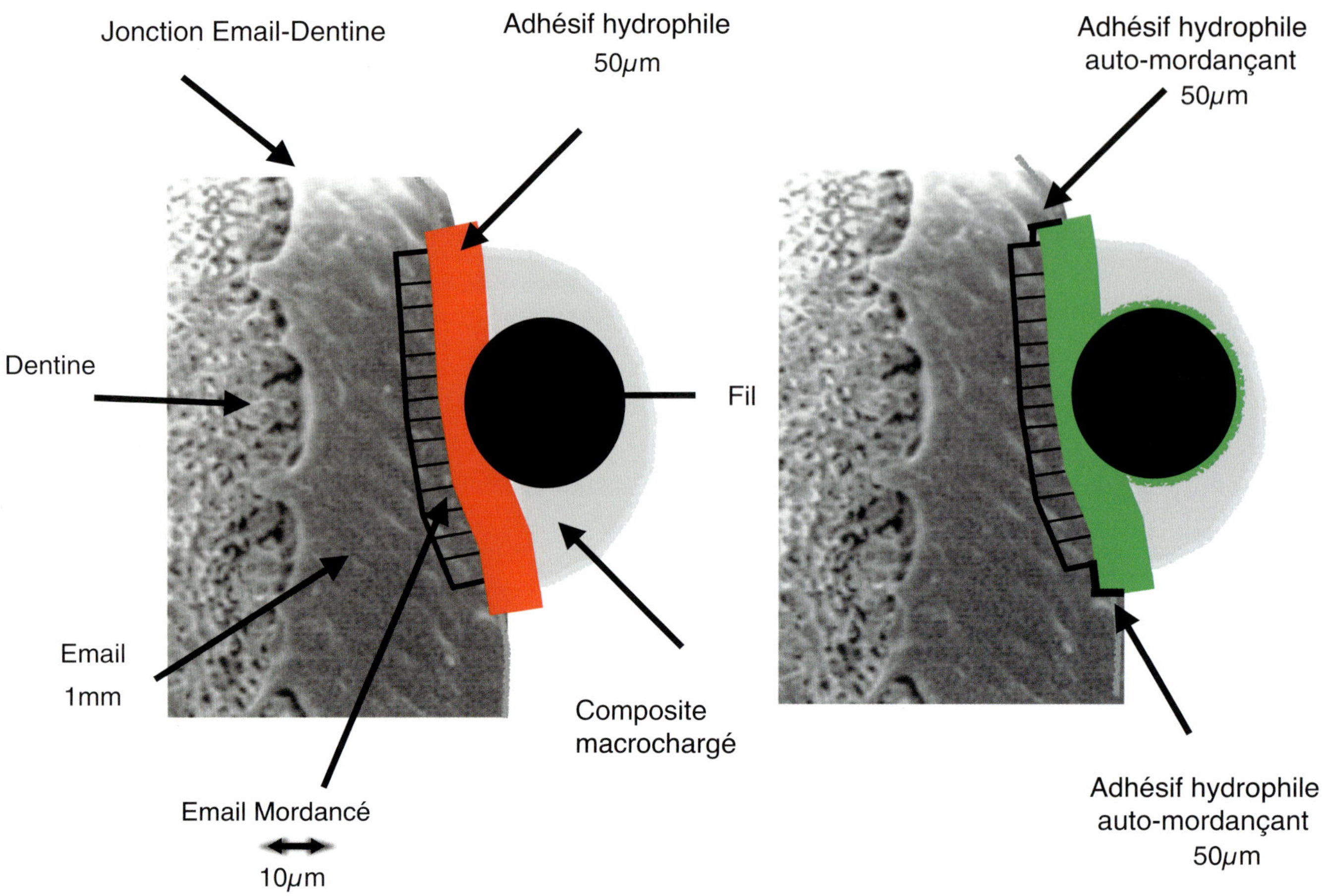

Figure 42.3

À gauche, une illustration de l'interphase collée à l'émail mordancé par l'intermédiaire d'un adhésif mordançage-rinçage hydrophile dans le cas d'un fil métallique de contention (section ronde) noyé dans un composite. Il n'y a pas de liaison entre le fil et l'adhésif, ni même entre le fil et le composite. Des effets parasites sont à redouter (syndrome du fil [3]) sur la contention. À droite, l'adhésif universel (en vert) a l'avantage, en plus de devenir hydrophobe après polymérisation, de présenter une adhésion au fil en acier, ce qui évitera les effets parasites.

- enfin et surtout, ils ont une capacité d'adhérence aux métaux non précieux grâce à la présence de la molécule 10-MDP : méthacryl oxydécyl dihydrogène phosphate. Ce qui prend tout son sens dans le cas de la contention avec un fil collé métallique, le plus souvent en acier. En effet, le fil de contention ne doit pas bouger au sein du plot de composite qui le positionne sur la dent. La liaison adhésive sur le composite via l'adhésif universel permet d'éviter cet effet parasite. L'idée est donc d'enduire d'adhésif universel le fil acier, d'éliminer le solvant par un jet d'air et d'appliquer le plot de composite avant de photopolymériser.

La figure 42.3 illustre le bénéfice de l'utilisation d'un adhésif hydrophile automordançant pour coller un fil de contention.

Références

[1] Philippe J. La récidive et la contention post-orthodontiques: Éditions SID ; 2000. 156p.

[2] Chouvin M, Pallot C, Alouini O, Roussarie F. La contention en orthodontie linguale. In : Orthodontie linguale. Canal P, et al. Elsevier Masson ; 2016. p. 245–56.

[3] Roussarie F, Douady G. Effets indésirables des fils de contention collés : le « syndrome du fil ». 1re partie. Rev Orthop Dentofaciale 2015 ; 49 : 411–26.

[4] Cadenaro M, Josic U, Maravić T, Mazzitelli C, Marchesi G, Mancuso E, et al. Progress in Dental Adhesive Materials. J Dent Res 2023 ; 102(3) : 254–62.

[5] Essayagh Tourot J, Dantagnan CA, Francois P, Dursun E, Attal JP. In vitro study evaluating the shear bond strength of metal brackets to lithium disilicate ceramic support using a universal adhesive. Orthod Fr 2022 ; 93(2) : 101–9.

FICHE 43
Sous-traiter la contention : une fausse bonne idée…

Cette idée nous vient de Hawley (1919) : « *Si quelqu'un veut s'occuper de mes cas quand je les termine et prendre la responsabilité de ce qui suit, je serais heureux de lui donner la moitié de mes honoraires.* » Force est de constater que nous sommes restés ancrés sur ce dogme — sans doute parce que c'est confortable — sans réaliser que la donne a complètement changé depuis cent ans. En 1919, le seul outil de contention disponible était la plaque de Hawley un appareil amovible, conçue pour les enfants, en résine avec des crochets d'Adams. Or, la plaque de Hawley n'est pas un bon moyen de contention des unités dentaires. Si Hawley avait eu les outils dont nous disposons aujourd'hui grâce au thermoformage et aux collages, il est peu probable qu'il aurait toujours été partant pour « donner la moitié de ses honoraires ».

Cette idée dogmatique a perduré jusqu'au début des années 1990. Le confort était alors de sous-traiter la contention des patients adultes au dentiste qui réaliserait une attelle coulée collée (et plus récemment une attelle fibrée). Force est de constater qu'avec le temps la confusion entre l'outil de contention (l'attelle) et la phase de contention (la maintenance) s'est installée et les patients adultes ont quitté les cabinets d'orthodontie : « Il faut savoir dire au revoir à ses patients »… Dans les années 2000 à 2010, beaucoup de patients sont revenus dans les cabinets d'orthodontie à la suite de décollements de contention (coulée collée, par exemple : figure 43.1) et de l'impossibilité pour le dentiste de gérer les mouvements dentaires qui s'en sont suivis. La vision que nous souhaitons partager ici est que l'échec du collage de ces attelles n'est **pas de notre responsabilité** mais qu'en revanche c'est bien **notre problème** car gérer les mouvements dentaires est **notre métier** ! Un cas clinique est présenté figure 43.2.

L'orthodontiste doit garder le contrôle de la maintenance : identifier le risque, l'indiquer et mettre en place les moyens appropriés, le contrôle de leur efficacité (intégrité) et éventuellement leur réparation [1]. Le maintien du résultat pendant la réorganisation tissulaire et la prévention du vieillissement relève de notre mission et nous devons nous organiser pour cette activité : le suivi à long terme de la contention des adultes en particulier des seniors est un acte à part entière qui fait partie de notre mission de soins [2]. Sous-traiter la contention c'est émietter les compétences. Si nous déléguons ce n'est que, ponctuellement, la réalisation de l'élément collé confiée dans certains cas à un spécialiste (du **collage** et pas de la contention).

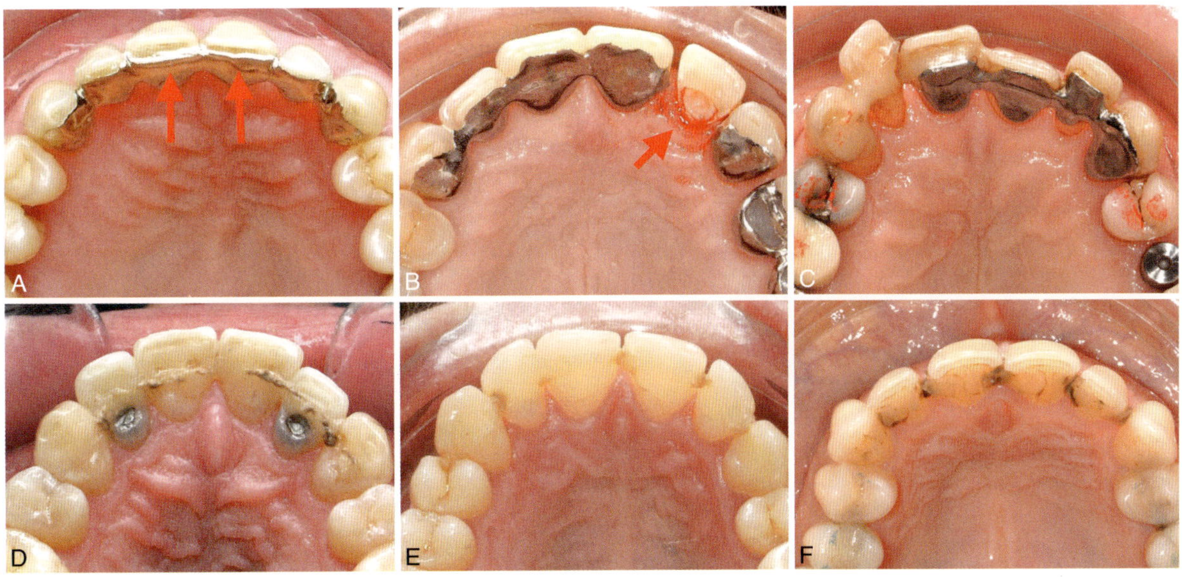

Figure 43.1

Motif de consultation : défaut de suivi de la contention

A, **B**, **C** présentent trois attelles coulées collées et **D**, **E**, **F** trois fibres. **A.** 11 et 21 sont décollées de l'attelle et ont migré en vestibulaire. **B.** 22 s'est décollée de l'attelle, des espaces sont apparus mais n'ont pas inquiété la patiente. La prise de vue du jour de la section de l'attelle met en évidence une infiltration avec une carie cingulaire importante. **C.** Exemple d'une attelle coulée collée cassée entre 11 et 12 qui a été consolidé par une fibre. **D.** Exposition buccale de la fibre une année après la pose. **E.** Cas de pulsion linguale et d'ouverture d'espaces inter-incisifs. **F.** Cas d'une patiente sans visite de maintenance pendant 12 ans après la pose de la fibre.

Notre conseil à un ou une jeune orthodontiste : appropriez-vous cette notion de maintenance et organisez-vous dans les cabinets pour assumer cette mission. Par la force des choses, la contention sera un motif de première consultation de plus en plus fréquent. De plus en plus de patients sont et seront porteurs d'une contention de moyenne à longue durée avec impossibilité de retourner chez leurs praticiens qui n'exerceront plus. En tant que spécialistes, vous vous devez d'avoir une bonne connaissance et maîtrise des différents moyens et des différents protocoles de mise en œuvre tout comme de leur gestion et de leur réparation.

Cas clinique 15

La patiente, âgée de 60 ans, consulte le Dr X. Fleurenceau au sujet de l'ouverture du diastème médian. C'est en équipe (dentiste, parodontiste, orthodontiste) que la patiente va être prise en charge. Une thérapeutique parodontale est immédiatement mise en place (Dr D. Nisand) et un temps d'orthodontie programmé. Il a été court : appareil maxillaire lingual et huit rendez-vous. La particularité de ce cas a été finalement l'avant et l'après orthodontie. L'avant par la pose d'un fil de contention vestibulaire ; l'après par le choix d'une contention moins rigide que l'attelle avec possibilité de réparations (fil collé et colle interdentaire). La figure 43.2 résume le projet.

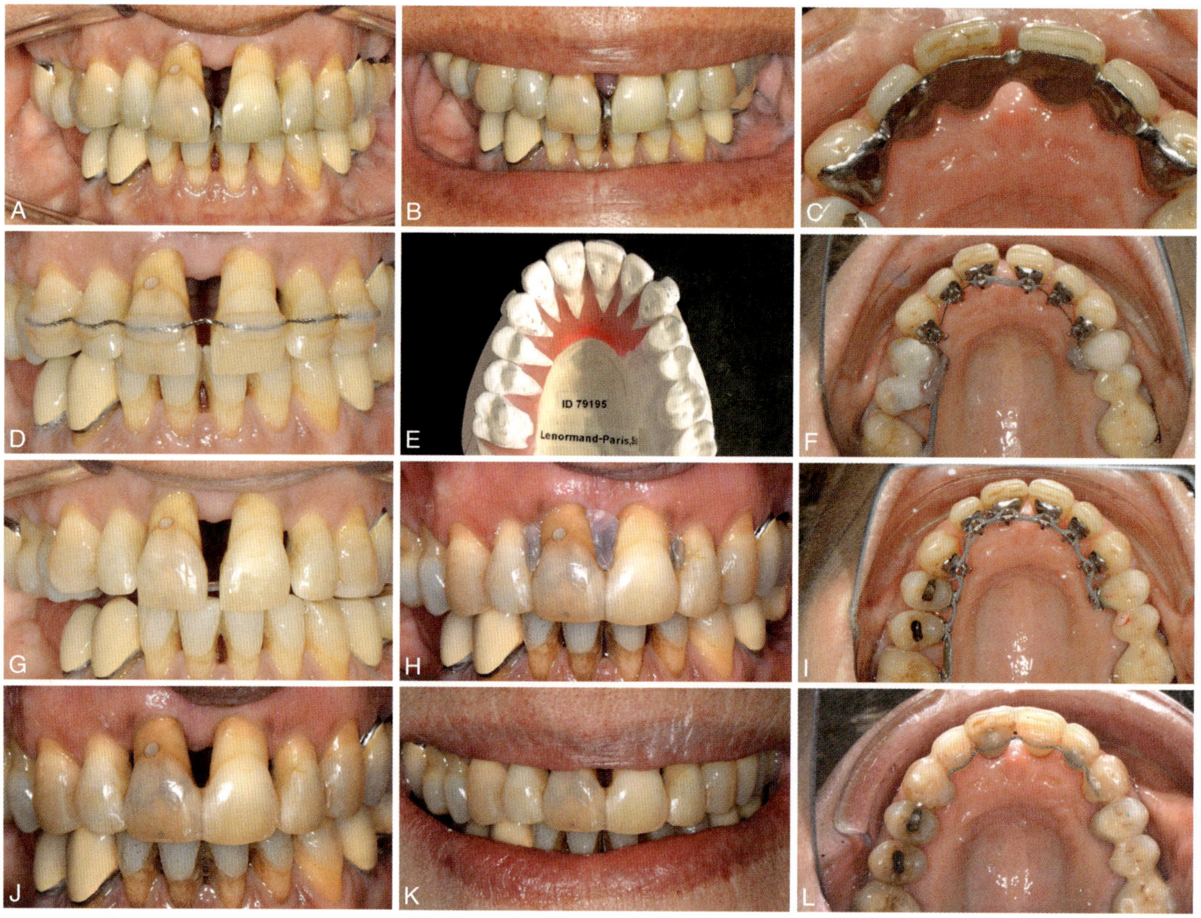

Figure 43.2

La maintenance chez cette patiente : une affaire de spécialistes.
A, B, C. Situation initiale. L'attelle coulée collée décollée sur 11 avec déplacement vestibulaire. La vue **D** montre le collage d'un fil collé vestibulaire (technique indirecte [3]) qui laisse disponible les faces palatines après dépose de l'attelle coulée et la possibilité d'empreinte pour la conception d'un appareil lingual (délai de laboratoire : cinq semaines). Un temps orthodontique en technique linguale (set up : **E** ; en place : **F**) rétablit la continuité de l'arcade maxillaire. La vue **H** montre le comblement des embrasures avec de la cire avant la prise d'empreinte, afin d'éviter le déchirement du matériau au retrait (une astuce utile dans la prise en charge des seniors avant les empreintes numériques). Vues **J, K, L.** La contention est assurée par un fil collé de canine à canine renforcée par des points de colle viscoélastique dans les espaces interdentaires. La maintenance en équipe peut débuter.

Références

[1] Chouvin M, Pallot C, Alouini O, Roussarie F. La contention en orthodontie linguale. In : Orthodontie linguale. Canal P, et al. Elsevier Masson ; 2016. p. 245–56.

[2] Muller Ch, Canal P. Particularités du traitement orthodontique du patient de plus de cinquante ans. Rev Orthopédie Dento-Faciale 2020 ; 54(1) : 73–84.

[3] Muller C, Hitmi L, Roussarie F, Attal J-P. Méthode simple et rapide de contention indirecte. Orthod Fr 2009 ; 80 : 233–8.

FICHE 44
En quoi le fil collé est-il différent de celui du junior ?

F. Roussarie

Le senior a un vécu dentaire chargé se traduisant a minima par des usures par érosion, abrasion ou attrition qui altèrent l'anatomie des dents (figure 44.1). Cette anatomie est aussi modifiée lorsqu'il porte des prothèses, qu'elles soient simples (figure 44.2) ou sur implant. Le fil est plus complexe à façonner pour rester au plus près de la dent. Cela implique une étape de laboratoire pour façonner le fil au cabinet ou externalisée et un collage en méthode indirecte classique [1] ou semi-indirecte [2] avec des *jig* de positionnement pour la hauteur. Il n'y a pas de consensus sur le choix du fil nous avons donc fait le choix de ne pas l'évoquer.

Dans le cas particulier d'un fil de contention collé à la fois sur unités dentaires et un implant, nous avons observé de nombreux décollements. Notre hypothèse est une différence de mobilité entre un élément totalement fixe (ankylose de l'implant) et la mobilité naturelle des dents voisines (différence qui augmente d'ailleurs avec l'affaiblissement parodontal). Il y a alors deux options : soit le fil est construit de part et d'autre de l'implant (deux fils ; figure 44.3) soit le fil passe le long de la surface de la restauration coronaire implanto-portée mais sans plot de colle. La solution sera choisie en fonction de la malocclusion de départ. Une

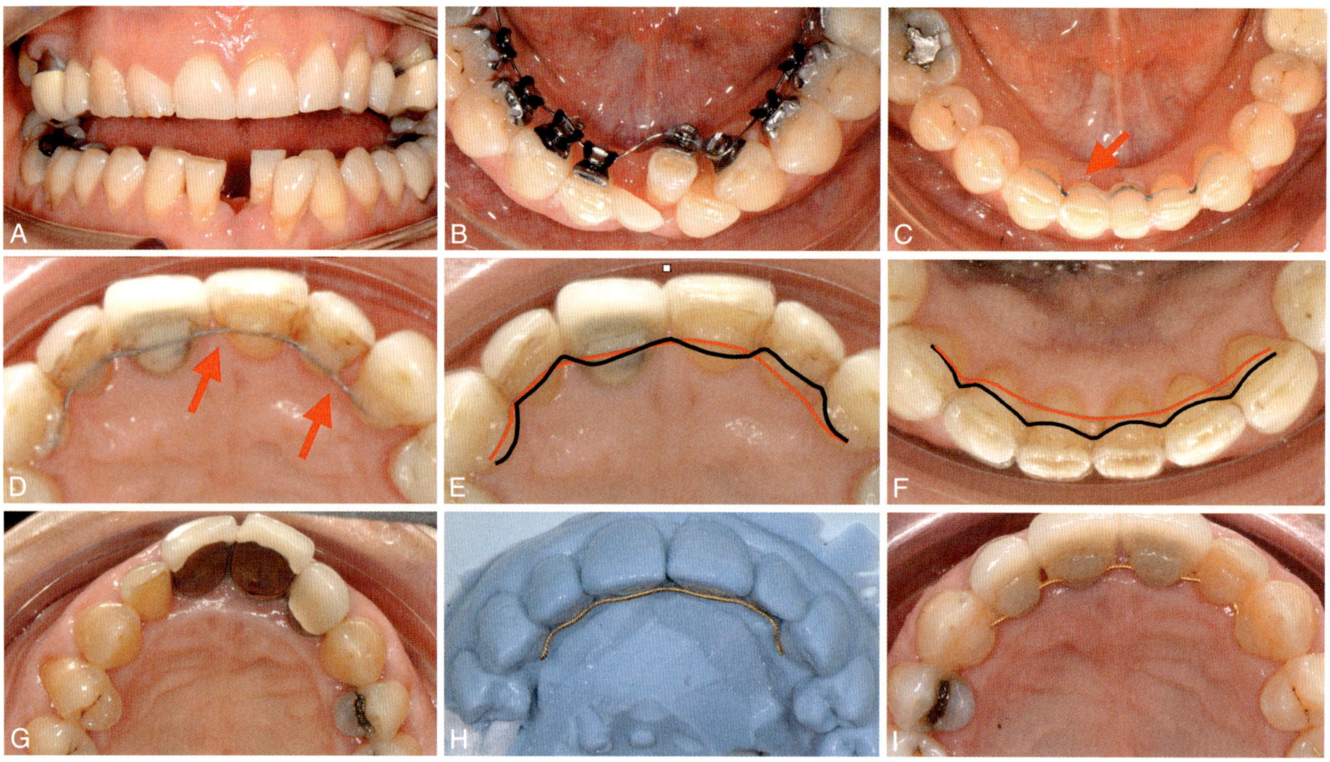

Figure 44.1

Comment gérer la fabrication des fils de contention avec la contrainte de l'anatomie dentaire altérée du senior ?

A, B. Patiente de 63 ans. Décision d'alignement des bords libres incisifs mandibulaire après extraction de 41 sur prescription parodontale. 31 a une hauteur de couronne anatomique diminuée par l'usure de son bord libre. Le cingulum est égressé d'où la présence d'un premier ordre en lingual (convexité) qui complique le profil du fil collé [3]. **C.** La fabrication a été externalisée dans un laboratoire extérieur. **D.** Patiente débaguée depuis 10 ans. Elle ne s'habitue pas à ce fil. Les flèches montrent les segments particulièrement irritants. Elle se plaint aussi de rétentions alimentaires. **E.** Superposition des vues cliniques de l'ancien et d'un second fil façonné en méthode indirecte. Il suit la forme des dents. En rouge l'ancien fil et en noir la version façonnée sur un modèle en méthode indirecte. **F.** Montage photographique de la superposition des vues cliniques mandibulaires. **G.** Patiente de 72 ans. Traitement des malpositions avant de refaire les prothèses. **H.** Les nouvelles couronnes sur 11 et 21 sont épaisses. Illustration de la forme contournée du fil, sur le modèle en silicone servant à former le fil en respectant bien les contours [1]. **I.** Fil collé en bouche.

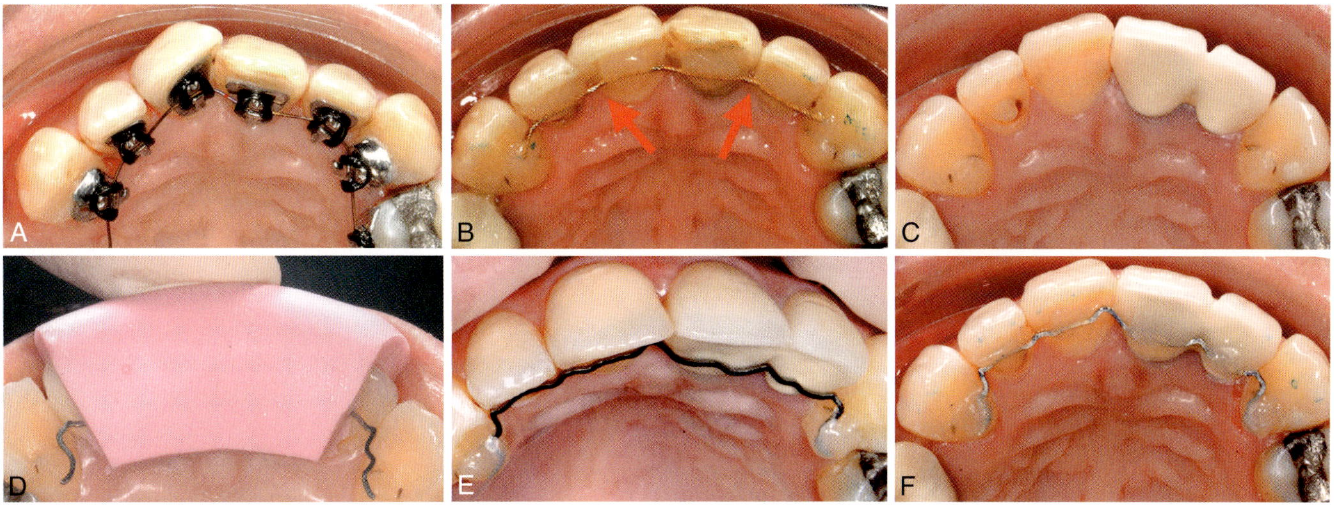

Figure 44.2

Comment intégrer les solutions modernes externalisées lors de la réfection d'un fil ancien ?

A. Patiente de 55 ans, l'encombrement est traité par multi-attaches. **B.** La contention de 13 à 23 est fabriquée en fil coaxial six brins de 0.0215" en technique indirecte en fin de traitement. **C.** 5 ans plus tard, le fil est déposé pour faire des couronnes sur 21 et 22. Nous décidons d'externaliser la conception du fil. Une empreinte optique est prise pour un fil Memotain® [4]. **D.** Essayage du *jig* en silicone et contrôle de l'adaptation du fil sur 13 et 23. **E.** Visualisation de la complexité de la forme du fil sur les prothèses. Les canines sont collées en premier puis le *jig* est retiré et l'adaptation encore une fois contrôlée. **F.** Les plots sont fabriqués en direct au fauteuil avec du composite chargé. Cette patiente a un parodonte sain.

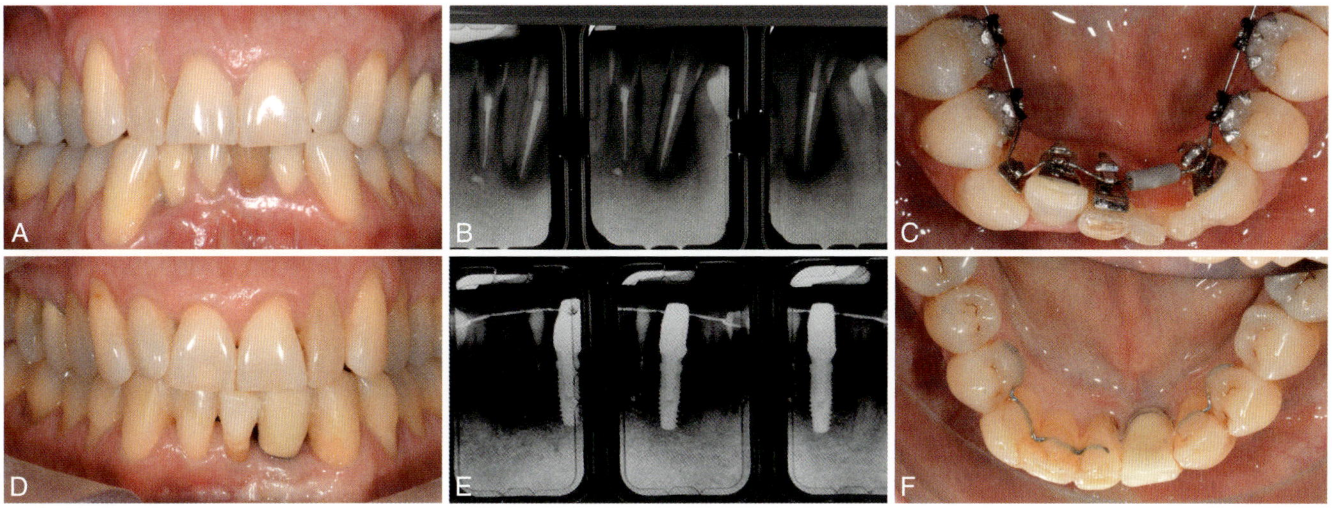

Figure 44.3

Comment gérer la contention fixe avec un implant ?

A. Patiente âgée de 58 ans, 32 et 31 doivent être extraites et l'alvéole comblée avant le traitement orthodontique qui intéresse uniquement l'arcade mandibulaire. **B.** Cliché rétroalvéolaire montrant l'atteinte osseuse terminale sur 32 et 31. **C.** Pose des attaches et mise en place de deux facettes collées en extension sur 41 et 33. **D, E, F.** L'implant est mis en place avant la fin du traitement orthodontique. La prothèse est placée juste après la dépose du matériel, les dents collatérales sont maintenues le temps de la réalisation prothétique avec du Brush Dip® et une gouttière, puis le fil est collé de part et d'autre de l'implant. Une gouttière nocturne « de sécurité » est mise en place (port dégressif).

gouttière nocturne sera confiée au patient si le fil est coupé de part et l'autre de l'implant. Quelle que soit la situation, nous déconseillons un plot de colle sur l'implant.

Références

[1] Muller C, Hitmi L, Roussarie F, Attal J-P. Méthode simple et rapide de contention indirecte 2009. Orthod Fr : 80 : 233–8.

[2] Roussarie F, Benkimoun F. Collage en vision directe d'une contention indirecte. L'Orthodontiste 2014 ; 3 : 14–8.

[3] Muller Ch. Orthodontie linguale après 50 ans : enjeux et perspectives. In : Orthodontie linguale. Canal P, et al. Elsevier Masson ; 2016. p. 219–43.

[4] Medio M, Martin C, Pourrat F. L'apport de la CFAO dans la réalisation des contentions orthodontiques collées. Rev Orthop Dento Faciale 2017 ; 51 : 309–17.

FICHE 45
Contention évolutive

F. Roussarie

En de traitement, il peut être indiqué de refaire une ou des couronnes prothétiques après la dépose des attaches et avant la pose du fil ; il faut prévoir une ou plusieurs gouttières le temps de la prothèse. Parfois, il faut déposer la couronne alors que le fil est en place, ce qui exige de maîtriser une technique de réparation rapide si le fil est récent. Si le fil est ancien, ça peut être l'occasion de le refaire (figure 45.1).

Gouttière « maison »

Il est indispensable de posséder une technique de fabrication de gouttière rapide au cabinet si l'on veut assurer une contention fiable au patient senior. Elles seront utilisées soit en contention pure soit en dispositif intermédiaire en attendant la contention fixée. Les gouttières sont indispensables **pour maintenir le sens transversal** (rôle de contention pure) quand une grande expansion qu'elle soit orthodontique ou chirurgicale a été réalisée. Chez le senior, l'espace nécessaire à l'alignement est obtenu par un repositionnement vestibulaire des couronnes et, latéralement, les fils ne seront d'aucun secours pour lutter contre la « récidive » des effets du vieillissement toujours actif. Si l'on repère une forte pression des lèvres et des joues, il faudra adjoindre une gouttière avec palais plus rigide.

Le rythme de port de ces gouttières dépend à la fois de l'évaluation du risque de récidive et de la personnalité plus ou moins anxieuse du patient. Leur caractère amovible permet un port dégressif avec le contrôle de la stabilité. Si la gouttière peine à être mise en place, il faut réaugmenter la durée de port. Ces gouttières sont aussi utiles chez le senior pour assurer **la transition entre la dépose des attaches** et **la réalisation de nouvelles prothèses**. Il faudra donc disposer d'une procédure simple et peu coûteuse au cabinet pour pouvoir les réaliser rapidement au fur et à mesure de l'avancement du projet prothétique. Provisoires, elles sont très fines (0,5 mm) pour pouvoir être portées en continu sauf pour les repas (figure 45.3) tant elles sont confortables.

Spring retainer

Les seniors portent parfois depuis des années un fil collé qui assure son rôle de maintien de l'alignement et de lutte contre le vieillissement. En revanche, ce fil peut générer des difficultés d'entretien car il favorise le dépôt de tartre. Ces patients sont parfois suivis par des parodontistes qui nous demandent de retirer ce fil. Nous savons qu'un encombrement va réapparaître sans fil. Quelles sont les solutions alternatives ?

La gouttière n'est pas idéale à très long terme car elle s'use et il faut la refaire, si elle est bien portée, entre tous les 6 mois et tous les 2 ans au maximum.

Le *spring retainer* est un dispositif amovible généralement construit de 34 à 44 en acier rond de gros diamètre (0.036") avec deux boudins de résine en lingual et en

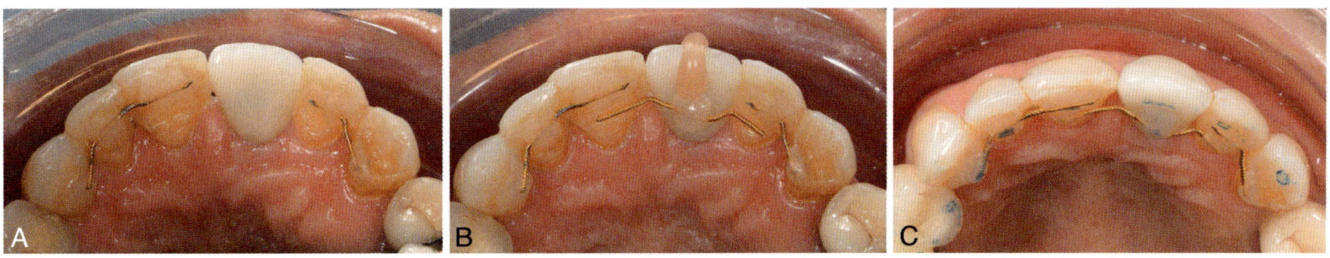

Figure 45.1

Comment gérer la pose d'une nouvelle couronne sans refaire le fil de contention ?

A. 2018, patiente de 55 ans, 3 ans après la fin du traitement orthodontique, le fil intact et peu uséa été coupé en mésial des plots sur 11 et 22 pour permettre le changement de couronne. Une gouttière provisoire a été fabriquée le jour même. **B.** Après la pose de la nouvelle couronne, il suffit de refaire un petit fil de 11 à 22 collé en méthode indirecte avec un plot de repositionnement central **C** (2) : 4 ans plus tard en 2022, le fil est toujours en place.

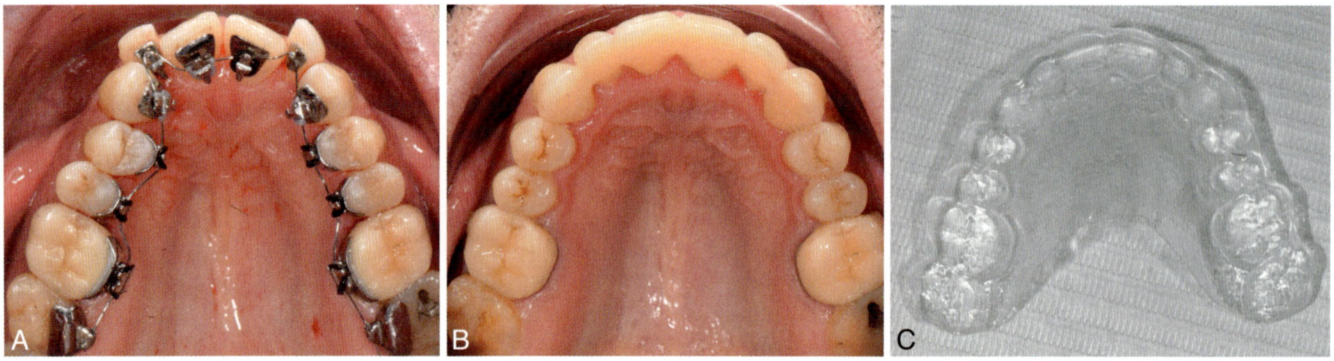

Figure 45.2

Comment maintenir le sens transversal des secteurs cuspidés ?
A. Déficit du sens transversal uniquement traité par les forces orthodontiques de l'appareil multi-attache. **B.** Fibre collée réalisée par le Dr V. Pornet. **C.** Gouttière de 1 mm d'épaisseur qui recouvre entièrement le palais [1]. Une épaisseur de 1 mm nous semble être idéale en alliant le confort (la gouttière sera portée toutes les nuits) et l'efficacité.

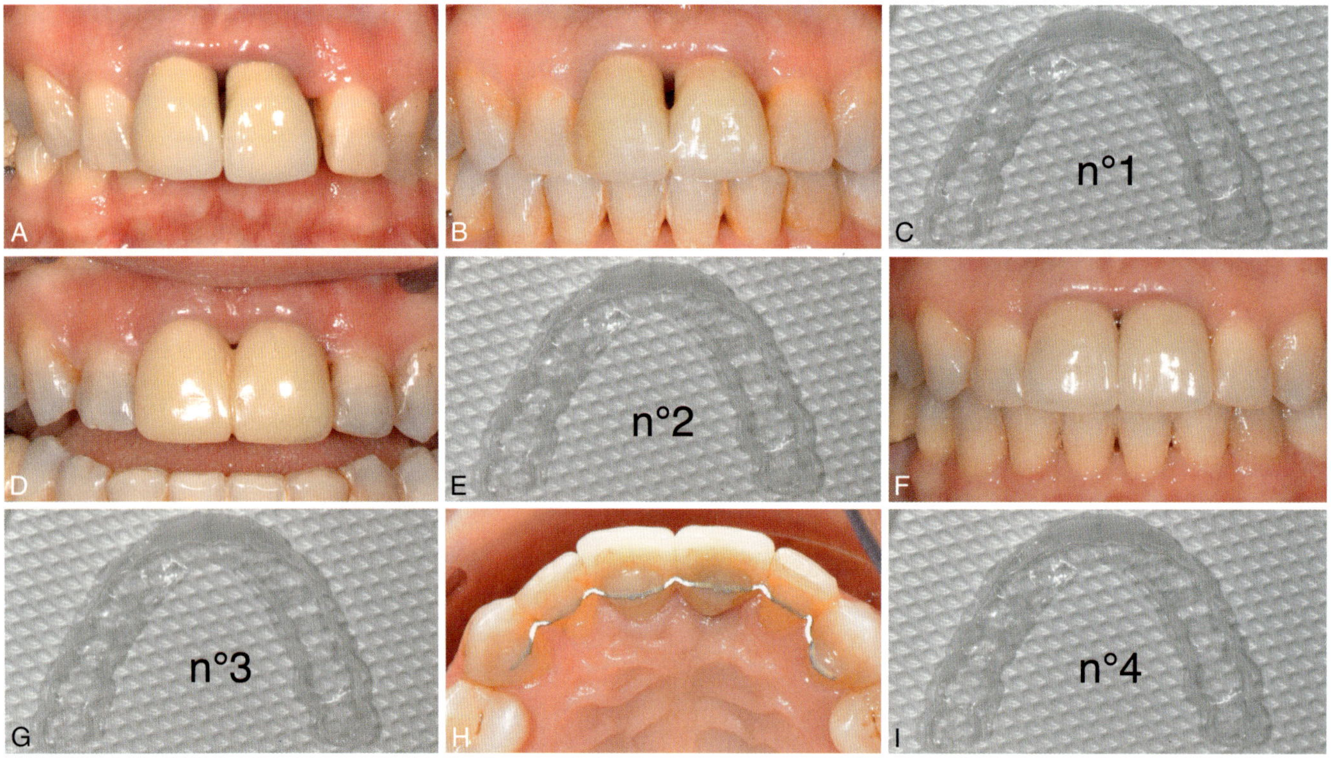

Figure 45.3

Comment gérer en sécurité la transition entre les futures prothèses et le collage du fil ?
A. Patiente de 60 ans, traitement de fermeture des espaces antérieurs post-traitement parodontal. **B.** Fin du traitement orthodontique, l'espace inter-incisif papillaire ne peut être comblé avec une intervention parodontale. Il faut refaire les prothèses en modifiant leur forme. **C.** Les attaches sont déposées et la gouttière n° 1 est fabriquée, le port est continu sauf lors des repas. **D.** Les couronnes provisoires sont scellées par l'omnipraticien. **E.** Fabrication de la gouttière n° 2 adaptée aux nouvelles couronnes. **F.** Les couronnes permanentes sont en place. **G.** Fabrication de la gouttière n° 3 adaptée aux nouvelles couronnes et empreinte optique pour le fil collé. **H.** Collage du fil Memotain®. **I.** Fabrication de la gouttière n° 4 dite de « sécurité » à port nocturne.

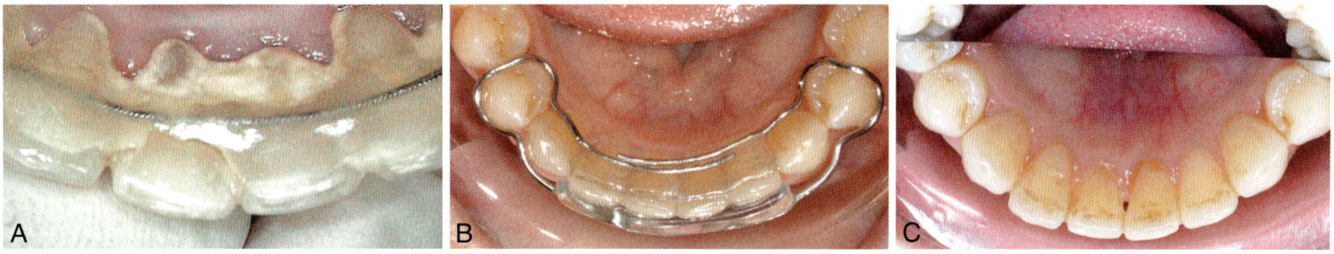

Figure 45.4

Comment gérer une demande de dépose de fil définitive chez le patient senior ?
A. Patiente de 60 ans consultant au sujet de la dépose de son fil collé (depuis 5 ans). Ce fil posé ne permet pas un nettoyage correct. La patiente souhaite un autre système de maintien. La colle est déjà usée sur le fil car c'est une colle fluide qui déborde dans les espaces interdentaires.
B. *Spring retainer* posé en 2015 après dépose du fil et nettoyage de la colle. **C.** Sept ans plus tard, en 2022, le *spring retainer* est toujours porté la nuit et convient parfaitement à la patiente qui ne souhaite pas de nouveau dispositif collé.

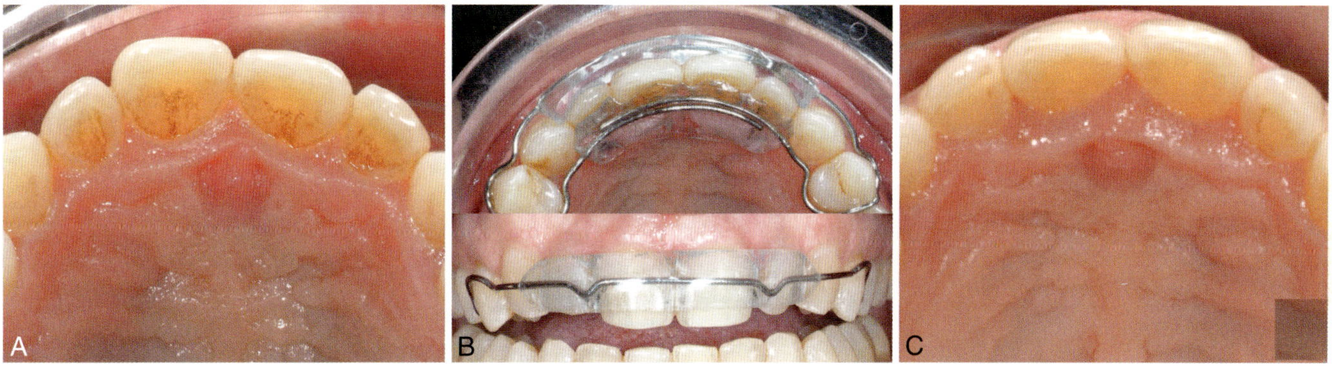

Figure 45.5

Comment gérer une correction mineure lors du renouvellement du dispositif de contention ?
A. La patiente (67 ans) porte une plaque de Hawley depuis 12 ans et souhaite changer de dispositif car elle trouve que c'est encombrant et pas si efficace puisque la 21 a bougé. **B.** Nous proposons un *spring retainer* avec léger stripping et repositionnement de la 21. Le dispositif devra être porté jour et nuit jusqu'à correction totale puis que la nuit. **C.** Correction suffisante pour la patiente, le dispositif reste en place la nuit comme contention pure. La patiente est satisfaite et revient en contrôle une fois par an.

vestibulaire. La longue portée du fil donne une certaine flexibilité qui peut permettre de corriger de petites malpositions (figure 45.4). Parfois, un léger stripping sera réalisé sur le modèle et il faudra le reproduire en bouche. Il ne gêne pas l'occlusion et est facile à supporter. Très en vogue dans les années 1990, il a peu à peu disparu de notre arsenal de contention amovible au profit de la gouttière. Son inconvénient est sa petite taille et il est facile à égarer, **ce qui n'est pas une contrainte pour les seniors** en général bien organisés et investis à temps plein, pour certains, sur leur santé. En revanche, il peut rester plus de 10 ans en bouche la nuit sans s'altérer. Le retour de nos patients seniors sur ce dispositif est excellent (figure 45.5).

Conclusion

Oui la contention est à vie !

La contention chez le senior est un sujet qui mériterait, contrairement à nos habitudes, d'être placé en début et non en fin d'ouvrage. Il faut acquérir des compétences supplémentaires à celle requise chez les juniors et intégrer cette notion de maintenance bien développée chez nos confrères pardodontistes [2]. Plus on avance en âge, plus **la stabilisation** (la cicatrisation des tissus après orthodontie) **va être lente** [3]. Nous avons une double mission d'éviter la récidive *et* de lutter contre le vieillissement très actif à cette période de la vie. Combien de temps ? On ne sait pas mais comme nous avons cette double mission nous pouvons nous permettre de répondre : « À vie. » Il nous faut donc changer de paradigme et attribuer une valeur à ce travail, qui doit faire l'objet d'un devis particulier, détaillé, sur mesure, qui valorise notre travail. Nos confrères omnipraticiens, prothésistes [4], parodontistes, chirurgiens et endodontistes nous aideront volontiers si nous les impliquons clairement. Nous sommes partenaires et devons vérifier au cours des séances de surveillance que le patient assure son engagement en contrôlant régulièrement les spécialistes conseils.

Références

[1] Roussarie F. La contention en orthodontie linguale : enjeux et perspectives. In : Orthodontie linguale. Canal P, et al. Elsevier Masson ; 2016. Chapitre 11.

[2] Muller Ch, Canal P. Particularités du traitement orthodontique du patient de plus de cinquante ans. Rev Orthopédie Dento-Faciale 2020 ; 54(1) : 73–84.

[3] Philippe J. La récidive et la contention post-orthodontiques: SID ; 2000. P 156.

[4] Roussarie F, Panchot D. Effet « déclic » du temps orthodontique sur la proposition implantaire, cas clinique. Rev Odont Stomat 2011 ; 40 : 241–79.

Partie III

Bénéfices du temps orthodontique

PLAN DE LA PARTIE

Chapitre 11

Bénéfices et amélioration de la qualité de vie

PLAN DU CHAPITRE

FICHE 46
Senior et bénéfice esthétique

En 2009 est parue une étude sur la demande esthétique des seniors français [1]. Elle met en évidence qu'un senior sur trois (plus de 55 ans dans cette étude) aimerait changer l'aspect de ses dents ou de son sourire. Une analyse détaillée révèle que pour la moitié d'entre eux, le souhait principal est l'alignement dentaire, et ce, plus que la couleur ou la forme des dents. Très clairement, l'amélioration de l'esthétique du senior concerne l'orthodontie. Cette prise en charge du senior fait appel à une orthodontie bien différente de celle de l'adolescent évidemment sur les plans psychologique, technique, biologique mais aussi sur le plan esthétique.

Chez le senior, nous sommes souvent très loin du sourire agréable décrit par Fradéani, « un sourire agréable découvre complètement les dents maxillaires et environ 1 mm de tissus gingivaux » [2]. Avec l'âge, les tissus mous se modifient anatomiquement et fonctionnellement. Plus le sujet est âgé, plus il découvre ses dents mandibulaires. Exposer les dents mandibulaires lors du sourire ou de la phonation est un signe de vieillissement (Fiche 24 et Fiche 25). Que les incisives mandibulaires participent au moins autant que les maxillaires à l'esthétique faciale est ainsi la principale caractéristique de l'esthétique du senior. Cela se traduit concrètement par une demande inédite sur ces dents [3]. Un souci esthétique sur ces dernières est d'autant plus important que, si nous pouvons cacher des dents disgracieuses en souriant, les dissimuler en parlant est bien plus difficile !

Le cas en figure 46.1 montre à lui seul de nombreux points déjà abordés et notamment l'impact de la modification des tissus mous sur l'importance des incisives mandibulaires, sur la phonation, sur la demande esthétique spécifique et comment mieux les documenter grâce à deux photographies supplémentaires « bouche ouverte » [4].

L'importance de cette exposition mandibulaire est un des éléments qui incite à proposer systématiquement un appareillage orthodontique collé sur les faces linguales des incisives mandibulaires, contrairement à l'idée reçue qu'à la mandibule les appareils orthodontiques vestibulaires sont invisibles — ce qui est vrai chez l'adolescent (voir Fiche 23).

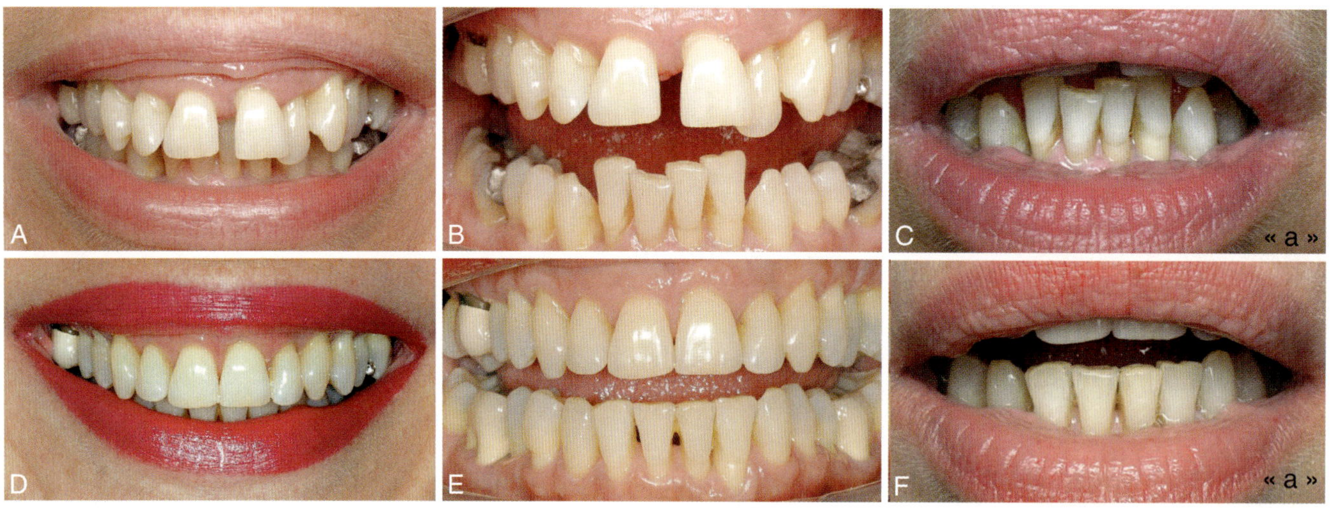

Figure 46.1

Comparaison d'un avant-après sur les trois prises de vue qui permettent d'apprécier le bénéfice esthétique.
Les vues avant (**A**) et après (**D**) du sourire d'une patiente âgée de 50 ans montrent le bénéfice esthétique d'un temps orthodontique de rétablissement de la continuité des arcades dentaires. Les vues **B**, **C**, **E**, **F** sont celles à rajouter dans le dossier photos du senior car le sourire n'est pas l'unique baromètre de l'esthétique de l'étage inférieur de la face. **B** et **E** documentent le nivellement mandibulaire qui est invisible sur les vues en occlusion. **C** et **F** mettent en évidence le rôle esthétique des incisives mandibulaires lors de la phonation (prise de vue déclenchée sur le « A » d'Emma comme recommandé par Zachrisson). Notons aussi l'impact de la suppression de l'exposition gingivale mandibulaire.

La figure 46.2 montre d'une part comment la correction des compensations dento-alvéolaires transversales à un effet de « remplissage du sourire » (voir Fiche 29) et, d'autre part, montre la correction de l'asymétrie de forme des deux incisives centrales maxillaires (voir Fiche 6). Nos connaissances sur la forme coronaire et son évolution vont nous permettre de poser des objectifs esthétiques spécifiques dans les cas d'asymétrie des deux incisives centrales maxillaires pour un bénéfice esthétique majeur. La différence avec le cas clinique de la figure 46.3 est l'addition de composites pour la

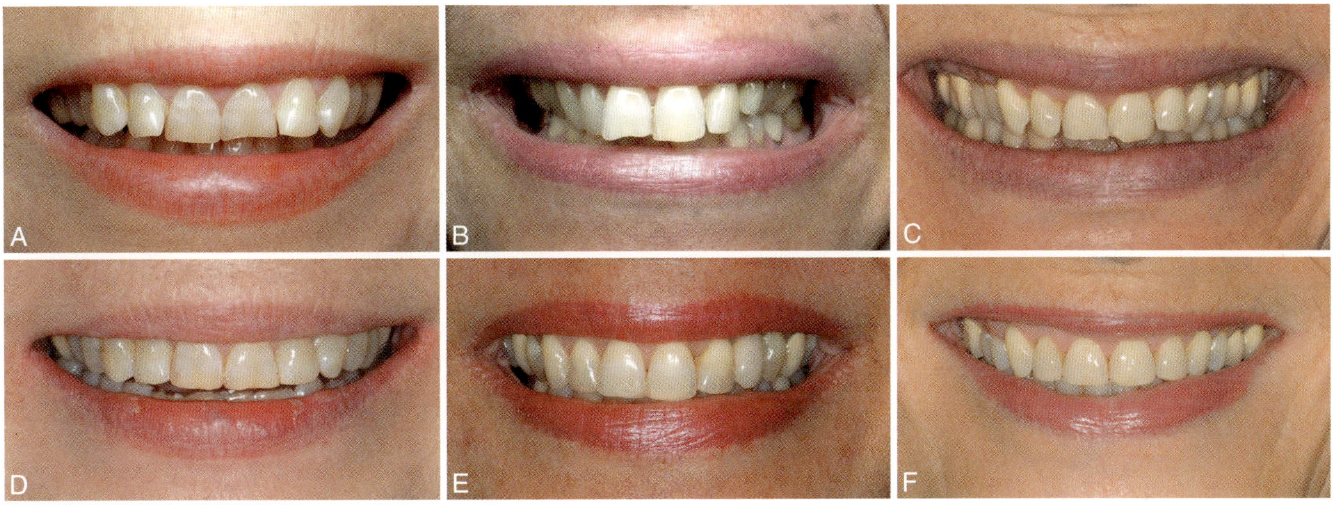

Figure 46.2

Vues de sourires avant et après orthodontie chez des patientes dont l'âge moyen est de 63 ans.
Le point commun de ces trois cas est le remplissage du sourire avec un effet rajeunissant. Le deuxième point commun de **A**, **B** et **C** est une asymétrie de forme entre les couronnes de 11 et 21. Les vues **D**, **E**, **F** montrent que la gestion de ce point a été intégrée dans les objectifs de traitement : « aligner les dents du senior ne suffit pas à faire un joli sourire »

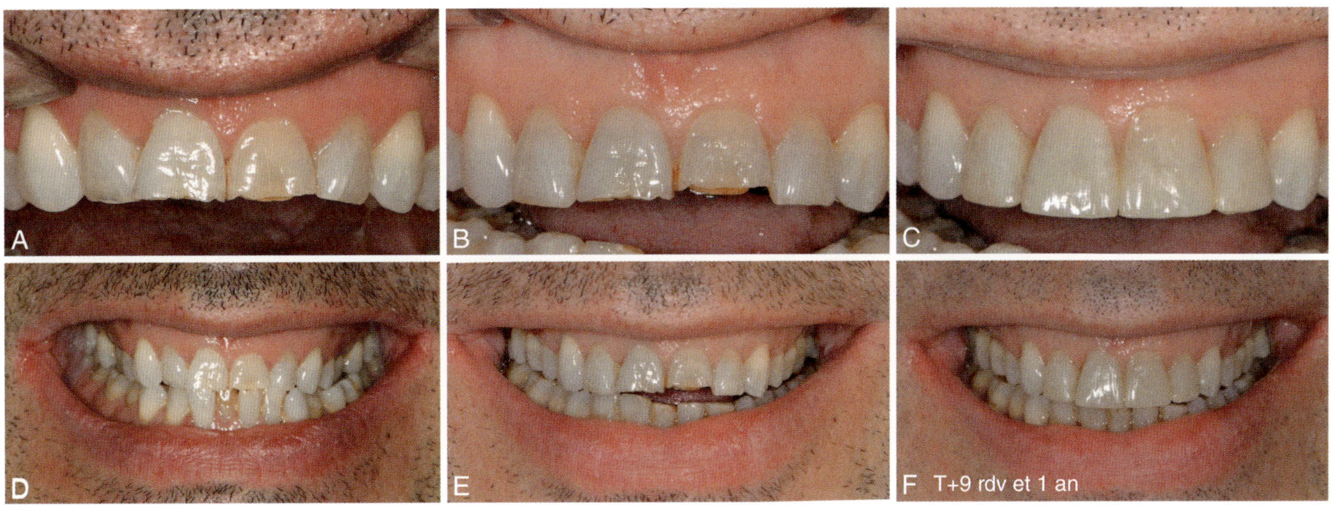

Figure 46.3

L'alignement des collets est un objectif orthodontique esthétique à connaître.
Ce patient (vue **A**) présente une forme coronaire carrée typique du senior (voir Fiche 5). Le temps orthodontique aligne les collets (correction des compensations dento-alvéolaires verticales accompagnants l'attrition dentaire). La vue **B** montre le désalignement des bords libres. La vue **C** en cours de traitement d'orthodontie linguale et après l'addition de composites (Dr M. Denis) montre le retour à la typologie dentaire triangulaire du patient, d'où l'effet rajeunissant. Les vues **D**, **E**, **F** montrent l'évolution et le bénéfice à l'échelle du sourire.

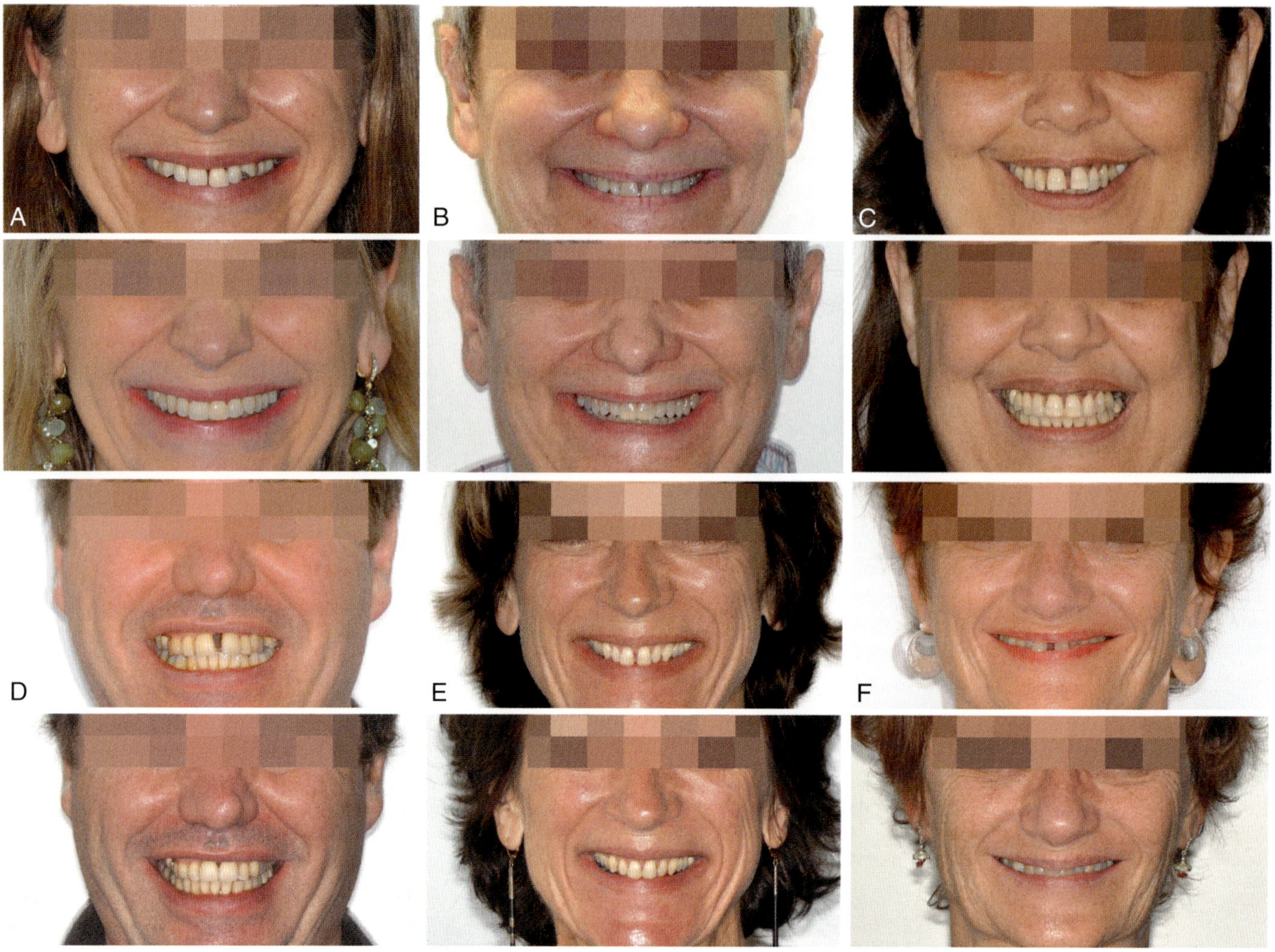

Figure 46.4

Ces vues sont une occasion d'apprécier l'impact esthétique de la fermeture de diastèmes chez six patients d'âge moyen 66 ans.
Cette observation n'est pas dans nos habitudes : il est intéressant de noter que les diastèmes sont rarement évoqués dans les ouvrages traitant de l'esthétique dentaire. Quand nos patients nous interrogent sur l'impact esthétique de la fermeture, nous émettons un avis subjectif, un conseil au cas par cas. Avoir des exemples à montrer est une aide pour les guider dans leur processus personnel de décision. Pour information, dans notre exercice, il n'est jamais arrivé à ce jour qu'un patient opte pour une réouverture d'un diastème a posteriori.

modification de la couronne clinique. Ce cas est le représentant de tous les cas où le temps orthodontique a aligné les collets et non pas les bords libres des incisives. Les cas cliniques figure 46.4 montrent l'impact esthétique de la fermeture des diastèmes, ce qui est toujours plaisant à observer. Le cas clinique figure 46.5 qui clôt la question esthétique, moins courant, est celui d'une microdontie relative.

Diastèmes

La motivation pour la fermeture des diastèmes inter-incisifs est toujours complexe. Le patient est partagé entre l'idée de garder ce caractère individuel présent depuis l'enfance et la recherche d'harmonie grâce à sa fermeture [5]. Cela dit, lorsque ces diastèmes augmentent avec le temps, ils sont associés au vieillissement et souvent liés à une parodontite chronique. La question d'un « rajeunissement » par leur fermeture se pose beaucoup moins. Le projet consiste alors à niveler et rétablir la continuité de l'arcade (correction du ou des diastèmes et des migrations secondaires) puis à réaliser une contention collée qui maintiendra le secteur antérieur dans les meilleures conditions afin de limiter la destruction progressive des tissus. Dans ces cas, un fil collé de canine à canine assurera une double mission : la contention de la correction et la prévention de nouvelles migrations

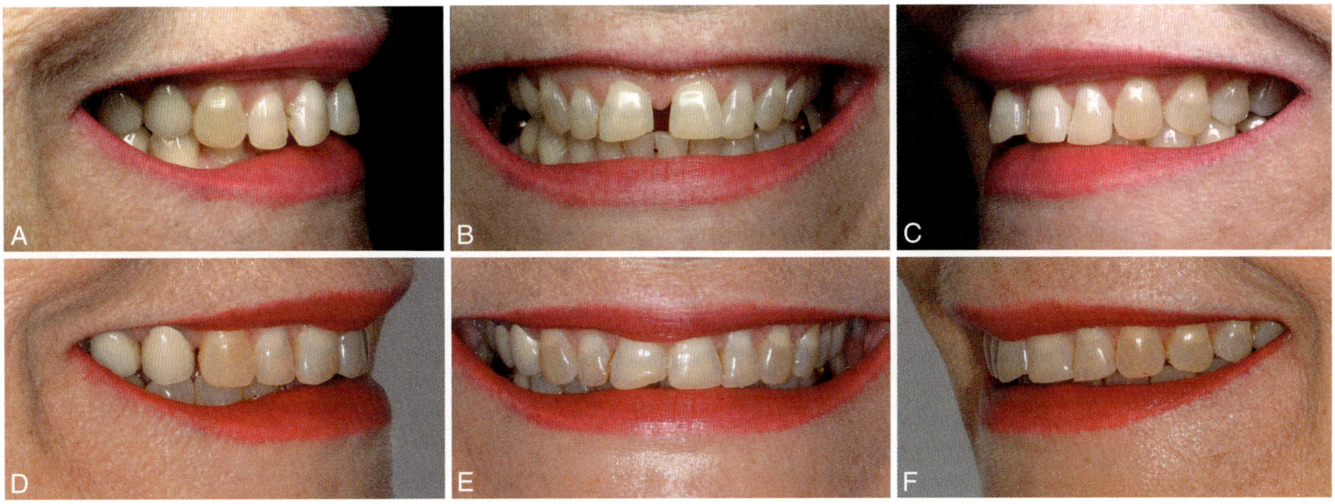

Figure 46.5

Vues de sourires avant et après fermeture orthodontique du diastème médian.
A, B, C. Avant la fermeture du diastème inter-incisif médian, c'est dans la hiérarchie des stress visuels l'emplacement du diastème jugé le plus inesthétique [6]. Il se trouve que la patiente présente par ailleurs une fracture de l'angle mésial de 11. Ce défaut passe au second plan pour elle et n'est pas dans son motif de consultation. Les vues **D, E, F** montrent le sourire après un temps d'orthodontie qui a rétabli la continuité de l'arcade. L'irrégularité de la forme coronaire de l'incisive centrale domine à présent le sourire.

secondaires. La figure 46.4 illustre le bénéfice sur le sourire de fermeture de différents types de diastèmes.

La figure 46.5 présente un sourire (patiente âgée de 73 ans) avant et après orthodontie. La patiente consulte au sujet du diastème inter-incisif. L'intérêt de ce cas est qu'elle présente aussi une fracture de l'angle mésial de 11 et qu'elle n'a aucune demande au sujet de ce deuxième « défaut ». Les vues montrent en effet l'impact esthétique d'un diastème médian prépondérant sur la perte amélaire. Les vues après orthodontie font finalement apparaître un problème esthétique qu'elle n'avait pas relevé !

Cas particulier : diastèmes par microdontie relative

Parfois les diastèmes sont la conséquence d'une dysharmonie dento-alvéolaire. La patiente présentée dans ce cas clinique est âgée de 50 ans. Des couronnes en céramique ont élargi ses incisives latérales maxillaires conoïdes. Cependant cette addition de matière n'a pas pu compenser la totalité de la microdontie relative. La patiente (chirurgien-dentiste) est restée des années avec ses diastèmes. C'est lorsqu'elle a pu constater dans sa pratique l'efficacité des appareils linguaux sur mesure qu'elle s'est décidé à consulter pour elle-même. Ce temps orthodontique a deux objectifs : rétablir la continuité des arcades dentaires et conserver son occlusion latérale de qualité. Le set up figure 46.6 valide le projet. La figure 46.7 documente la situation de la patiente à 5 années post-traitement. La fermeture des diastèmes est stable, tordant le cou à l'idée reçue que cette fermeture récidive systématiquement [7].

Ce sujet ne peut être traité de façon exhaustive dans une fiche, mais nous espérons avoir ouvert la possibilité d'un temps orthodontique pour participer au rajeunissement du sourire de nos seniors en montrant la précision et la préservation tissulaire de l'option orthodontique.

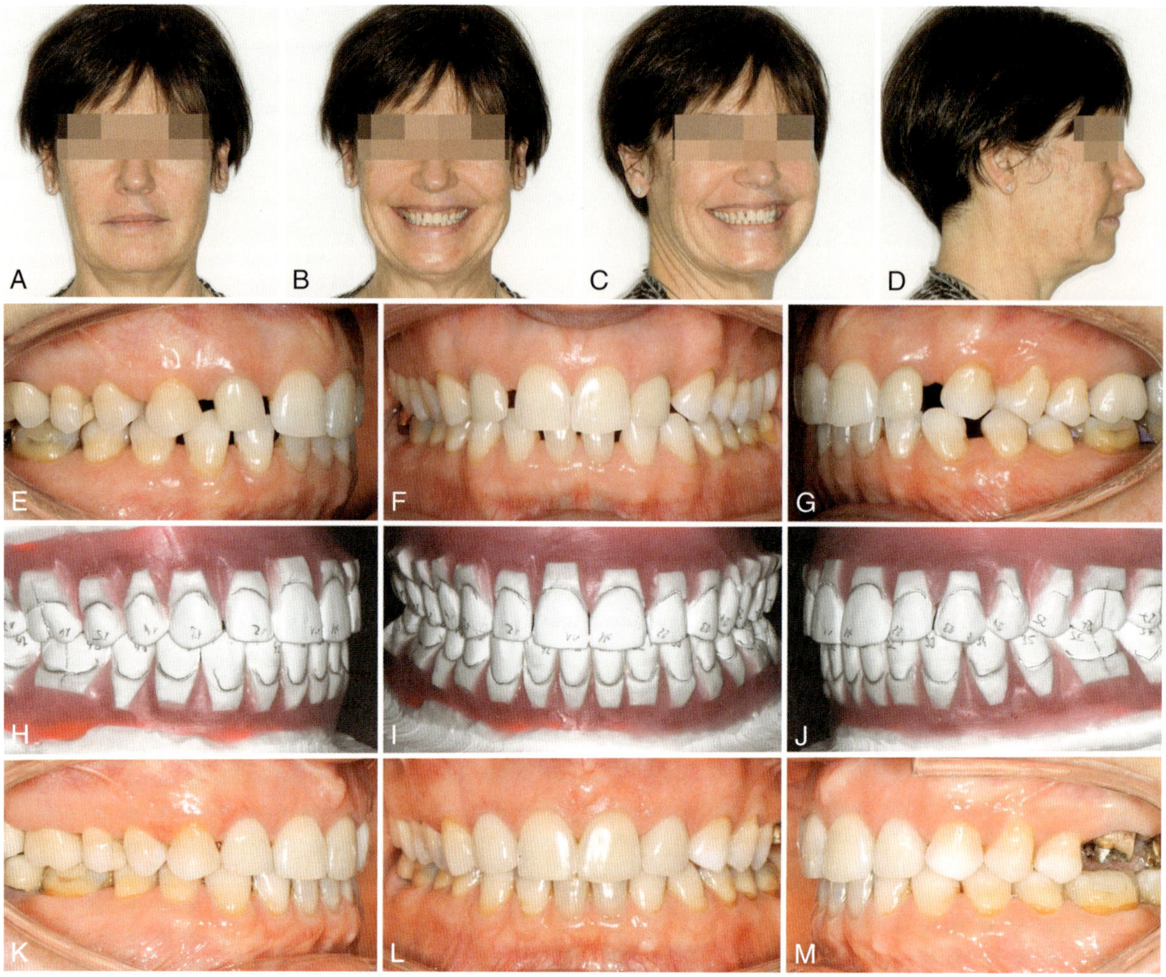

Figure 46.6

Microdontie relative et apport d'un temps orthodontique préprothétique.
E, F, G. Vues de début de traitement. **H, I, J.** Validation du projet grâce au set up : les espaces seront quasiment fermés et elle pourra refaire 12 et 22 un peu plus large. **K, L, M.** Les vues endobuccales (fin d'orthodontie et en cours du temps prothétique secteur 2) valident la conservation de l'occlusion latérale.

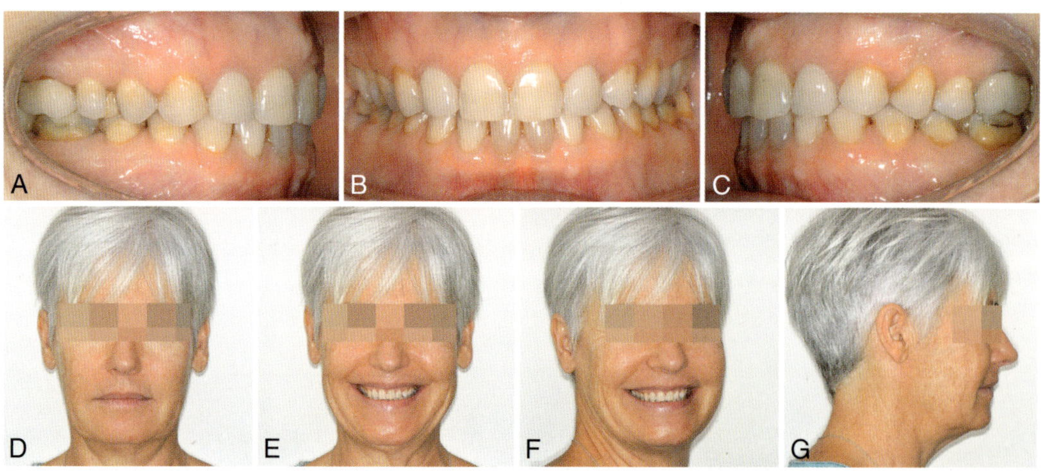

Figure 46.7

Vues à T + 5 ans.
A, B, C. montrent la stabilité de la correction dentaire. **E** et **F** permettent la comparaison à l'échelle du visage.

Références

[1] Wulfman C, Tezenas du Montcel S, Jonas P, Fattouh J, Rignon-Bret CH. Aesthetic demand of french senior : a large-scale study. Gerodontology 2010 ; 27(4) : 266–71.

[2] Fradéani M. Analyse esthétique. Éditions Quintessence International ; 2007. p. 352.

[3] Muller C. Exposition des incisives mandibulaires chez le senior : applications orthodontiques. Rev Orthop Dento Faciale 2013 ; 47 : 29–39.

[4] Muller C, Canal P. Particularités du traitement orthodontique du patient de plus de cinquante ans. Rev Orthop Dento Faciale 2020 ; 54 : 73–84.

[5] Muller C. La fermeture du diastème intermaxillaire : la réponse en image à l'interrogation des patients quant à son impact esthétique. Inf Dent 2011 : 24.

[6] Noureddine A, et al. Layperson's esthetic perception of various computer-generated diastemas : A pilot study. J Prosdent 2014 ; 112(4) : 914–20.

[7] Philippe J. La récidive et la contention post-orthodontiques. Éditions SID ; 2000. p. 156.

FICHE 47
Senior et bénéfice fonctionnel

La notion de projet thérapeutique individualisé proposé par F. Benkimoun (voir Fiche 38) prend tout son sens ici : prendre en considération bien plus de paramètres qu'à d'autres étapes de la vie, en nous adaptant à la réalité clinique liée à l'âge et ce qu'il est raisonnablement possible d'espérer ; « Est-il absolument nécessaire de modifier une occlusion stable d'un senior qui ne présente aucun trouble articulaire ? » ; ne plus parler de compromis thérapeutique si l'objectif occlusal diffère de la classe I. Nos objectifs sont adaptés à l'âge et à l'état de la denture de ces patients : chez le patient senior, nous ne pourrons pas obtenir une occlusion aussi engrenée que chez le jeune patient. Des faces occlusales planes, un surplomb et un recouvrement proche de zéro sont la norme et procurent plus de liberté de mouvement et de force masticatoire lors des mouvements de latéralité [1].

Orthlieb [2] a répertorié les défauts de l'occlusion en termes de défaut de calage, de centrage et de guidage (défauts d'occlusion fonctionnelle et non plus statique). Bien qu'aucune hiérarchie n'ait été établie pour ces défauts, nous pouvons penser que le calage et le centrage ont plus d'importance pour assurer la protection des ATM et la symétrie du jeu musculaire. Ainsi, le renforcement d'un calage molaire chez un senior est un objectif plus raisonnable à obtenir qu'une classe I dentaire à tout prix [3]. La figure 47.1 présente une patiente âgée de 60 ans (classe II par

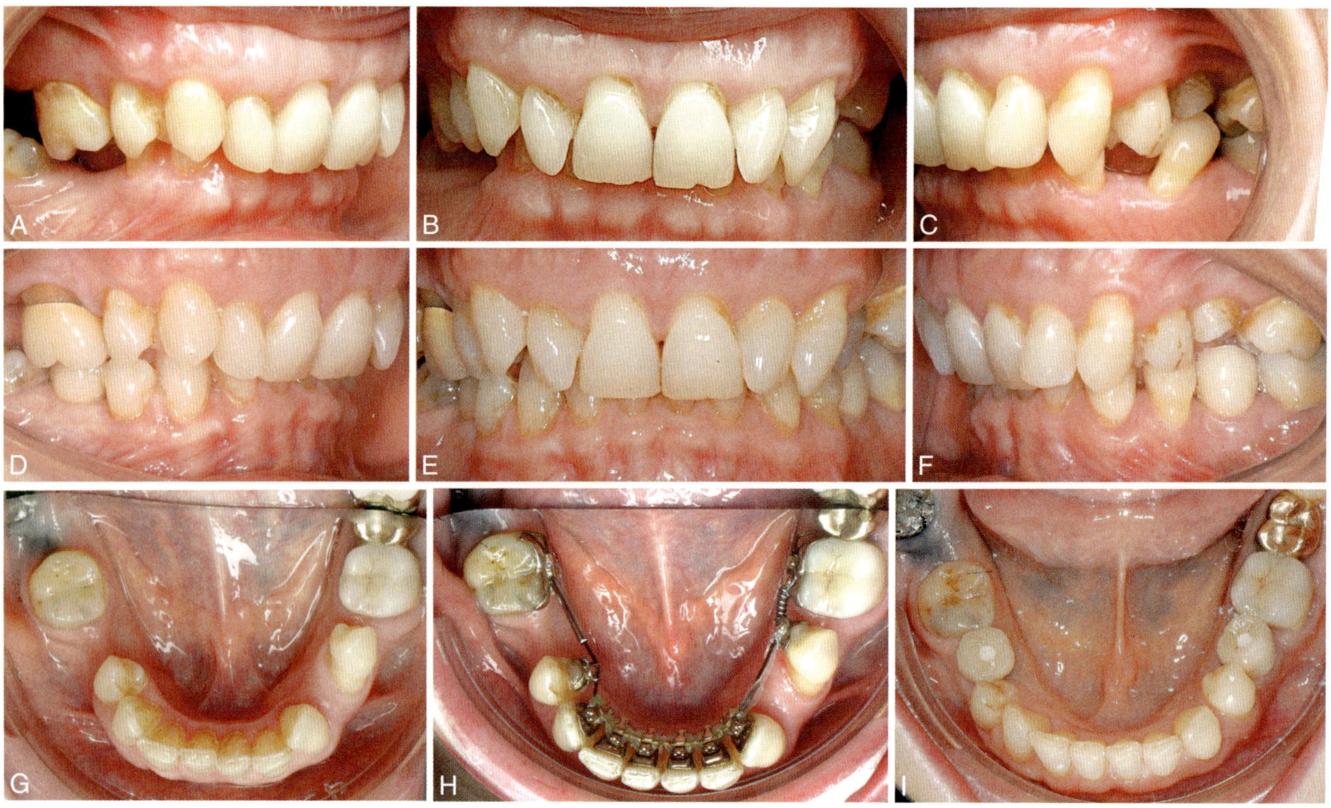

Figure 47.1

Ce qu'il est possible de faire… et ce qu'il est raisonnable de faire.

Les vues **A**, **B**, **C** montrent une malocclusion de classe II sévère compliquée par des migrations dentaires à la suite d'édentements non compensés. La patiente âgée de 60 ans, médecin, n'a aucune motivation orthodontique. Elle consulte à reculons sous l'insistance de son dentiste dont la demande pour un temps orthodontique pré-prothétique est claire : « Peux-tu avoir la *gentillesse* de *bien vouloir envisager* ce qu'il est *possible de faire*… et ce qu'il est *raisonnable* de faire chez ma patiente Mme X. » La correction orthodontique **D**, **E**, **F** consiste en un nivellement mandibulaire et un aménagement des sites implantaires 45 et 35 (vue **I**) avec un objectif limité au calage postérieur (vues **D** et **F**). L'originalité de ce cas repose sur un temps orthodontique mono-maxillaire (mandibulaire). Il est dans nos habitudes professionnelles de parler de compromis avec une connotation péjorative dans ces projets qui n'ont pas tous les critères de réussite requis chez les adolescents ce qui est dommage au vu des bénéfices biologique et fonctionnel.

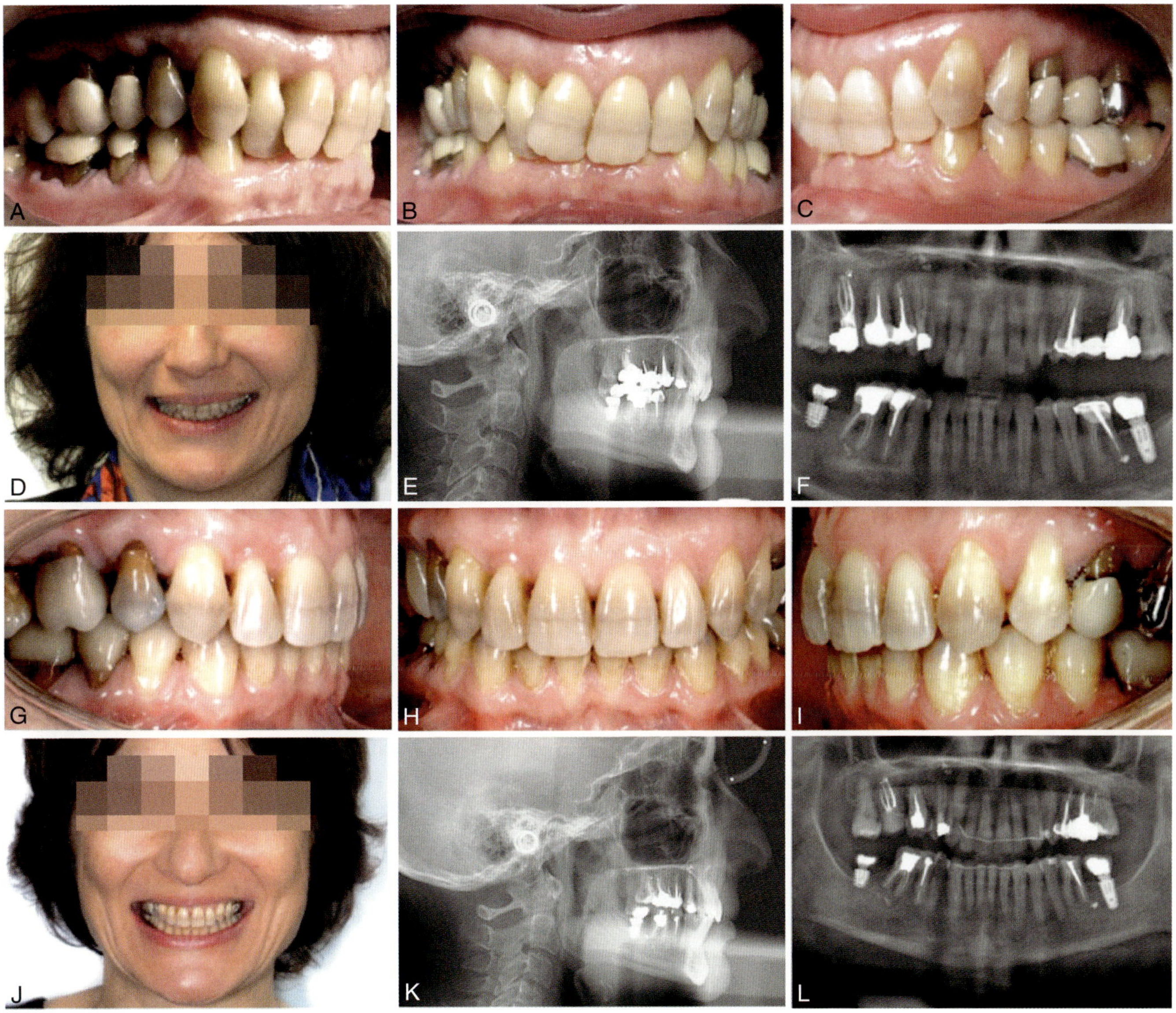

Figure 47.2

Classe II 2 avec une forte supraclusion et un encombrement mandibulaire faible.
Dans le cas de cette patiente âgée de 50 ans, les objectifs fonctionnels sont de supprimer des contacts pathologiques sur les faces vestibulaires des incisives mandibulaires et de retrouver une occlusion stable et fonctionnelle. Elle a été traitée avec l'avulsion de la 15 et de l'intermédiaire de bridge remplaçant la 25. Le traitement a duré 24 mois. Un éclaircissement de ses dents a été programmé. (Cas traité par le Dr C. Artz et le Dr P. Canal).

rétrognathie mandibulaire) avec des phénomènes de compensations dento-alvéolaires adaptatifs par égression (voir Fiche 28). La proposition thérapeutique et sa réalisation montrent qu'il est possible d'obtenir un calage postérieur (avec l'aide de la prothèse) tout en étant très loin des objectifs occlusaux établis pour les adolescents, et montrent en outre que notre action auprès des seniors peut avoir des répercussions extrêmement positives à 10, 20 voire 30 ans.

Par ailleurs le bénéfice du traitement de la supraclusion ne fait par ailleurs plus débat non plus [4]. La particularité du senior est qu'elle est installée depuis des décennies avec des conséquences sur les migrations, usures dentaires et éventuellement articulaires. Le caractère évolutif a été observé par le patient ou mise en évidence par le dentiste. L'objectif orthodontique de diminuer l'hyperfonction antérieure avec un nouveau bout à bout incisif qui garantit le maintien vertical est par essence un objectif fonctionnel plutôt qu'occlusal [5]. Les cas cliniques (figures 47.2 et 47.3) présentent deux voies possibles pour normaliser un guide antérieur en hyperfonction.

La figure 47.2 montre ainsi une patiente verrouillée en occlusion par sa supraclusion. Grâce au temps

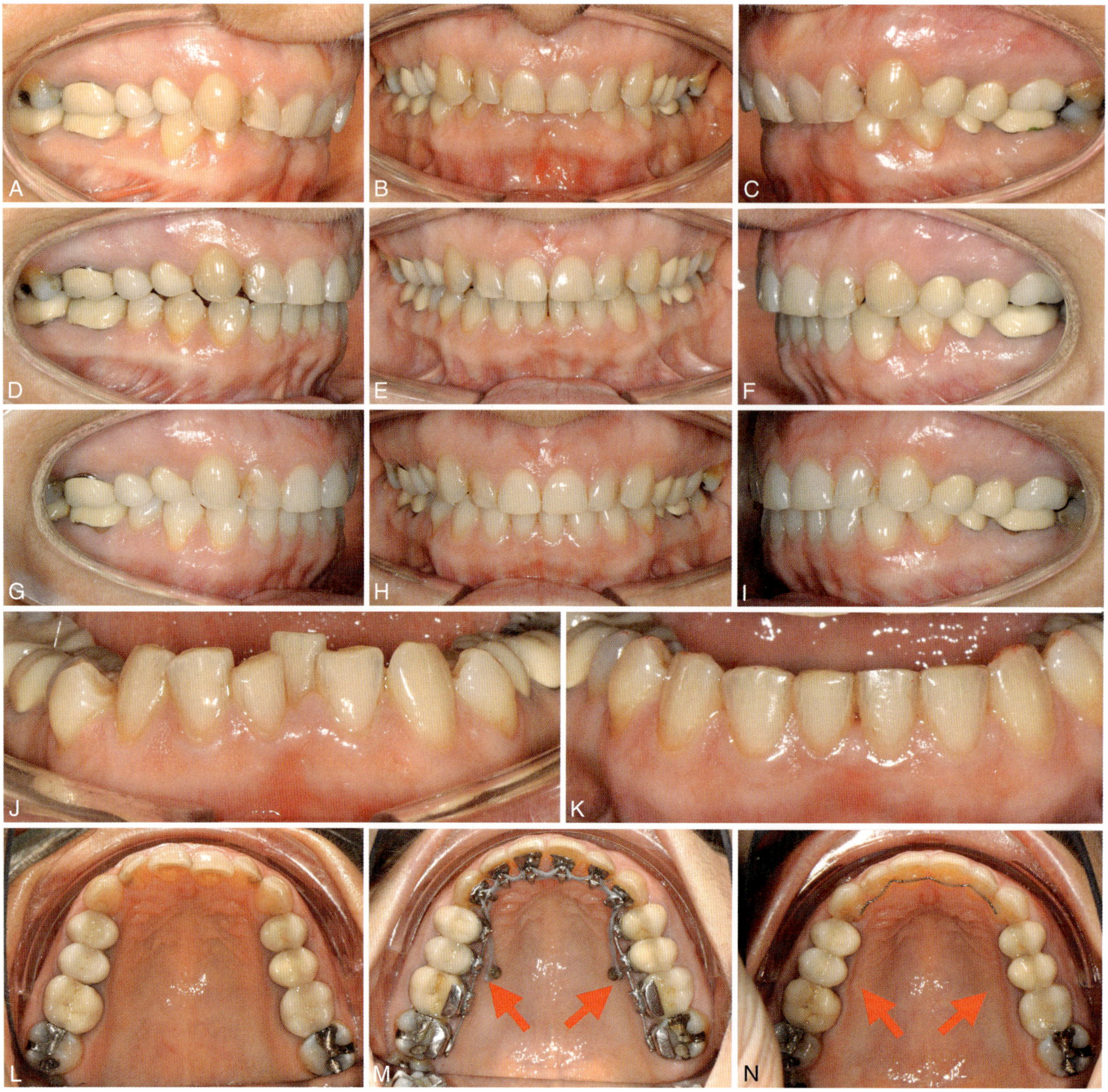

Figure 47.3

La patiente âgée de 58 ans n'a pas de doléances en rapport avec sa supraclusion. C'est le caractère évolutif (égression, malposition et usure des incisives mandibulaires) qui a alerté sa dentiste. Les vues **A**, **B**, **C** montrent la plongée verticale et la linguo-version du secteur antérieur. Les vues **D**, **E**, **F** sont en cours de traitement orthodontique, le matériel est collé sur les faces palatines et linguales. Cela correspond à la vue occlusale **M** où l'on peut observer deux mini-vis palatines (Dr C. Lesage) entre les secondes prémolaires et les premières molaires. Une chaînette est placée d'une vis à l'autre engageant les canines et les quatre incisives. La vue **N** (flèches) montre l'absence de visibilité de l'emplacement palatin des vis après leur dépose. C'est un point auquel sont très sensibles les patients et qui facilite l'acceptation de ce dispositif transitoire. Les vues bouches ouvertes **J** et **K** sont importantes pour documenter la correction du secteur incisivo-canin mandibulaire. La vue **K** montre le nivellement de cette zone sans extraction mais grâce à un remodelage amélaire proximal adapté au senior. (voir la Fiche 5 et la Fiche 27 consacrées à la réduction amélaire proximale de la dent usée et aux compensations dento-alvéolaires).

orthodontique, elle retrouve une fonction occlusale et de fait une meilleure mastication.

Le cas de la figure 47.3 est une voie thérapeutique récente qui utilise les mini-vis d'ancrage. Celles-ci sont en effet indiquées quel que soit l'âge car c'est la quantité d'os alvéolaire qui la rend possible ou pas. C'est au cas par cas qu'il faudra observer une perte osseuse susceptible d'induire le mauvais pronostic de cet ancrage.

Conclusion

L'esthétique est souvent l'élément principal que souhaitent améliorer les patients seniors ; néanmoins, il sera également important qu'en fin de traitement ces patients fonctionnent mieux avec une santé bucco-dentaire améliorée. Nous raisonnerons en termes de calage-centrage-guidage (c'est-à-dire d'un point de vue fonctionnel) plutôt qu'occlusal (classe d'Angle) à la recherche d'une bonne mastication bien sûr mais, plus globalement, d'une fonction manducatoire harmonieuse (citons de nouveau J. Philippe : « Bien vieillir c'est bien s'user les dents aussi ! » [6]). Enfin, n'oublions pas que nos traitements peuvent aussi induire une amélioration de la fonction respiratoire dans les cas de plus en plus nombreux de SAOS.

Références

[1] Saulue P, Kohaut J-C. Traitement ODF des malocclusions : optimisation des fonctions. Rev Odont Stomat 2017 ; 46 : 279-96.

[2] Orthlieb JD, Laplanche O, Preckel EB. La fonction occlusale et ses dysfonctionnements. Réal Clin 1996 ; 7(2) : 131-43.

[3] Le Gall M, Lauret J-F. La fonction occlusale. 3e édition. Cahier de prothèses Éditions ; 2011. p. 291.

[4] Canal P, Salvadori A. Orthodontie de l'adulte. Elsevier Masson ; 2008. p. 224.

[5] Kohaut J-C. Le guide antérieur – Mouvement et stabilité. International Orthodontic 2014 ; 12 : 281-90.

[6] Philippe J. L'orthodontie de l'adulte. Éditions SID ; 1989. p. 198.

FICHE 48
Bénéfice biologique ou amélioration de la santé

Un dentiste peut recommander une consultation orthodontique à un senior pour deux raisons : un temps d'orthodontie qui vient s'intégrer dans un projet global prothétique mais aussi un temps d'orthodontie qui vise à améliorer la santé bucco-dentaire de son patient. Le traitement orthodontique peut en effet intercepter une évolution péjorative liée au vieillissement d'une malocclusion : en stoppant ou tout du moins limitant une évolution défavorable de l'occlusion liée au vieillissement des arcades dentaires (usures et/ou fractures coronaires, migrations et/ou mobilités dentaires…) [1]. Tout traitement changera donc la donne d'une situation bucco-dentaire qui se serait dégradée sans. C'est une recommandation que les seniors entendent bien. Une simple observation ou comparaison avec leur sourire d'antan met en effet en évidence le caractère évolutif de l'organisation des arcades dentaires. En réponse aux sollicitations fonctionnelles, le patient observera, selon son potentiel tissulaire (anatomie dentaire, anatomie parodontale, antécédents pathologiques infectieux, etc.), des usures ou des déplacements dentaires, le plus souvent une combinaison des deux phénomènes. Ce potentiel tissulaire ou « résistance propre de chacun » peut être amélioré par un temps orthodontique.

Les cas de migrations secondaires sont par essence des exemples parfaits. Le senior retrouve une esthétique améliorée (correction de malpositions ou rétablissement de la continuité de l'arcade) et une bonne fonction : il retrouve aussi une meilleure « santé » [2]. Le temps orthodontique combine un traitement **préventif** de la sénescence et un traitement d'**interception** d'une parafonction (interposition labiale). Le cas des figures 48.1 à 48.3 illustre ce bénéfice. Son originalité réside dans le fait qu'il a fallu gérer un temps de transition avec une contention vestibulaire car le patient s'est présenté avec une contention déjà collée en palatin. La figure 48.1 le montre avant et après son remplacement par un fil collé vestibulaire réalisé en méthode indirecte et, à la fin du projet, le rétablissement de la continuité de ses arcades dentaires et prothèses en place (Dr D. Nisand et Dr F. Trévelo). La figure 48.2 montre la modification contrôlée de la forme d'arcade. La stabilité de la correction s'observe sur la figure 48.3 qui montre le patient 8 ans après la dépose du matériel orthodontique. La figure 48.4 montre le bénéfice esthétique à l'échelle du visage qui accompagne ces projets, c'est la « cerise sur le gâteau » pour ces patients motivés par la santé au départ [3].

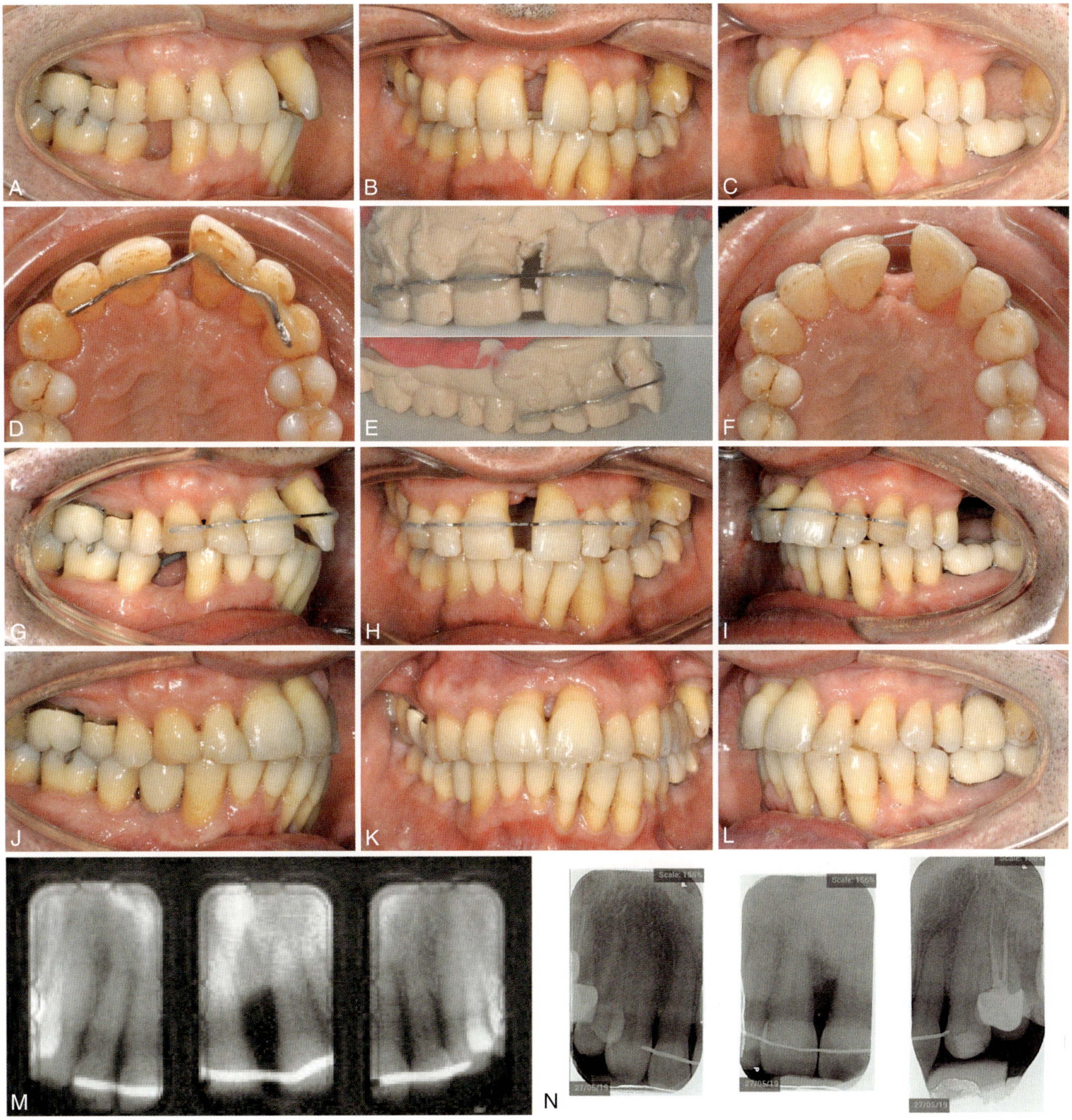

Figure 48.1

Stabilisation de migrations secondaires.

A, **B**, **C**, **D.** Vues initiales. Une contention palatine est en place en **D**. L'originalité du cas est qu'il a fallu concevoir et coller une contention vestibulaire pour avoir accès aux faces linguales pour l'empreinte et le temps de fabrication du matériel sur mesure. La vue **E** montre le positionnement et le pré-encollage sur un modèle coulé en silicone puis le collage en bouche. **F.** Vue intra-arcade. **G**, **H**, **I** sont les vues inter-arcades de la transition entre l'empreinte et la pose du matériel orthodontique. **J**, **K**, **L** sont des vues de la fin du temps prothétique (implants par le Dr D. Nisand et prothèses par le Dr F. Trévelo). Elles montrent aussi que le temps orthodontique n'a pas modifié son occlusion latérale. Les vues **M** et **N** sont des clichés rétro-alvéolaires du secteur incisif maxillaires avant et de contrôle (ici 3 ans après la dépose du matériel orthodontique).

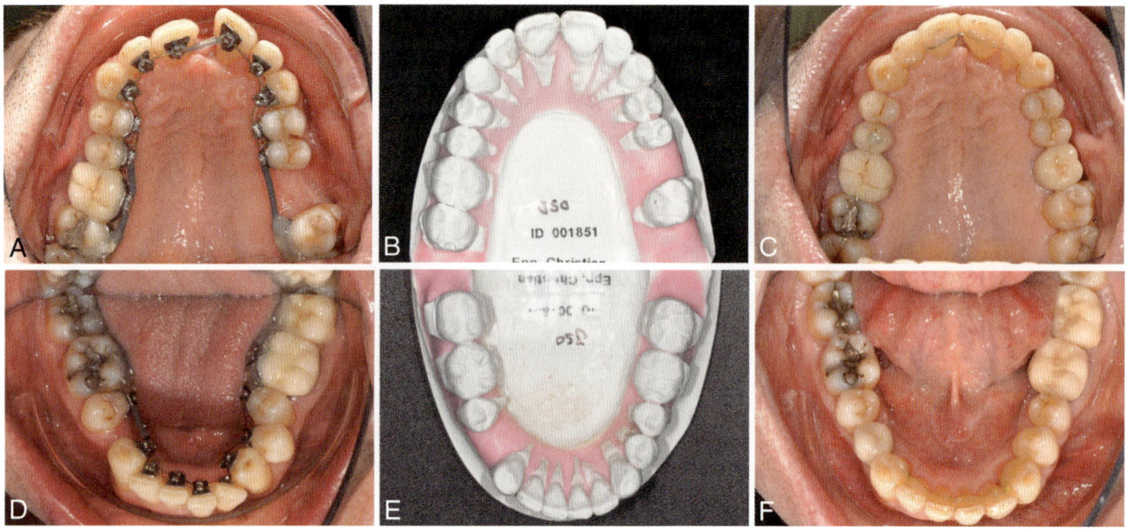

Figure 48.2

Vues occlusales.

A et **D** sont les vues intra-arcades le jour du collage du matériel orthodontique. Les vues **B** et **E** du set up figurent les objectifs du temps orthodontique qui grâce à la comparaison avec le résultat (**C** et **F**) permettent de valider qu'ils ont été atteints.

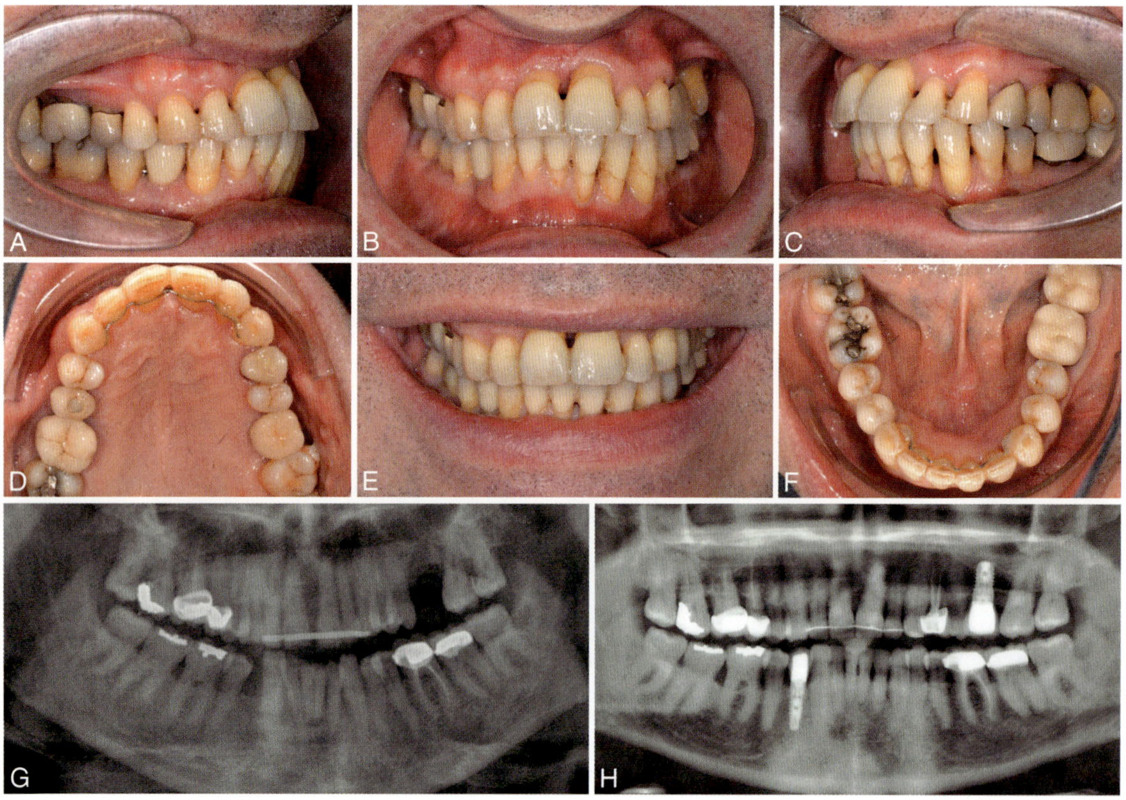

Figure 48.3

Documents à T + 8 ans.

Dans les parodontites chroniques, le projet consiste à niveler et rétablir la continuité de l'arcade (correction du diastème et des migrations secondaires) ainsi qu'à réaliser une contention collée qui maintiendra le secteur antérieur dans les meilleures conditions pour limiter la destruction progressive des tissus. Dans ce cas, un fil collé de canine à canine assurera la double mission : contention de la correction et prévention de nouvelles migrations secondaires. Cette figure montre le patient 8 ans après la dépose du matériel. Grâce à une maintenance parodontale stricte, l'objectif de limiter une évolution défavorable de l'occlusion liée au vieillissement des arcades dentaires est atteint.
G et **H.** Comparaison des clichés panoramiques.

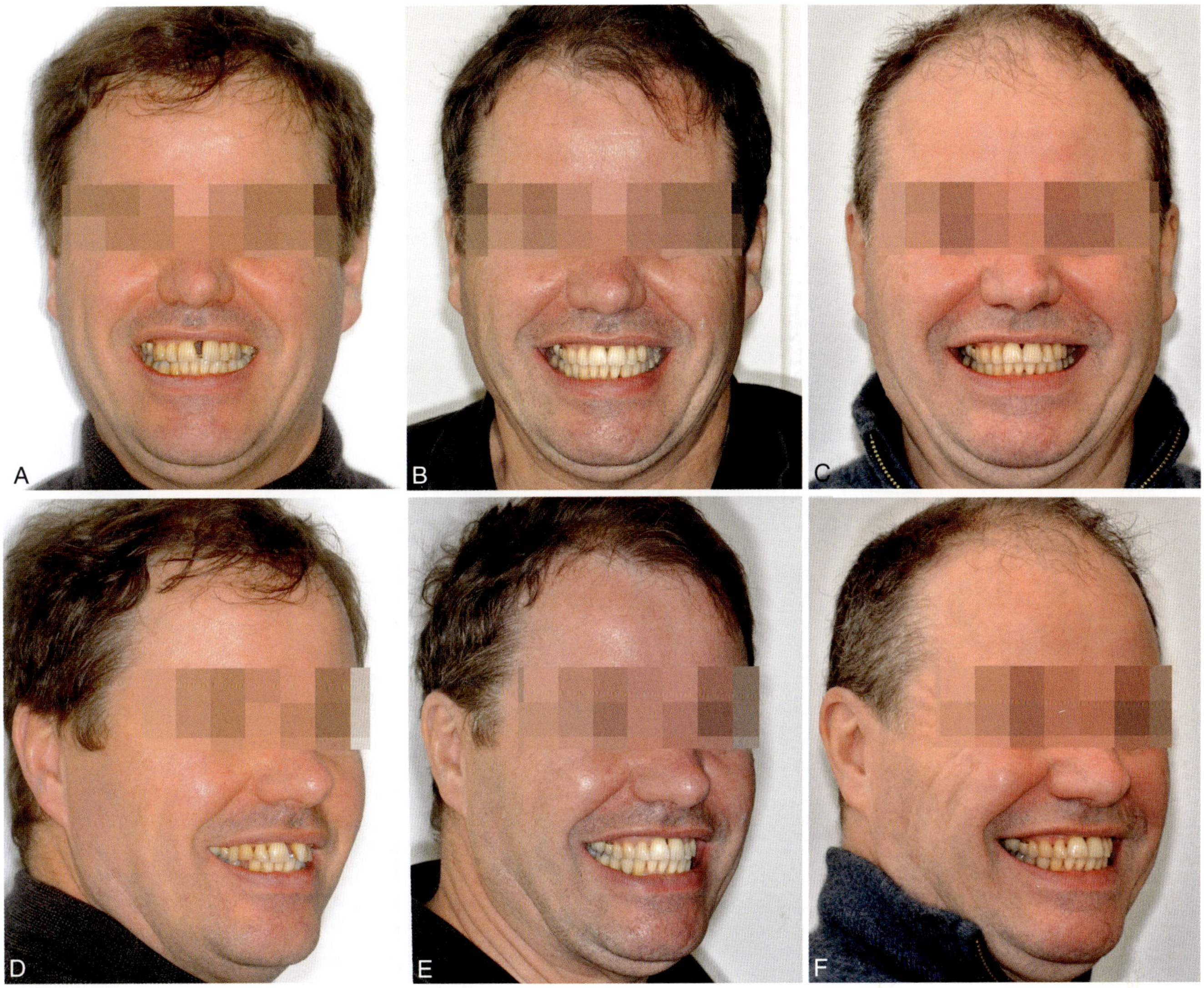

Figure 48.4

Huit ans de recul. Le patient n'a pas perdu le sourire.
Les vues exobuccales **A** et **D** montrent une version incisive antérieure qui menace de passer le cap de l'interposition labiale mandibulaire (encore circonstanciel à ce stade). Nous connaissons le caractère évolutif sévère dès lors que la lèvre inférieure s'interpose en permanence. Le pronostic à moyen terme des incisives maxillaires est mauvais. Les vues **B** et **E** montrent le bénéfice esthétique du rétablissement de la continuité des arcades dentaires à l'échelle du visage. Grâce aux vues **C** et **F**, nous observons le patient avec dix années de plus que sur les vues de gauche.

Références

[1] Muller C, Canal P. Particularités du traitement orthodontique du patient de plus de cinquante ans. Rev Orthop Dento Faciale 2020 ; 54 : 73–84.

[2] Muller C. Orthodontie linguale après 50 ans : enjeux et perspectives. In : Orthodontie linguale. Canal P, et al. Elsevier Masson ; 2016. p. 219–43.

[3] Muller C. La fermeture du diastème intermaxillaire : la réponse en image à l'interrogation des patients quant à son impact esthétique. Inf Dent 2011 : 24.

FICHE 49
Cas complexes

Force est ainsi de constater que, quel que soit le projet, le temps orthodontique de correction des malpositions chez les seniors ne se limite pas à une « petite amélioration **esthétique** ». Le bénéfice est également **biologique**, dans la mesure où il stoppe l'évolution d'un secteur ou parfois d'une dent avec un dispositif fabriqué sur mesure, en harmonisant le parodonte ou en permettant des manœuvres d'hygiène plus efficaces. Les améliorations apportées dans les rapports interdentaires apportent un bénéfice **fonctionnel** incontestable. Enfin, en permettant d'éviter ou de simplifier le traitement prothétique, la plupart de ces traitements garantissent une préservation tissulaire, ce qui est un concept très actuel. Ainsi, notre action auprès des seniors peut avoir des répercussions positives à 10, 20 voire 30 ans tout en étant très loin des objectifs occlusaux établis pour les adolescents. Nous conclurons avec ces deux derniers cas qui cumulent toutes les demandes — esthétique, fonctionnelle biologique —, illustrent les diverses informations apportées tout au long de ce livre et montrent que ces projets bénéficient également des progrès des autres disciplines (dentisterie adhésive, éclaircissement, implantologie, chirurgie, etc.) [1].

Le cas des figures 49.1 à 49.3 présente un projet orthodontique pré-prothétique (compensation des sites édentés

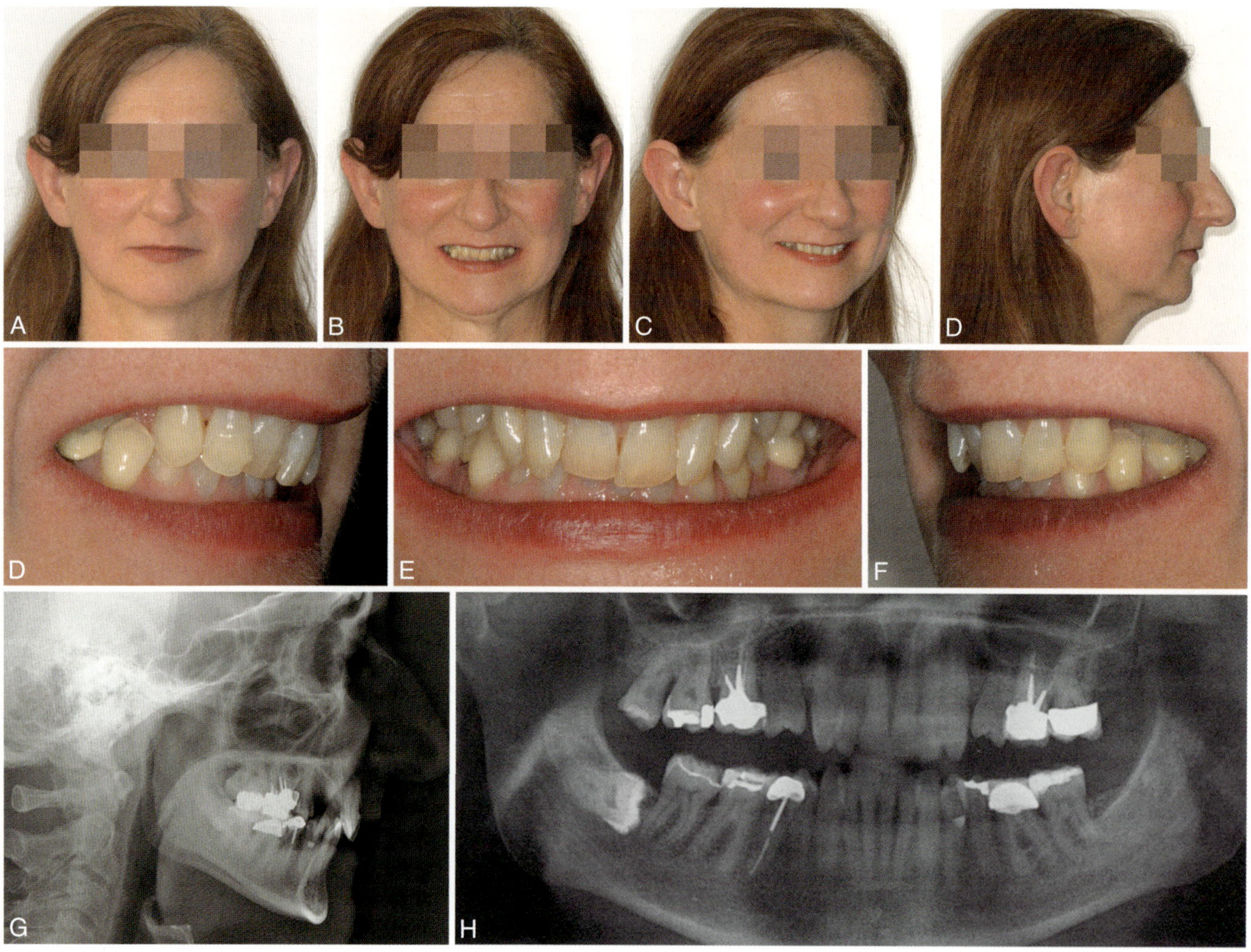

Figure 49.1

Cette figure documente la situation initiale : le vieillissement d'une classe II 2 à l'échelle du sourire et du visage.
Les vues **D** et **F** sont caractéristiques de la linguo-version incisives maxillaires et la vue **E** du sourire de face découvre la gencive mandibulaire jusqu'aux molaires. **H.** Image de 48 retenue en position horizontale ; 18 présente et absence de 14, 24, 28 et 38.

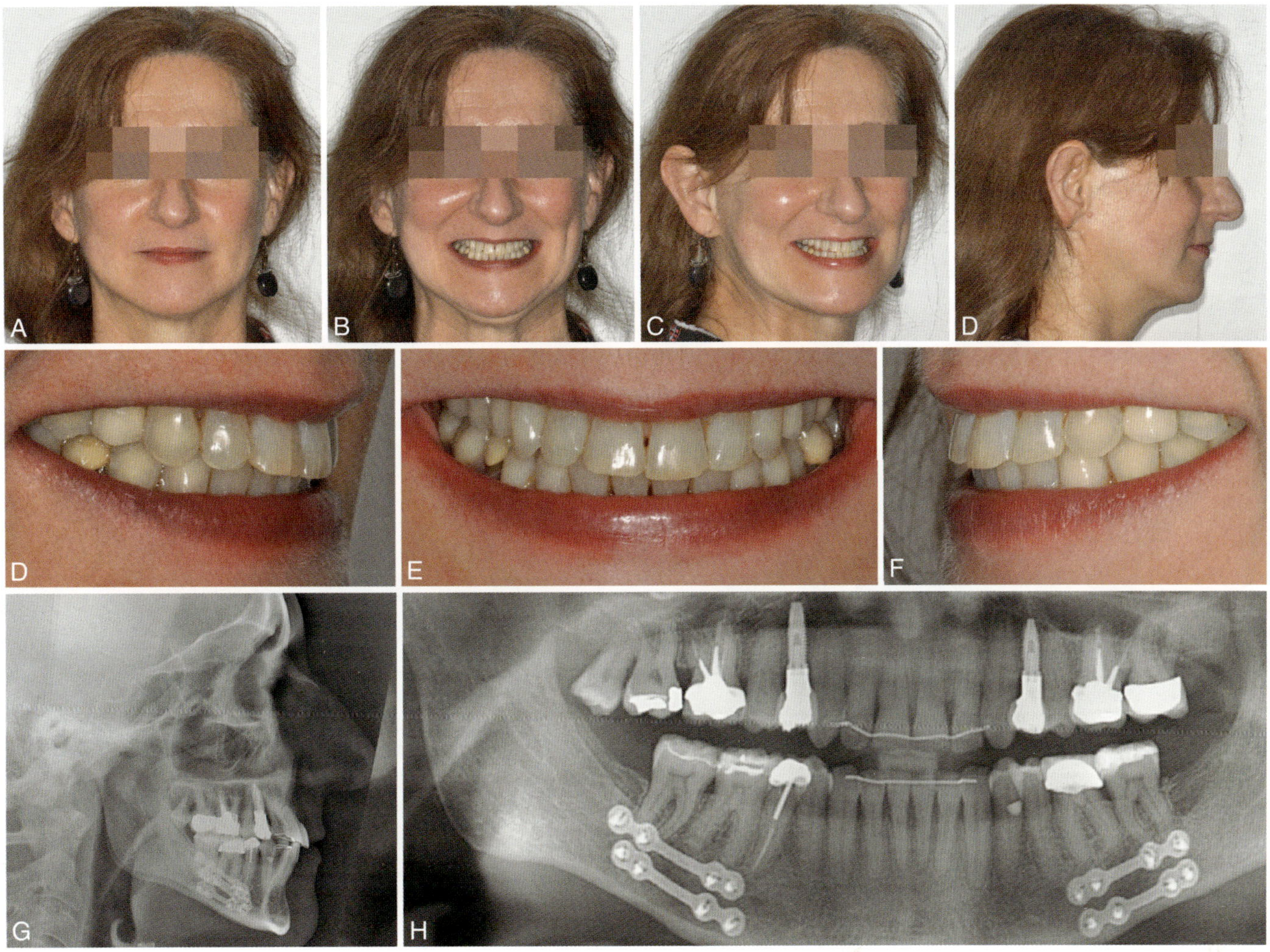

Figure 49.2

Cette figure documente la situation à l'issu du projet ortho-chirurgico-prothétique (Dr D. Deffrennes, Dr S. Menceur, Dr F. Renouard). Le temps orthodontique actif aura duré 20 mois. Grâce aux prothèses postérieures 14 et 24 et au retour à une mastication bilatérale alternée, la fonction occlusale de cette patiente sera largement améliorée. Les vues de visage et du sourire montrent le bénéfice esthétique qui a accompagné la réalisation du projet.

14-24) associé à une ostéotomie sagittale d'avancée mandibulaire (Dr D. Deffrennes) s'échelonnant sur 20 mois. Il assure à la patiente un bénéfice esthétique et fonctionnel en termes de mastication, ce qui améliore grandement son quotidien. Mais ce projet global et ambitieux a des conséquences positives à bien plus long terme : sans cette intervention en effet, nous savons pertinemment que la situation de la patiente se serait inévitablement dégradée, jusqu'à devenir potentiellement très handicapante vers 70 à 80 ans. Nous n'aurions plus eu aucune solution — pas même prothétique — à lui proposer à ce stade. Cette projection aussi inhabituelle et lointaine dans le temps, avec les bienfaits considérables qu'elle peut engendrer sur l'état de santé général, plaide en faveur de ces projets très complets dont l'ampleur peut parfois faire douter de la pertinence [2].

Le patient figure 49.4 est aussi un cas pluridisciplinaire dont la complexité aurait pu faire échouer le projet. C'est aussi un cas de supraclusion avec une dégradation sévère de l'état dentaire en relation avec une dysmorphose squelettique. Le patient est âgé de 45 ans. Son âge dentaire n'est plus en relation avec son âge civil : il présente des destructions coronaires incisives critiques. Le mécanisme de destruction est attritif (émail et dentine au même niveau, surfaces usées bien délimitées avec concordance à l'arcade antagoniste).

La malocclusion est du type de la classe II 2 d'Angle sur des bases squelettiques de classe II de Ballard par rétrognathie mandibulaire. Le sens vertical est sévèrement impacté par des compensations dento-alvéolaires verticales, la ligne des collets tracée en rouge figure 49.4E montre l'égression

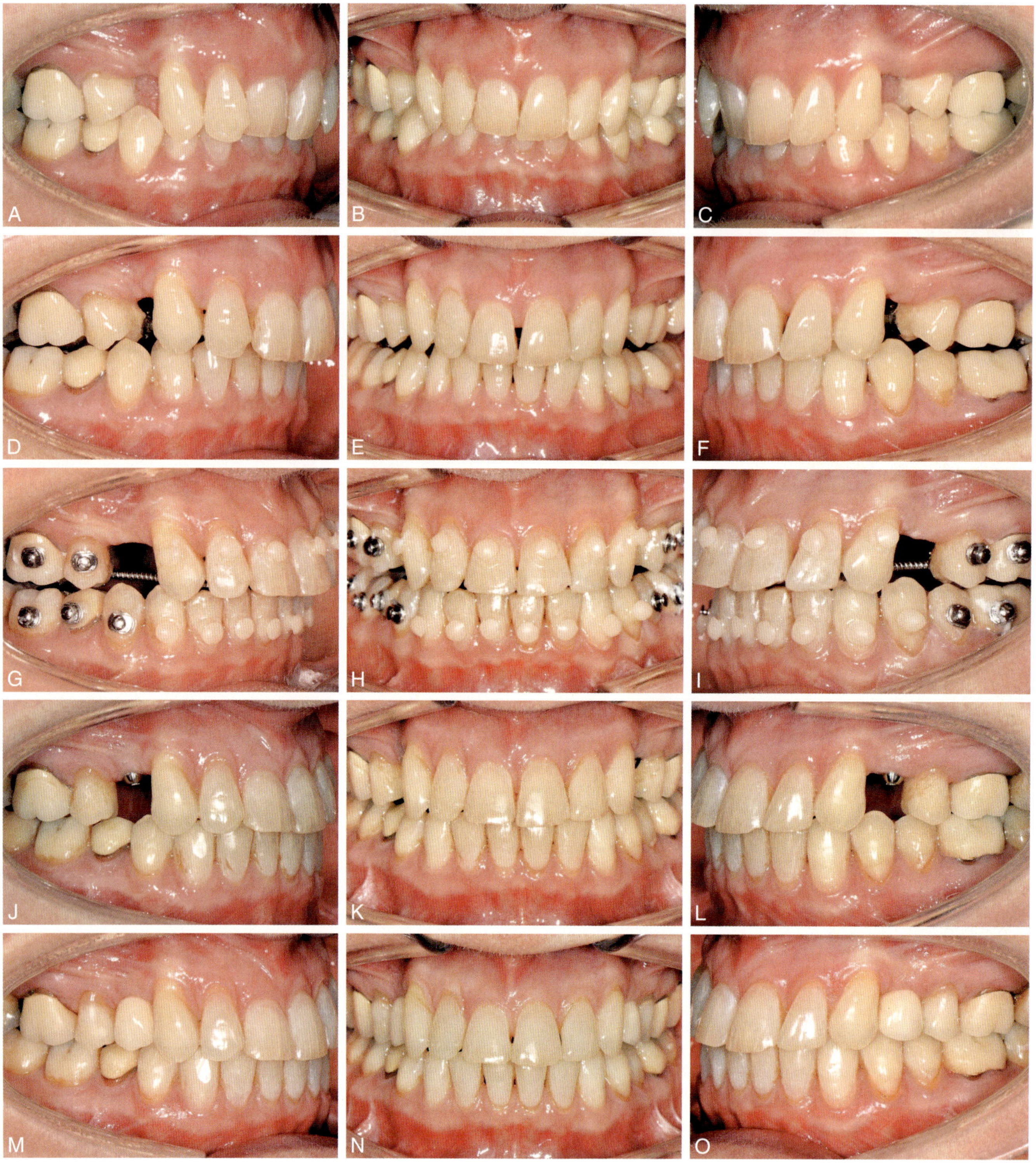

Figure 49.3

La chronologie du projet : orthodontie, chirurgie orthognatique, implants, restaurations coronaires.
A, **B**, **C.** Situation initiale. **D**, **E**, **F.** Temps orthodontique : l'appareil lingual est en place. **G**, **H**, **I.** Temps chirurgical : les boutons chirurgicaux en place. **J**, **K**, **L.** Temps implantaire (Dr F. Renouard). **M**, **N**, **O.** Temps prothétique, scellement des couronnes 14 et 24 (Dr S. Menceur). La patiente en tirera aussi un bénéfice biologique par la stabilisation de l'évolution des malpositions et l'hygiène orale facilitée. C'est ici que nous visualisons bien l'imbrication des impératifs fonctionnel, biologique et esthétique de ce type de traitements.

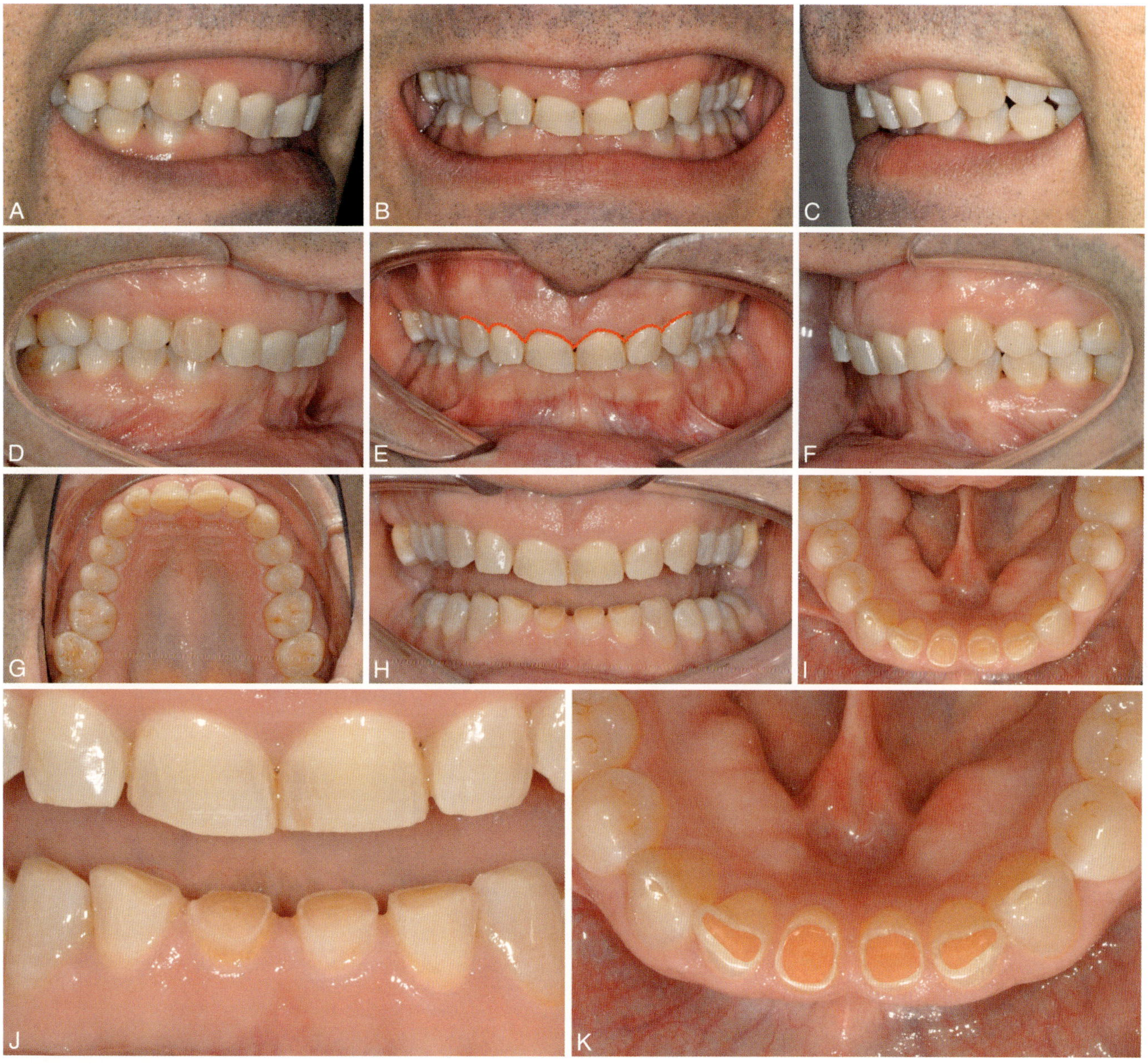

Figure 49.4

Patient âgé de 45 ans présentant une classe II dentaire et squelettique associée à des destructions coronaires incisives sévères.
A, **B**, **C.** Vues du sourire gingival maxillaire *et* mandibulaire. **D**, **E**, **F** montrent la classe II sévère. Les vues **E** et **H** montrent l'égression incisive maxillaire accompagnant l'attrition dentaire. Les vues **J** et **K** montrent la destruction coronaire localisée aux incisives mandibulaires. Notez l'intégrité des surfaces occlusales des secteurs prémolo-molaires : il n'y a pas de perte de dimension verticale postérieure. La vue **K** montre l'atteinte différente entre les incisives mandibulaires centrales et latérales. Ce qui est intéressant dans ce cas c'est la différence de l'épaisseur des diamètres vestibulo-linguales entre les incisives centrales et latérales mandibulaires qui nous permet de confirmer la sévérité de l'atteinte sur les incisives centrales. L'état dentaire est la première chose à observer dans ce cas, avant la malocclusion. Pourquoi est-ce si important pour la suite ? Réaliser à 45 ans que l'on s'est détruit les incisives mandibulaires (bruxisme de jour) va entraîner une prise de conscience qui va déclencher : (1) une modification comportementale, (2) une motivation et même, dans le cas de ce patient, une forte détermination qui nous a soutenus dans la conception et la réalisation du plan de traitement global.

de 11 et 21 qui accompagne l'usure attritive. Repérer ce point dans le diagnostic est une spécificité de la prise en charge orthodontique des adultes. En effet, ingresser les secteurs incisifs égressés est la réponse logique à la demande d'augmentation d'espace prothétique antérieur de nos confrères qui ne connaissent pas toujours cette possibilité et qui parfois nous interrogent au sujet « d'une ouverture du compas mandibulaire afin d'augmenter la DVO » Ce qui implique non seulement d'autres moyens mais aussi un autre pronostic… [4].

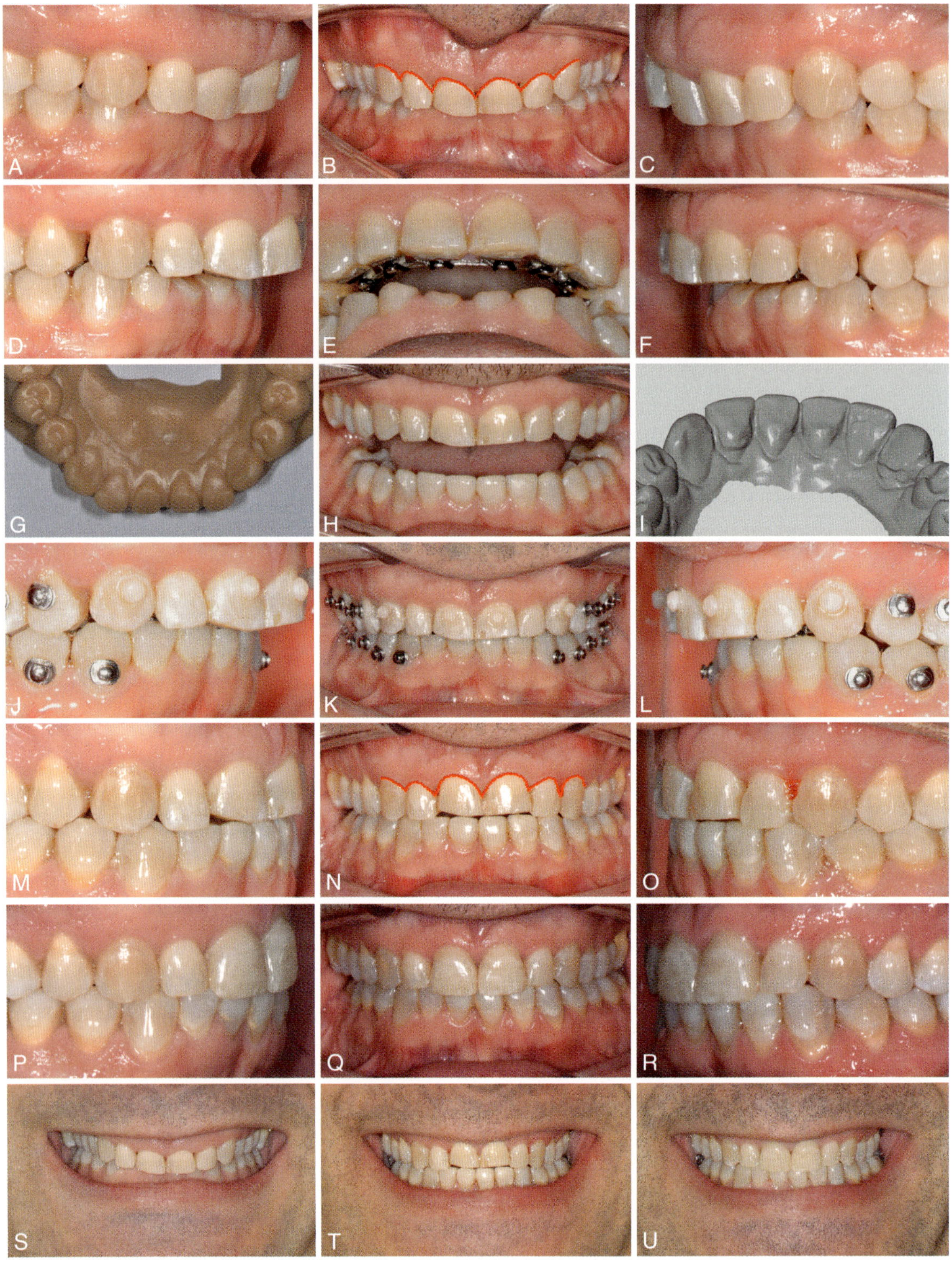

Figure 49.5

Chronologie de ce projet pluridisciplinaire hors norme.
A, B, C. Le recouvrement incisif est total, les incisives mandibulaires sont invisibles. **D, E, F** documentent la fin du temps orthodontique maxillaire de correction des compensations dento-alvéolaires verticales. La vue **E** montre l'espace prothétique avant la reconstruction des incisives mandibulaires. Le surplomb obtenu a permis la conception-réalisation et le « simple collage » des restaurations de l'anatomie coronaire incisives mandibulaires (préservation pulpaire). **H** et **I.** Les incisives mandibulaires sont reconstituées (Dr G. Tirlet). Nous sommes en 2016 : pour la première fois nous avons la possibilité de prendre une empreinte optique matériel maxillaire en place qui a permis au laboratoire orthodontique WIN® de réaliser un second set up et de fabriquer le matériel mandibulaire pour niveler l'arcade mandibulaire et préparer le temps chirurgical d'avancée mandibulaire corrigeant le décalage antéropostérieur des arcades (vues **J, K, L**). **M, N, O.** Fin du temps d'orthodontie. **P, Q, R.** Les deux couronnes en céramique 11 et 21 en place (Dr G. Tirlet). Les trois sourires des vues **S, T, U** valident le bénéfice esthétique de l'option de la correction orthodontique antérieur (versus une augmentation de dimension verticale pour ouvrir le compas mandibulaire). **T.** Correction orthodontique de l'exposition gingivale maxillaire. Il n'y a pas eu de chirurgie à l'arcade maxillaire (orthognatique ou parodontale).

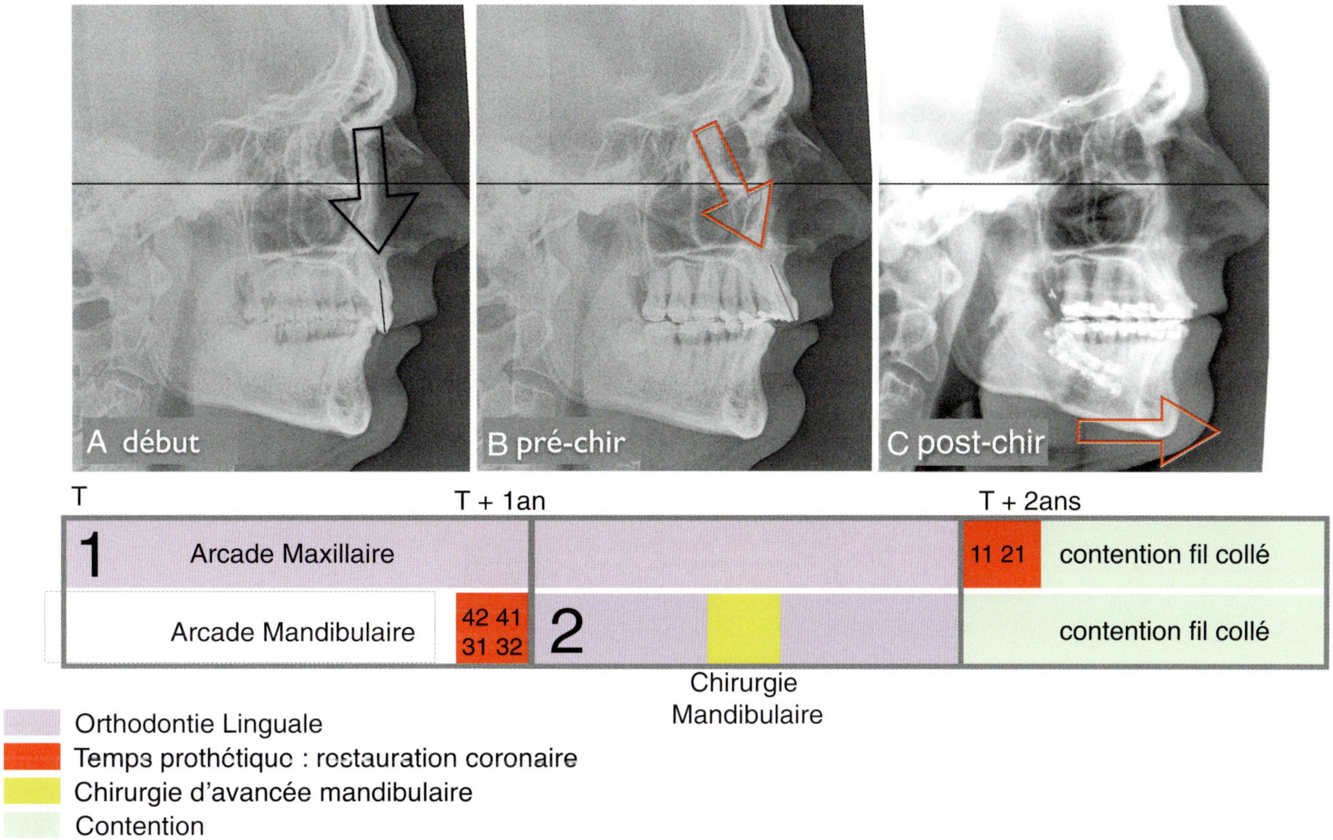

Figure 49.6

Évolution des rapports incisifs dans le sens antéropostérieur.
La décompensation de l'arcade maxillaire (**B**) qui va aboutir à l'apparition d'un surplomb et qui va permettre la restauration coronaire des incisives mandibulaires puis l'appareillage de l'arcade mandibulaire. **C.** Téléradiographie après avancée chirurgicale mandibulaire. Elle permet aussi de voir qu'il n'y a pas eu de geste chirurgical maxillaire. La correction est bien orthodontique et alvéolaire des compensations dento-alvéolaires. La durée de l'appareillage orthodontique a été de 18 mois (15 rendez-vous).

Là où cela se complique c'est que nous n'avons pas la possibilité de placer des attaches sur ces faces linguales de couronnes d'incisives mandibulaires détruites. Nous avons l'obligation de restaurer l'anatomie coronaire avant le temps orthodontique, qui va être scindé en deux phases : (1) la correction verticale maxillaire (ingression supérieure pour créér de l'espace prothétique afin de reconstituer les couronnes détruites des incisives mandibulaires), (2) la préparation de la correction antéropostérieure chirurgicale d'avancée mandibulaire. Le troisième temps sera prothétique une fois le matériel orthodontique déposé : couronnes 11 et 21. La figure 49.5 présente les principales étapes (équipe thérapeutique : Dr D. Deffrennes, Dr G. Tirlet, Laboratoire Esthetic Oral et Dr J. Hovanessian).

La figure 49.6 montre la comparaison des trois téléradiographies de profil et résume les différentes étapes cliniques.

L'approche mise en œuvre auprès des seniors — des soins respectant des impératifs tant fonctionnels, esthétiques, biologiques que mécaniques — relève assurément des soins modernes, pensés globalement et pour être le moins invasif possible [3]. Que la dentisterie moderne intègre pleinement les traitements d'orthodontie linguale chez les plus de 50 ans nous semble ainsi non seulement légitime mais également source de perspectives enrichissantes et prometteuses pour la profession.

Références

[1] Canal P, Goudot P. Dysmorphies maxillo-mandibulaires – Traitement ortho-chirurgical. Elsevier Masson ; 2012. p. 224.

[2] Muller C. Orthodontie linguale après 50 ans : enjeux et perspectives. In : Orthodontie linguale. Canal P, et al. Elsevier Masson ; 2016. p. 219–43.

[3] Muller C. Usures dentaires et orthodontie. L'orthodontiste 2020 ; 9 : 32–41.

Chapitre 12

Conclusion

PLAN DU CHAPITRE

FICHE 50
Enjeux et perspectives

C'est une démarche clinique que nous venons d'exposer et de partager à travers les 50 fiches de cet ouvrage consacré aux seniors. Il est en effet encore trop tôt pour évoquer la science, car nous ne disposons d'aucune étude ou preuve scientifique en la matière. C'est maintenant aux universitaires de s'emparer du sujet pour réaliser des études. Et si les graines que nous venons de semer grâce à ce livre peuvent se transformer en forêt, en donnant l'envie d'approfondir le sujet, alors ce sera déjà un beau succès.

Notre première intention est de transmettre cette idée que les habitudes et routines de pratiques orthodontiques ne sont pas adaptées à la patientèle très spécifique que sont les seniors. Qui, par exemple, avait déjà réalisé que le sourire gingival pouvait être mandibulaire, que la couleur ou la typologie coronaire pouvaient évoluer avec le temps, que lèvres ou bénéfice de la kinésithérapie étaient importants ? Cet ouvrage permet donc de mettre en lumière les différences notables qui existent avec la patientèle des enfants et des adolescents. Cette compréhension est certainement l'une des clés d'une prise en charge des seniors plus éclairée, et, a fortiori, plus appropriée. L'abandon du soin des seniors par des praticiens dépités par leurs échecs successifs est une réalité ; heureusement, elle est totalement réversible. Ces échecs sont en effet souvent liés à une méconnaissance des particularités de cette patientèle, alors que cet exercice, une fois maîtrisé, offre de nombreuses satisfactions.

Notre message est donc simple : nous ne pouvons absolument pas raisonner de la même manière qu'avec les adolescents. Tout est différent avec les seniors, à commencer par le dossier patient qui comptera logiquement plus d'antécédents à prendre en considération que celui des plus jeunes. Tout, dans le projet orthodontique du senior, va d'ailleurs demander plus de temps : le diagnostic, la prise de décision, le traitement... Il s'agit aussi de tordre le cou à la notion de compromis pour raisonner en termes de projet thérapeutique individualisé. Le succès d'un traitement orthodontique repose sur la bonne gestion des détails et c'est encore plus vrai avec les seniors. Nous visons en effet des résultats plus subtils avec eux car les contraintes initiales sont souvent bien plus complexes que celles rencontrées chez les adolescents. Par conséquent, nous accueillons aussi les seniors différemment dans nos cabinets avec, par exemple, un ajustement de nos logiciels métier pour prévoir des rendez-vous systématiquement plus longs.

Aujourd'hui, certains orthodontistes estiment que les bagues vivent leurs dernières heures et que les gouttières sont l'avenir de leur métier. Pourtant, tout ce que nous venons de présenter à propos des seniors plaide en faveur du contraire : la gestion d'une multitude de détails inhérents à leurs soins est incompatible avec de tels dispositifs. Les capacités d'adaptation du senior sont d'une part imprévisibles et d'autre part, très faibles. Aller à l'encontre de ces deux réalités peut entraîner des complications. À l'heure où de plus en plus d'adultes de plus de 50 ans osent pousser la porte de nos cabinets, l'orthodontie telle que nous la connaissons, l'orthodontie du détail, nous semble avoir encore de belles heures devant elle...

À l'issue de la sortie de ce livre pour lequel nous sommes partis de rien, nous vous espérons indulgents. Nous avons bien conscience que des explications ou analyses supplémentaires auraient été utiles. Nous avons préféré brosser un portrait général de cette pratique en nous attardant sur quelques points particuliers, en ne montrant pas toujours les cas dans leur intégralité, en ne présentant pas forcément toutes les étapes, les radiographies (l'ouvrage comporte déjà plus de 1 000 photos cliniques). Voyez-le comme une première étape.

Merci à notre éditeur de nous avoir soutenus dans ce projet sortant des habitudes de la profession. Merci également aux auteurs qui ont cru en ce livre atypique et l'ont enrichi de leur participation.

Index

D

Elsevier Masson SAS
65, rue Camille-Desmoulins,
92442 Issy-les-Moulineaux Cedex
Dépôt Légal : Septembre 2023

Composition : Aptara
Imprimé en Pologne par Dimograf